Kohlhammer

Autorin und Autoren

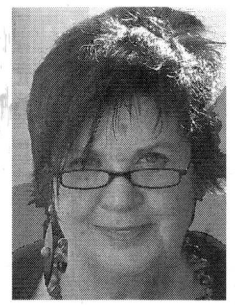

Dr. Iris Veit
Studium in Freiburg, Fachärztin für Allgemeinmedizin und Psychotherapeutin (tiefenpsychologisch). Seit 35 Jahren niedergelassen in Gemeinschaftspraxis im Ruhrgebiet. Lehrbeauftragte der RUB, Balintgruppenleiterin, Supervisorin. Leiterin der Weiterbildung Psychosomatische Grundversorgung der Ärztekammer Westfalen-Lippe und des IHFs. Mitglied der Leitlinienkommission der DEGAM, Aufbau der AG Psychosomatik der DEGAM und von lokalen Netzwerken. (www.irisveit.de)

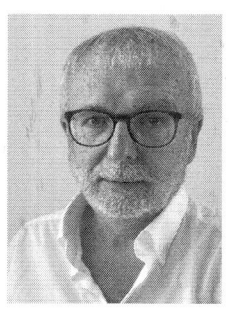

Harald Kamps
Medizinstudium in Bonn 1970–1976, 1977 Examen Uni Oslo. 1982–1997 Landarzt in Norwegen. Facharzt für Allgemeinmedizin und Öffentliches Gesundheitswesen. 1989–2002 Universitätslektor Universität Trondheim. 1997–2000 onkologisches, palliativ-medizinisches Netzwerkprojekt in Norwegen. 2000–2002 allgemeinmedizinische Lehrpraxis in Trondheim. Seit 2002 in Berlin Mitarbeiter in einer schmerzmedizinischen Praxis, 2005–2017 Hausarzt in Lichtenberg. (www.lebendige-medizin.de)

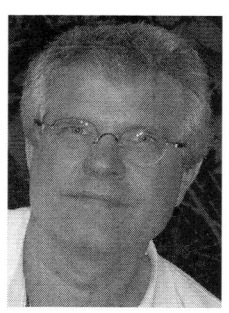

Prof. Dr. Bert Huenges, MME
Studium in Berlin, Promotion über den Reformstudiengang Medizin. Seit 2004 zu 50 % wissenschaftlicher Mitarbeiter an der Ruhr-Universität Bochum. Seit 2018 Leitung des Kompetenzzentrums Weiterbildung Allgemeinmedizin Westfalen-Lippe (KWWL), seit August 2020 Honorarprofessor der Ruhr-Universität Bochum. Parallel Facharztweiterbildung für Allgemeinmedizin in der Gemeinschaftspraxis Rusche in Hattingen, in der er seit 2009 hausärztlich tätig ist.

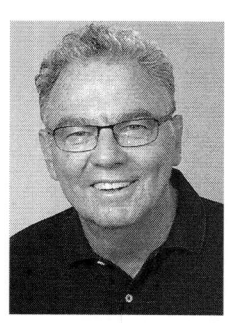

Dr. Torsten Schütte
Ausbildung an der Albert-Ludwigs-Universität Freiburg im Breisgau und am Klinikum Nürnberg. Dort auch Approbation und Promotion. Facharzt für Allgemeinmedizin, Innere Medizin und Naturheilverfahren. Zertifizierte Weiterbildung als Notarzt, Arzt für Klinische Geriatrie, Akupunktur, Neuraltherapie, Psychosomatische Grundversorgung. Weiterbildungsermächtigter Arzt. Seit 1986 niedergelassen in einer Gemeinschaftspraxis. Seit 1993 zertifizierter NLP-Lehrtrainer

Iris Veit, Harald Kamps
Bert Huenges, Torsten Schütte

Die Hausarztpraxis von morgen

Anforderungen erfolgreich bewältigen –
Ein Handbuch

Verlag W. Kohlhammer

Dieses Werk einschließlich aller seiner Teile ist urheberrechtlich geschützt. Jede Verwendung außerhalb der engen Grenzen des Urheberrechts ist ohne Zustimmung des Verlags unzulässig und strafbar. Das gilt insbesondere für Vervielfältigungen, Übersetzungen und für die Einspeicherung und Verarbeitung in elektronischen Systemen.

Pharmakologische Daten verändern sich ständig. Verlag und Autoren tragen dafür Sorge, dass alle gemachten Angaben dem derzeitigen Wissensstand entsprechen. Eine Haftung hierfür kann jedoch nicht übernommen werden. Es empfiehlt sich, die Angaben anhand des Beipackzettels und der entsprechenden Fachinformationen zu überprüfen. Aufgrund der Auswahl häufig angewendeter Arzneimittel besteht kein Anspruch auf Vollständigkeit.

Die Wiedergabe von Warenbezeichnungen, Handelsnamen und sonstigen Kennzeichen berechtigt nicht zu der Annahme, dass diese frei benutzt werden dürfen. Vielmehr kann es sich auch dann um eingetragene Warenzeichen oder sonstige geschützte Kennzeichen handeln, wenn sie nicht eigens als solche gekennzeichnet sind.

Es konnten nicht alle Rechtsinhaber von Abbildungen ermittelt werden. Sollte dem Verlag gegenüber der Nachweis der Rechtsinhaberschaft geführt werden, wird das branchenübliche Honorar nachträglich gezahlt.

Dieses Werk enthält Hinweise/Links zu externen Websites Dritter, auf deren Inhalt der Verlag keinen Einfluss hat und die der Haftung der jeweiligen Seitenanbieter oder -betreiber unterliegen. Zum Zeitpunkt der Verlinkung wurden die externen Websites auf mögliche Rechtsverstöße überprüft und dabei keine Rechtsverletzung festgestellt. Ohne konkrete Hinweise auf eine solche Rechtsverletzung ist eine permanente inhaltliche Kontrolle der verlinkten Seiten nicht zumutbar. Sollten jedoch Rechtsverletzungen bekannt werden, werden die betroffenen externen Links soweit möglich unverzüglich entfernt.

1. Auflage 2021

Alle Rechte vorbehalten
© W. Kohlhammer GmbH, Stuttgart
Gesamtherstellung: W. Kohlhammer GmbH, Stuttgart

Print:
ISBN 978-3-17-035086-1

E-Book-Formate:
pdf: ISBN 978-3-17-035087-8
epub: ISBN 978-3-17-035088-5
mobi: ISBN 978-3-17-035089-2

Inhalt

Fallverzeichnis 10

Vorwort 11

1 Einleitung 15

2 Komplexitätsvariable: Multimorbidität 21
    2.1 Die Zahl chronisch Kranker nimmt zu 21
    2.2 Arbeitslosigkeit, Armut und Einsamkeit machen krank 24
    2.3 Multimorbidität verstehen 25
    2.4 Die Bedeutung des Übergewichts – überschätzt? 26
    2.5 Komplexe Differentialdiagnostik und Behandlung ist anspruchsvoll 27
    2.6 Der Anpassungsprozess 28
        2.6.1 Phasen der Anpassung 28
        2.6.2 Jeder reagiert unterschiedlich 29
        2.6.3 Konflikte mit ärztlichen Wertvorstellungen 29
    2.7 Priorisierung bei Multimorbidität 30
    2.8 Reflektierende Praxis: Haltungen und Interventionen 31
        2.8.1 Ressourcen Orientierung 31
        2.8.2 Ziele klären und Ambivalenzen zu diesen Zielsetzungen 32
    2.9 Strukturelle Voraussetzung: Kooperation und vernetztes Arbeiten 34

3 Komplexitätsvariable: Familienmedizin 36
    3.1 Ärzte sind Teil eines komplexen Beziehungsgefüges 36
    3.2 Die Patient-Arzt-Beziehung erweitert sich zur Patient-Familie-Arzt-Beziehung 38
    3.3 Familienkonflikte 38
    3.4 Die Familie als Ort der Fürsorge 41
    3.5 Haltungen in der Familienmedizin 42
        3.5.1 Wertekollisionen beachten – ärztliche Reflexion der eigenen Wertvorstellungen und des eigenen Familienbildes 42
        3.5.2 Die falsche Frage: »Was ist die wirkliche Wirklichkeit?« 44

		3.5.3	Der Schutz der Schwächeren	44
		3.5.4	Die Familie als Team nutzen	45
	3.6		Was Hausärzte von den Methoden der Familientherapie übernehmen können	46
		3.6.1	Erlebte Anamnese und biografische Anamnese	46
		3.6.2	Die zirkuläre Fragetechnik als methodischer Weg, das System einzubeziehen	47
		3.6.3	Die Intimität des Einzelnen wahren – Wenn Paare zusammen erscheinen	48
		3.6.4	Lösungsorientierung	50
4		**Komplexitätsvariable: Die Gefühle von Ärztinnen und Ärzten**		**52**
	4.1		Die Qualität der Versorgung wird auch von Emotionen bestimmt	52
	4.2		Scham	53
		4.2.1	Schamgefühle im medizinischen Alltag	53
		4.2.2	Ärztliche Scham bei distanzlosem Verhalten von Patienten	53
		4.2.3	Ärztliche Scham bei eigenen Fehlern und Beinahe-Fehlern	54
		4.2.4	Interventionen zum Umgang mit Scham	56
	4.3		Ärger	57
		4.3.1	Wenn Patienten nicht tun, was Ärzte sagen	57
		4.3.2	Anmaßend und überhebliches Auftreten von Patienten, die ihre eigene Wichtigkeit betonen wollen	58
		4.3.3	Interventionen zum Umgang mit Ärger	59
	4.4		Mitleid und Kummer – Empathie	60
	4.5		Panik und Angst	61
	4.6		Ärztinnen und Ärzte versuchen, Gefühle wegzuschieben – das belastet	63
	4.7		Selbstfürsorge	64
5		**Komplexitätsvariable: gesellschaftliche Rahmenbedingungen der Spätmoderne**		**65**
	5.1		Ein fiktiver Vormittag im Sprechzimmer	65
	5.2		Aus der breiten Mittelschicht der Nachkriegsjahrzehnte entwickelte sich eine neue Unter- und Mittelschicht	66
		5.2.1	Zunahme sozialer Ungleichheit und Armut	66
		5.2.2	Die neue Mittelklasse – dominant für kulturelle Werte und besonders beeinflusst durch die digitale Welt	68
		5.2.3	Migration und Analphabetismus	69
	5.3		Gesundheitliche Ungleichheit	70
		5.3.1	Soziale Ungleichheit und Armut macht krank	71
		5.3.2	Das erschöpfte Selbst – Kennzeichen der Moderne ...	73
		5.3.3	Traumafolgestörungen	73

	5.4	Wachsende Unsicherheit stellt neue interaktionelle Ansprüche	73
	5.5	Die ärztliche Profession im Wandel	75
6		**Komplexe Hausarztmedizin in einer digitalen Welt**	**77**
	6.1	Sieben Thesen zur Digitalisierung in einer komplexen Krankheitswelt	79
	6.2	Digitalisierung in Zeiten einer Pandemie	90
	6.3	Hausärzte gestalten die digitale Zukunft und bewahren die persönliche Patienten-Arzt-Beziehung	93
7		**Die Hausarztpraxis als Lernort**	**94**
	7.1	Lehr- und Lernziele	95
		7.1.1 Worin besteht unser Bildungsauftrag?	95
		7.1.2 Erwartungen von Lernenden und Lehrenden	99
	7.2	Schrittweises Anvertrauen professioneller Tätigkeiten	100
	7.3	Feedback als Motor für die Aus- und Weiterbildung	102
		7.3.1 Rolle von Feedback	102
		7.3.2 Feedback im laufenden Praxisbetrieb	103
		7.3.3 Auswahl strukturierter Feedbackmethoden	103
	7.4	Allgemeinmedizin im Studium	105
		7.4.1 Rolle der Allgemeinmedizin im Medizinstudium	108
		7.4.2 Nachwuchsgewinnung für die Hausarztmedizin?	111
	7.5	Allgemeinmedizinische Weiterbildung	112
		7.5.1 Was soll in der Weiterbildung gelernt werden?	112
		7.5.2 Praktische Weiterbildung	113
		7.5.3 Begleitunterricht in der Weiterbildung	113
		7.5.4 Mentoring in der Aus- und Weiterbildung	114
		7.5.5 Train the Trainer-Angebote	115
	7.6	Impulse für die Aus- und Weiterbildung während der Pandemie COVID-19	115
	7.7	Unterstützungsangebote für die Aus- und Weiterbildung	116
8		**Choosing wisely**	**117**
	8.1	Gemeinsam klug entscheiden	117
	8.2	»Too much medicine«	118
	8.3	Sachwissen, Erfahrungswissen, Intuition – wovon sind ärztliche Entscheidungen abhängig?	119
		8.3.1 Sachwissen	120
		8.3.2 Erfahrungswissen	121
		8.3.3 Was ist Intuition?	123
	8.4	Wie Weisheit gewinnen?	124
		8.4.1 Die Antworten philosophischer Richtungen und der Beziehungsmedizin	124
		8.4.2 Fallbeispiele aus der hausärztlichen Praxis	125

		8.4.3 Die Einbeziehung der Patientenperspektive: »Was würden Sie denn an meiner Stelle tun?«	127

- 8.5 Entscheidungen unter Bedingungen der Unsicherheit 128
  - 8.5.1 Matrix der Unsicherheit 128
  - 8.5.2 Gute Allgemeinmedizin ist nachhaltige Medizin 130
  - 8.5.3 Gute Allgemeinmedizin kann mit Unsicherheit umgehen 132
- 8.6 Partizipative Entscheidungsfindung 133
  - 8.6.1 Der ethische Grundsatz der Partizipation 133
  - 8.6.2 Vermittlung von Sachwissen – wie? 136

9 Umgang mit Komplexität: Das Konzept der Beziehungsmodi .. 139
- 9.1 Komplexität weckt den Wunsch nach Vereinfachung 139
- 9.2 Verstehen von Interaktionsmustern 143
- 9.3 Die Kompetenz zur patientenzentrierten Selbstreflexion 144
- 9.4 Ein bewährtes Konzept in der psychosomatischen Grundversorgung 145

10 Kommunikative Kompetenz 146
- 10.1 Kommunikation ist nicht alles, aber ohne Kommunikation ist alles nichts 146
- 10.2 Was ist heute Kommunikation? 148
  - 10.2.1 Kommunikations-Axiome 150
  - 10.2.2 Wie wirken sich die Axiome auf die ärztliche Gesprächssituation aus? 153
  - 10.2.3 Grundannahmen der Gesprächsführung 157
  - 10.2.4 Der kommunizierende und in Beziehung tretende Arzt 160
- 10.3 Psychodynamische Modelle der Kommunikation 161
- 10.4 Verhaltenstherapeutische Modelle der Kommunikation 162
- 10.5 Die phänomenologische Sichtweise 163
- 10.6 Kommunikationsstrategien 165
  - 10.6.1 Haltungen 166
  - 10.6.2 Verbale und gestische Interventionen 166

11 Kompetenz zur Praxisführung 171
- 11.1 Die Praxis als lernende Organisation 171
  - 11.1.1 Lernende Organisationen 172
  - 11.1.2 Modell einer lernenden Organisation 173
  - 11.1.3 Ergebnisse 176
- 11.2 Auch die medizinischen Fachangestellten praktizieren Beziehungsmedizin 177
- 11.3 Kommunikation im Team – Feedback 177
- 11.4 In einer komplexen Welt wird Kooperation zu einem zentralen Wert – Kooperation und Netzwerkorientierung .. 179
- 11.5 Gemeinwohlorientierung als Teil des Qualitätsmanagements 180

12	Die Allgemeinmedizin der Zukunft	182

Literatur 190

Stichwortverzeichnis 197

Fallverzeichnis

Patient mit multiplen chronischen Krankheiten und Adipositas S. 21
Die perfekte Familie – Schamkonflikte S. 38
Schamkonflikte bei Hausbesuchen S. 39
Wer ist schuld? S. 40
Patientin mit chronischen Schmerzen – die Bedeutung der biografischen Anamnese S. 42
»Was willst Du, das ich weiß?« Wertekonflikte und ihre Bedeutung für die Familienmedizin S. 43
Sie sieht nicht, er hört nicht – Wenn Paare zusammen erscheinen S. 49
»Das nächste Mal wieder zum Chef!« Patient mit KHK entwertet die AiW S. 58
»Fühle zuerst Deinen eigenen Puls!« Zwischenfall bei Hyposensibilisierung S. 61
»Schön, dass Sie sofort gekommen sind!« Sofortiger Hausbesuch bei Patientin mit akutem Kopfschmerz S. 125
Junger Patient mit Karzinom-Erkrankungen in Vorgeschichte – Angst trifft auf Fehldiagnose einer seltenen Erkrankung S. 126
Er kam mit Verstopfung – eine erfolgreiche Spurensuche S. 132
Unsicherheit am Ende des Lebens – Angehörige können dem Hausarzt nicht folgen S. 134
Ein Blumenstrauß – ein Fall erfolgreicher Grenzsetzung S. 135
»Umbringen kann ich mich allein!« 70-jähriger Patient mit rigiden Normen und Hypertonus S. 142
Grippaler Infekt bei Lena und Simon S. 154
Herr Kummer erbleicht – Der Arzt sieht im Hund einen Ersatzpartner für seinen Patienten S. 158
»Mir ist schlecht! – Mir geht es schlecht! – Mir ist übel!« Ultrakurzintervention S. 159

Vorwort

Sind Sie eine werdende Hausärztin oder Hausarzt oder überlegen, eine solche zu werden? Sind Sie bereits gestandene Hausärztin oder Hausarzt, die sich in Aus- und Weiterbildung engagieren möchten? Sind Sie auf Fragen oder Situationen in Ihrer praktischen Tätigkeit gestoßen, auf die bisherige Lehrbücher der Allgemeinmedizin unzureichende Antworten geben? Sind Sie vielleicht enttäuscht, dass sich Ihr humanistischer Beweggrund, Mediziner zu werden, im Krankenhaus derzeit kaum realisieren lässt und denken über einen Quereinstieg in die Allgemeinmedizin nach? Dann kann dieses Buch eine gute Hilfe für Sie sein. Wir wollen die alte Frage: »Was ist ein guter Arzt?« für die Allgemeinmedizin neu aufrollen. Denn wir leben in einer Zeit des Wandels, der auch den Hausarztberuf erfasst. Wir wollen ein Nachdenken über die Komplexität der hausärztlichen Aufgabe anregen und den Mut entwickeln, alte Überlegungen neu zu gestalten und relevante Themen wieder einbringen, von denen die Diskussion bisweilen ausgetrocknet erscheint.

Dieses Buch ist im Wesentlichen vor der Covid-19-Pandemie entstanden. Mitten in der Pandemie denken viele über einen solchen Wandel und die Frage, welche Lehren gezogen werden können, nach. Denn die Pandemie hat schon bestehende Konflikte deutlicher hervortreten lassen und gewichtet. Sie verdeutlicht, dass Hausärztinnen und Hausärzte zur Anerkennung komplexer Zusammenhänge gezwungen sind. Das Buch behandelt ebenso wenig die direkten und indirekten gesundheitlichen Folgen des Klimawandels und der Umweltzerstörung. Die Überlegungen in diesem Buch halten jedoch den Fragen stand, die die Pandemie und der Klimawandel bisher aufgeworfen haben. Es ist damit brandaktuell.

Das Hervorstechende am Hausarztberuf ist, dass eine langfristig angelegte, vertrauensvolle und kooperative Beziehung zwischen Patienten und Arzt wesentliches Element der Behandlung ist. Sie sind nicht nur aufgerufen, zu einem Beschwerdekomplex Stellung zu nehmen. Sie sind mit Multimorbidität konfrontiert und mit der Frage, was das Wichtige im gegenwärtigen Moment für ihren Patienten ist. Sie behandeln gleichzeitig andere Familienmitglieder, Nachbarn oder Arbeitskollegen. Sie sind unmittelbar mit der zunehmenden gesellschaftlichen Aufspaltung in Arm und Reich, wachsender Unsicherheit in einer globalisierten Welt mit tiefgreifenden ökologischen Veränderungen, mit Vereinsamung trotz »social media« und den Auswirkungen technischer Evolutionen wie die Digitalisierung konfrontiert. Hausärztliche Versorgung offenbart die Notwendigkeit, den immer noch vorherrschenden dualistischen Standpunkt – hier Soma, da Psyche – zu verlassen und Beschwerden im lebensweltlichen Kontext ihrer Patienten zu verstehen. Gegenwärtig wird der Versorgungsauftrag noch komplexer, weil sich Ärztinnen und Ärzte eine ausgewogene Work-Life-Balance und eine Berücksichtigung ihrer Gefühle wünschen. Die Aufgaben in Lehre und Weiterbildung sowie Forschung sind über die unmittelbare Versorgung hinaus hinzugetreten.

Eine Annäherung an diese Komplexität soll mit diesem Buch versucht werden. Es geht darum, Zusammenhänge zu verstehen. Schon in die Beschreibung der Phänomene fließt unterschiedliches philosophisches Denken der Autorin und Autoren ein. Sie sind mit psychodynamischen und systemischen, den altgriechischen aristotelischen Denktraditionen und der Denktradition, aus der die Neue Phänomenologie stammt, und der evidenzbasierten Medizin verbunden. Aber wir denken nicht nur, wir sind alle langjährig als Hausärzte und in der Aus- und Weiterbildung tätig und zeigen dies an einer Fülle von hausärztlichen Fallbeispielen. Wir haben in diesem Buch versucht, das Gemeinsame für die medizinische Versorgung herauszustellen und Brücken zu bauen, wo Begriffe das Trennende markieren. Nicht immer ist uns das gelungen. Daher werden unterschiedliche Denktraditionen und daraus resultierende Ansichten manchmal nebeneinanderstehen. Aber es ist einer der wenigen Versuche, das Verbindende zu unterstreichen und im Lichte langjähriger reflektierter hausärztlicher Praxis in ein Lehrbuch zu filtern, das die Allgemeinmedizin als Bewahrer einer humanistischen Tradition in der Medizin sieht, einen Auftrag, den sie von der Psychosomatik vergangener Jahrzehnte übernommen hat, die sich heute überwiegend als Gebietsmedizin präsentiert. Die Begriffe Beziehungsmedizin, Personen-zentrierte Medizin, salutogenetische Orientierung oder ärztliche Lebenskunst sind ähnliche Begriffe für ein verwandtes Anliegen. Die Begrifflichkeit ist offen, das Anliegen nicht.

Sicher ist, dass eine hohe Sachkompetenz für den hausärztlichen Versorgungsauftrag erforderlich ist, die zu fördern sich bisherige Lehrbücher der Allgemeinmedizin zur Aufgabe gemacht haben. Diese Sachaspekte werden wir in diesem Buch nicht wiederholen. Erfahrungswissen muss jeder selbst sammeln. Weisheit lässt sich nicht lehren oder gar von oben herab verordnen, wohl aber Wege und Methoden, um eine solche zu gewinnen. Daher versuchen wir, nicht nur bei der Beschreibung der komplexen Phänomene stehenzubleiben, sondern zu entwickeln, welche Kompetenzen für eine reflektierende Praxis wesentlich sind. Dazu gehört die Kompetenz der Selbstbeobachtung und des Nachdenkens über sich selbst, kommunikative Kompetenz und die Fähigkeit zur Kooperation. Wir wollen nicht nur Denkanstöße geben, sondern auch Handlungsanleitungen mit konkreten Formulierungsvorschlägen. Diese verbalen Interventionshilfen sind in den entsprechenden Kapiteln besonders hervorgehoben. Wir verweisen auf Internetquellen, wo Sie ergänzende Informationen für sich oder Ihre Patienten finden können. Am Ende steht ein Entwurf eines Bildes der Hausarztpraxis der Zukunft, das sowohl Kompetenzen als auch Strukturen einschließt. Daher versteht sich dieses Buch als ein ergänzendes Handbuch für werdende Allgemeinmedizinerinnen und Allgemeinmediziner und für Weiterbilderinnen und Weiterbilder. Insofern es die ganze Vielfalt hausärztlicher Behandlungskunst darzustellen versucht, ist es eine Werbung für den hausärztlichen Beruf, der so spannend und kreativ ist wie kaum ein anderer.

Obwohl die einzelnen Kapitel aufeinander abgestimmt sind, ist jedes Kapitel einzeln verständlich.

Wir danken allen Kolleginnen und Kollegen, die uns beim Schreiben unterstützt haben.

Wir bitten um Verständnis, dass aus Gründen der besseren Lesbarkeit überwiegend die männliche Form in einem neutralen Aspekt als Personenbezeichnung benutzt wird. Manchmal sind wir davon abgewichen, wenn wir annahmen, dass Ihre Vorstellungen beim Lesen von Genderaspekten beeinflusst sein könnten.

Komplexität anerkennendes Denken macht neugierig, kreativ und kooperativ und aufmerksam gegenüber den Auffassungen anderer. In diesem Sinn wünschen wir Ihnen eine anregende Lektüre.

Iris Veit, Harald Kamps, Bert Huenges und Torsten Schütte   August 2023

1   Einleitung

Hausärztliche Versorgung ist komplex. Dem würden alle tätigen Hausärztinnen und Hausärzte zustimmen. Unser Alltagsdenken neigt zwar dazu, nach einer einzigen Ursache für sich verändernde Situationen zu suchen. Doch eine solche zu finden ist auch in der Medizin selten der Fall. Selbst wenn ein Faktor wie ein Bakterium oder Virus ausgemacht ist, stellt sich die Frage, warum der eine krank wird, der andere aber nicht.

Die Covid-19-Pandemie ist ein Beispiel für Komplexität. Komplexität anerkennende Vernunft würde erfordern, *Zusammenhänge zu sehen, Kooperation zu suchen und Respekt vor dem Anderen zu haben*. Diesen Gedanken entwickeln wir im ganzen Buch, das vor der Covid-19-Pandemie entstanden ist. Die ersten Erfahrungen mit der aktuellen Pandemie bestätigen uns in unseren Schlussfolgerungen und sollen hier kurz benannt werden.

Weltweit zeigte sie, dass soziale Ungleichheit zu gesundheitlicher Ungleichheit führt, und der medizinische Sektor diese Ungleichheit nicht aufheben, allenfalls mildern kann. In den USA machen Afroamerikaner 13 % der Bevölkerung aus, stellen aber ein Drittel aller Covid-19-Erkrankten. Auch in Deutschland sind Langzeitarbeitslose schwerer erkrankt und hospitalisiert als Beschäftigte. Die Pandemie wirkt wie ein Brennglas, durch das schon vorher bestehende Konflikte deutlicher hervortreten. Wie Bertolt Brecht in der Moritat von Mackie Messer in der Dreigroschenoper dichtete:

> »Denn die einen sind im Dunkeln
> und die andern sind im Licht.
> und man siehet die im Lichte
> die im Dunkeln sieht man nicht.«

Die im Dunkeln wurden durch die Pandemie zumindest vorübergehend ins Licht gehoben. Zum Beispiel die Leiharbeiter aus Osteuropa in deutschen Fleischfabriken und auf den Erntefeldern. Die Pandemie beleuchtet auch die technisch und personell unzureichende Ausstattung des öffentlichen Gesundheitswesens und die Notwendigkeit, sein Schattendasein zu beenden. Sie weist auf die Not der Pflegebedürftigen. Die pflegerischen Berufe wurden plötzlich »systemrelevant«. Ob sich die »Systemrelevanz« in einer Tarifbindung dieser Berufe bei allen Trägern, höherem Lohn und besseren Arbeitsbedingungen zukünftig niederschlagen wird, ist noch offen.

Offensichtlich und öffentlich diskutiert wurde, dass *marktwirtschaftliche Mechanismen* nicht geeignet sind, in Bereichen der Daseinsfürsorge – wie z. B. der gesundheitlichen Versorgung – allen Menschen dienende Lösungen bereitzustellen.

Sichtbar wurde das am Beginn der Pandemie in der mangelnden Bevorratung. So hinderte der eklatante Mangel an Schutzkleidung Hausärzte, alte oder behinderte Menschen und chronisch Kranke bei Haus- und Heimbesuchen angemessen zu versorgen. Einige Ärzte bezahlten diesen Mangel mit ihrer Gesundheit. Die Aufgabe der Bereitstellung von Versorgung war auch für den stationären Sektor nicht im Blick. Denn Fallpauschalen honorieren dies nicht. Die Pandemie stellt nicht nur ein durch Fallpauschalen gesteuertes Abrechnungssystem in Frage, sondern auch, ob wir daran festhalten wollen, dass das Trachten nach Gewinn einzelner Investoren über die Mechanismen des Marktes zu verbesserter Gesundheit aller führt. Wie vieler Tote weltweit bedarf es noch, um diese Auffassung zu entkräften? Zumindest wurde auf politischer Ebene ein kleiner, erster Schritt zu zentraler Koordination gemacht, indem ein zentrales Register der Intensivbetten eingeführt wurde. Wie das angesprochene Problem der Bevorratung gelöst wird, und vor allem, wer sie bezahlt, ist noch offen.

Anerkennung der Komplexität würde verlangen, Kooperation und Partizipation zu fördern und auch dem jeweils anderen Wissen und Weisheit zuzusprechen. Auch dies belegte bisher die Pandemie. Die Kooperation der Wissenschaftler und ihrer Institutionen wuchs, um eine globale Bedrohung der Menschheit zu bewältigen, und neue Wege der Zusammenarbeit haben sich entwickelt. Die internationale Kooperation von Regierungen und ihrer Institutionen hinken sowohl auf europäischer als auch auf globaler Ebene hinterher. Komplexität anerkennende Vernunft würde anzuerkennen verlangen, dass das gesundheitliche Wohlergehen jedes Landes auch vom Wohlergehen anderer Länder, unserer unmittelbaren Nachbarn und den Ländern des globalen Südens, abhängig ist.

Komplexität anerkennende Vernunft würde für den hausärztlichen Versorgungsbereich eine enge Verzahnung zwischen den gebietsärztlich tätigen Kollegen aus ambulantem und stationärem Sektor, anderen an der Versorgung beteiligten Berufsgruppen und der Zivilgesellschaft notwendig machen. Erinnern wir uns an die ansteckende Kreativität der Zivilgesellschaft und die verbreitete Haltung einer Fürsorge für andere am Beginn der Pandemie! Dieses Potential sollte im Blick behalten werden. Die Kommunen und Landkreise und das öffentliche Gesundheitswesen erlangten eine bisher nicht ausreichend wahrgenommene Bedeutung. Eine Lehre daraus könnte sein, dass nur kooperative Strukturen der hausärztlichen Versorgung zukünftig Bestand haben werden. Kooperation kann durch die Möglichkeiten, die die *digitalisierte Welt* bietet, noch weiter entwickeln werden. Die digitale Technik hat durch die Pandemie einen Schub erhalten, der nicht mehr wegzudenken ist.

Um die Anerkennung von evidenzbasiertem Expertenwissen hat sich eine gesellschaftliche Diskussion entwickelt. Evidenzbasierte Wissenschaft hat öffentliche Anerkennung erfahren, auch wenn nach dem Lockdown narzisstische und nationalistische Tendenzen in der Gesellschaft in den Hygienedemonstrationen sichtbarer wurden und unter dem Schlagwort der Freiheit eine Beliebigkeit gegen evidenzbasierte Fakten setzen wollten. Zur Bedeutung evidenzbasierten Sachwissens äußern wir uns im Kapitel »Choosing wisely«.

Die Zukunft ist zwar unsicher, doch voller Möglichkeiten der Veränderung. Zu welchen vor der Pandemie nicht einmal vorstellbaren Entscheidungen war die Politik fähig – diese Erinnerung wird hoffentlich wirksam bleiben für den Mut, den solche Änderungen erfordern.

In einer komplexen Welt können Situationen verschiedene Zustände annehmen. Weil alle Variablen kreiskausal in Rückkopplungsschleifen miteinander verbunden sind, können winzige Veränderungen weitreichende Folgen haben. Der strapazierte Begriff »multifaktoriell« umschreibt das nicht. Um in Metaphern zu sprechen, bewegen wir uns nicht auf Leitern, die Sprosse für Sprosse (jede Sprosse ein Faktor) nach oben zum Überblick führen, sondern wie eine Kugel in einer Landschaft mit Bergen und Tälern, deren Ruhepunkt ungewiss ist. Anerkennung der Komplexität würde deshalb verlangen, *vor eigenen Entscheidungen innezuhalten, abzuwarten und Unsicherheit zumindest eine Zeit lang auszuhalten*. Wir sollten unseren Patienten nicht davoneilen, sondern Schritt für Schritt mit ihnen gehen. In der systemischen Therapie gibt es dafür den Begriff des »Pacing«, in der humanistischen Medizin (von Uexküll) den Begriff der »Passung«.

Anerkennung der Komplexität würde vor allem verlangen, *Zusammenhänge* zu sehen. Wir haben bereits einige Zusammenhänge beschrieben, die diese Pandemie sichtbarer werden lässt. Es ist jedoch unmöglich, Zusammenhänge ausschließlich aus der Perspektive von außen zu erkennen. Versetzen Sie sich in die Lage einer Person, die einen Film betrachtet, in dem sie gleichzeitig Mitspieler ist. Angewandt auf die Rolle des Arztes: er ist gleichzeitig Mitspieler wie Beobachter und schlüpft abwechselnd mal in die eine und mal in die andere Position. In der Außenposition als Beobachter kann er aus der Distanz reflektieren, was ihn und den anderen in der jeweiligen Situation beeinflusst hat. Wer Komplexität anerkennt, ist daher gezwungen, eine selbstreflektierende Praxis zu pflegen. Er muss über sich selbst, seine eigenen Werte und Glaubenssätze, die er im Laufe der eigenen Entwicklung und im Rahmen seiner kulturellen Zugehörigkeit erworben hat, nachdenken. Er müsste die Gefühle und Assoziationen und Körpersensationen wahrnehmen und berücksichtigen, die in der Interaktion mit dem jeweiligen Patienten aufkommen und das weitere Handeln beeinflussen. Für diese Haltung und daraus folgenden Handlungen benutzen wir in diesem Buch den Begriff »Beziehungsmedizin«. Verbunden ist dieser Begriff mit Ansichten verschiedener Denktraditionen. Darin fließen die Konzepte unterschiedlicher Theorien ein: das Konzept von Übertragung und Gegenübertragung (psychodynamische Theorien), das Konzept des Rapports (systemische Sichtweise) und Begriffe der Leiblichkeit, Situation und der Atmosphäre (Neue Phänomenologie) und der Begriff der Resonanz (soziologische Theorie nach Rosa 2016). Das ganze Buch ist durch den Wunsch geprägt, eine selbstreflexive Praxis anregen zu wollen, die wir für unverzichtbar halten, um mit Komplexität umzugehen.

In den ersten Kapiteln beschreiben wir zunächst die Variablen, die das hausärztliche Handeln komplex machen – beginnend mit der Multimorbidität. Aber wir bleiben nicht bei der Beschreibung dieser Variablen stehen, sondern leiten bereits in jedem Kapitel die Konsequenzen ab, die sich für Haltungen und Handlungen bis hin zu verbalen Interventionen ableiten lassen. Daraus ergibt sich der Praxisbezug.

Zunächst zu den Variablen.

Das Komplexe des hausärztlichen Versorgungsauftrags wird allein darin offensichtlich, dass chronisch Kranke multimorbid erkrankt sind und in einer älter werdenden Gesellschaft chronisch und *multimorbid Erkrankte zunehmen*. Ein ängstlicher Patient mit Diabetes mellitus ohne Selbstvertrauen und ohne optimistische Sicht auf die Zukunft verlangt ein anderes Vorgehen als ein depressiv gestimmter Diabetiker, der eher alle Verantwortung an den Arzt abtreten will, viel Geborgenheit in der Patient-Arzt Beziehung sucht, aber dennoch in seiner Passivität ärztliche Behandlungsmaßnahmen unterläuft. Dies stellt uns vor interaktionelle Probleme, deren Lösung eine langfristige Bindung ermöglichen kann.

Im Umgang mit *Multimorbidität* sieht der Hausarzt, wie begrenzt seine Spielräume sind: Multimorbidität und chronische Krankheiten überhaupt sind in hohem Maße von gesellschaftlichen Variablen abhängig wie der zunehmenden Aufspaltung der Gesellschaft in Arm und Reich, prekären Lebensverhältnissen und Einsamkeit. Der Hausarzt muss den individuellen Patienten behandeln, aber kann diese Ursachen nur unzureichend beeinflussen. Wie kann er Priorisierung meistern und einen Handlungsplan entwickeln, der den Zielen des Patienten entspricht? Antworten dafür bis hin zu konkreten Formulierungshilfen stellen wir in diesem Kapitel vor.

Weitere Variablen erhöhen den Grad der Komplexität. Krankheit und Gesundheit sind nur *im Rahmen der gesamten Lebenswelt der Patienten* zu verstehen und zu behandeln. Krankheit und Gesundheit sind nur vor dem Hintergrund des Systems zu verstehen, in dem der Patient lebt. Diesen Kontext berücksichtigt besonders die Allgemeinmedizin, weil hier gleichzeitig *Familienmitglieder und Nachbarn* betreut werden, Hausbesuche zum Arbeitsfeld gehören und sich die Versorgung auf ein räumlich begrenztes Gebiet, z. B. das Quartier, bezieht. Der Arzt ist Teil dieser Lebenswelt. Das bedarf in besonderer Weise der Reflexion eigener Wertvorstellungen und transparenter Regeln für Gespräche mit mehreren.

Selten wird betrachtet, dass *Ärztinnen und Ärzte eigene Gefühle* und Wertvorstellungen mitbringen. Diese können die Interaktion zwischen Patienten und Arzt fruchtbar, aber auch dysfunktional gestalten. Die Gefühle der Patienten wahrzunehmen und dysfunktionale Interaktionen zu erkennen, wird bereits in Kommunikationsmodellen berücksichtigt. Wenig berücksichtigt werden die Gefühle, die Ärzte ihrerseits aus ihrer Sozialisation mitbringen und die aus zeitlicher Überforderung und mangelnder emotionaler Unterstützung resultieren. Hierzu zählen Angst und Unsicherheit vor Fehlern, Schamgefühle überhaupt und narzisstische Überhöhung der eigenen Position. Letzteres trägt dazu bei, den Hausarztberuf nicht zu wählen. Unter dem Einfluss negativer Gefühle verordnen Ärzte mehr Medikamente und mehr technische Diagnostik und tragen damit zur Über-, Unter- und Fehlversorgung bei. Selbstreflexion ist ein erster Ausweg und Teil eines Konzeptes der Selbstfürsorge.

Auch die *gesellschaftlichen Rahmenbedingungen* gestalten die Komplexität. Hierzu gehören die globalen, durch den Klimawandel geschaffenen und in Gestalt weiterer Pandemien auf uns zukommenden Veränderungen, die knapper werdenden Ressourcen der Zeit, hohe Mobilität, Armut und Arbeitslosigkeit und eine zunehmende Zahl von Patienten aus anderen Kulturen, sowie nicht zuletzt die zunehmende Digitalisierung der Gesellschaft sowie die Entwicklung neuer

Versorgungsstrukturen. Viele Hausärzte sehen sich mit Problemen konfrontiert, die aus Umweltzerstörung, Armut, prekärer Beschäftigung, langen Anfahrtswegen zum Arbeitsplatz und der Auflösung von Familienbeziehungen herrühren. Diese sozialen Rahmenbedingungen können sie nicht beeinflussen und mögen sich daher überfordert fühlen. Dennoch wünschen sich Patienten von ihren Hausärzten – und diese haben auch eine bescheidene Macht dazu – die Bedingungen etwas weniger belastend zu gestalten, sei es durch Arbeitsunfähigkeit-Bescheinigungen, Anträge auf Rehabilitationen, Schwerbehinderten-Ausweise, Kuren und ähnliches. Es erscheint uns wichtig, zumindest grob diese gesellschaftlichen Rahmenbedingungen zu skizzieren.

Die *technische Innovation der Digitalisierung* hat bereits viel verändert und wird es auch durch die Covid-19-Pandemie weiterhin tun. Sie demokratisiert und erleichtert den Zugang zu medizinischem Expertenwissen für alle Menschen und könnte Kooperation vereinfachen. Sie nährt aber auch die Illusion, dass sich allein durch viele Daten Komplexität reduzieren ließe und eine Medizin, die dem Beziehungserleben und dem Verstehen des Anderen Raum gibt, nicht mehr nötig sei. Sie stärkt die Illusion des Individuums, dass Kontrolle in einer unsicher erlebten Welt möglich sei und macht gleichzeitig seine Kontrolle in umfassender Weise möglich. Hier bieten wir keine Lösungen, sondern Überlegungen an, wie wir nicht nur Opfer dieser Innovation sein können. Wir verweisen auf Apps für Patienten und informative Internetadressen.

Zusätzlich zum Versorgungsauftrag ist der *Auftrag der Aus- und Weiterbildung* getreten. Die Hausarztpraxis ist zum Lernort geworden. Allgemeinmediziner haben neben ihrer Rolle als Versorger auch die des Lehrenden bzw. Gelehrten (engl. »scolar«) übernommen. Dies macht die Interaktion in der Hausarztpraxis komplexer. Neben dem Sachwissen über die Rahmenbedingungen der Aus- und Weiterbildung wird in diesem Kapitel vermittelt, mit welchen Methoden – zum Beispiel dem Feedback geben – die Interaktionen mit Studierenden und Ärzte in Weiterbildung werden können.

Wie können Hausärzte in dieser *komplexen Situation weise Entscheidungen* treffen? Hohe sachliche Kompetenz und Partizipation (Einbeziehung des Patienten in die Entscheidungsfindung) sind dazu sehr wichtig. Choosing wisely wird bisher unter dem Gesichtspunkt betrachtet, nicht evidenzbasierte Behandlungsstrategien zu eliminieren. Das ist hilfreich und basal, um Fehl- und Überversorgung zu beschränken, aber nicht allein ausreichend. Ist es ausreichend, wenn Partizipation hinzutritt? Partizipation ist heute zu einem ethischen Grundsatz in der Medizin geworden. Es ist eine gute Entwicklung, sich vom paternalistischen Modell abzuwenden und Patienten nach ihren Zielen und ihrem Weg dorthin zu befragen. Doch muss Partizipation berücksichtigen, dass die Beziehung zwischen Patienten und Arzt asymmetrisch und Macht ungleich verteilt ist. Es ist nicht der Königsweg, Verantwortung an die Patientin zu delegieren und mit der Ablehnung des paternalistischen Modells auch gleichzeitig die ärztliche Fürsorge zu eliminieren. Auf den Weg dahin, Weisheit oder den »guten Hausarzt« zu beschreiben, definieren wir Sach- und technisches Wissen, Erfahrungswissen und Intuition. Hausärztliche Weisheit macht aus, dass er Unsicherheit überhaupt aushalten und interaktionelles Verhalten sich bewusst machen und verstehen kann.

Daraus resultieren folgende Kompetenzen:

- die interaktionelle Kompetenz, die Selbstbeobachtung und -reflexion einschließt,
- die Kompetenz, mit Unsicherheit umzugehen,
- und auch die Kompetenz, unterschiedliche Vorgehensweisen in ihrer möglichen Auswirkung Patienten nahezubringen (Risikokompetenz).

Wie können sich Ärzte befähigen und befähigt werden, *Beziehungen zu gestalten*, dysfunktionale zu vermeiden, auch langfristig zu begleiten und sich selbst vor Erschöpfung und Zynismus zu bewahren? Die Kompetenz zur Selbstbeobachtung ist dafür wesentlich. Hier greifen wir Aspekte des Lehrbuchs zur psychosomatischen Grundversorgung und das Konzept der Beziehungsmodi (Veit 2018) wieder auf.

Da-Sein, um wahrzunehmen, zu reflektieren und dann zu kommunizieren! Kommunikative Kompetenz ist ein wesentliches Standbein. Kommunikation wird in diesem Kapitel vor allem aus systemischer Sicht betrachtet, Ergänzungen erfolgen aus psychodynamischer und phänomenologischer Sicht (▶ Kap. 10). Die verbalen Interventionen werden zusammenfassend dargestellt, die der geschilderten Komplexität Rechnung tragen und Hilfe geben, Patientinnen und Patienten in einer Situation der Verunsicherung, die jede Krankheit darstellt, unter Berücksichtigung ihrer Lebenswelt zu begleiten. Der Schwerpunkt liegt hier auf dem Gespräch und der Sprache. Forschungsergebnisse zur Gesprächsführung werden berücksichtigt.

Ebenfalls sind Strukturen der Praxisorganisation notwendig, um den hausärztlichen Versorgungsauftrag zu erfüllen. Strukturen sind derzeit im Wandel. Bereits jetzt und noch mehr in der Zukunft wird das gesamte Behandlerteam, zu dem die medizinischen Fachangestellten und weitere Berufsgruppen gehören werden, die wesentliche Rolle primärmedizinischer Versorgung spielen. Die klassische, hierarchische Arbeitsteilung ist dafür nicht die Lösung. Deshalb stellt sich jetzt die Aufgabe, die Praxis als eine lernende Organisation zu gestalten, die team- und netzwerkorientiert ist.

In sieben Thesen wird am Ende die Hausarztpraxis der Zukunft skizziert. Welcher strukturelle Wandel steht uns möglicherweise bevor? Wird es den Hausarzt der Zukunft überhaupt noch geben? Oder lassen wir unsere Tätigkeit reduzieren, in einzelne Teile fragmentieren und ermöglichen damit unseren teilweisen Ersatz?

Wir hoffen darauf, dass eine humanistische, beziehungsorientierte und den Kontext berücksichtigende Sichtweise Bestand haben wird.

2 Komplexitätsvariable: Multimorbidität

2.1 Die Zahl chronisch Kranker nimmt zu

Patient mit multiplen chronischen Krankheiten und Adipositas

Der 45-jährige Patient Herr Z. ist extrem übergewichtig mit einem BMI deutlich über 40 kg/m². Er leidet unter Gelenkbeschwerden und Schlafproblemen. Als Folgeerkrankungen bestehen bereits ein Diabetes mellitus, arterieller Hypertonus, koronare Herzkrankheit KHK und ein Schlaf-Apnoe-Syndrom. Chronische Schmerzen unterstützen seinen mangelnden Antrieb zur Bewegung und vermehren in einem Teufelskreis das Übergewicht.

Herr Z. ist arbeitslos. Eigentlich ist er gelernter Bergmann, wegen des Übergewichts (er kann sich kaum die Schuhe zubinden) konnte er seinen Beruf nicht mehr ausüben. Die soziale Ablehnung, die übergewichtige Menschen erfahren, ließ ihn schon vor Jahren keine Arbeit finden. Zwischenzeitlich hat er einen Kiosk aufgemacht. Zeitweilig übermäßiger Alkoholgenuss und Schulden förderten seine soziale Deprivation. Seine Essgewohnheiten werden von Armut beeinflusst: Als Nahrungsmittel werden industrielle Billigprodukte verwendet, die hastig und unachtsam verzehrt werden. Außerdem unterstützt Armut den sozialen Rückzug. Weil passende Kleidung kaum finanzierbar ist, traut er sich nirgendwo hin. Der Arztbesuch ist schon aus diesem Grund für ihn beschämend. So taucht er im »Blaumann« in der Arztpraxis auf.

Er schildert, dass er in seinem Elternhaus gezwungen wurde, den Teller, den der Vater ihm schöpfte, immer leer zu essen, auch wenn es »dicke Bohnen« gab, die er nicht mochte. Dieses Verhalten hat er sein Leben lang beibehalten. Die Essensszene am Mittagtisch ist nur eine von vielen quälenden Taten des Vaters. Der Patient erfuhr körperliche Gewalt und sexuellen Missbrauch in der frühen Kinderzeit. Die Mutter war nicht in der Lage, ihn zu schützen. Der Vater selbst war durch frühe Deprivation im Waisenhaus und durch kriegstraumatische Erlebnisse in der Adoleszenz polytraumatisiert.

Sozialpsychiatrische Interventionen, medikamentöse Behandlung, kontinuierliche Unterstützung im Rahmen der psychosomatischen Grundversorgung durch den Hausarzt und eine spätere, bariatrische Operation mit anhaltender Gewichtsabnahme von 50 kg helfen ihm, sich zu stabilisieren.

Eigentlich müsste Herr Z. mehr als sechs Medikamente einnehmen, zusätzlich fünf Gebietsärzte aufsuchen und an zwei, demnächst drei Disease-Management-Programmen (DMPs) teilnehmen.

Herr Z. ist einer von derzeit 5–7 Mio. Menschen, die an Diabetes mellitus Typ 2 leiden. Nach dem Robert Koch-Institut (RKI) beträgt die Prävalenz 2020 aller Diabetes-Erkrankungen bei den gesetzlich Versicherten 9,4 % (Frauen) bzw. 10,1 % (Männer) (www.diabsurv.rki.de). In 15 Jahren wird sich ihre Zahl um eine Mio. Menschen erhöhen. In diese Zahlen fließt auch ein, dass die Schwellenwerte verändert wurden und zumindest in den USA allein durch diese Veränderung eine Mio. mehr Menschen als Diabetiker betrachtet werden. Dies ist die Prognose trotz hoher Kosten, die für Disease-Management-Programme (DMP), hauptsächlich für das DMP Diabetes mellitus Typ 2, aufgewendet wurden (2009 in Deutschland circa 1,1 Mrd. Euro).

Die Zunahme chronisch Kranker und der Zusammenhang mit der Alterung der Gesellschaft ist belegt. Bis 2050 wird sich die Zahl der Pflegebedürftigen fast verdoppeln. Bereits jetzt sind die meisten Menschen, die einen Hausarzt aufsuchen, chronisch krank. Geschätzt sind mindestens zwei Drittel aller über 60-jährigen Patienten in Hausarztpraxen multimorbid erkrankt.

> Die Definition von Multimorbidität ist nicht eindeutig. Wenn drei chronische Erkrankungen oder mehr bei einem Kranken vorliegen, wird hier von Multimorbidität gesprochen. Die Morbidität definierter chronischer Krankheiten, auch definierter psychischer Krankheiten, wächst. Die Ursachen von Multimorbidität lassen sich nur komplex verstehen.

Chronische Krankheiten nehmen auch zu, weil soziale Ungleichheit und prekäre Lebensverhältnisse zunehmen. Personen mit niedrigem Einkommen haben ein 2- bis 3-fach erhöhtes Risiko für chronische Krankheiten wie Schlaganfall, Herzinfarkt, Lungen- und Magenkrebs und Diabetes sowie degenerative Muskel- und Gelenkerkrankungen (Lampert et al. 2018 und Heidemann 2019). Und hier nehmen die Unterschiede noch zu. Die Zunahme chronischer Krankheiten bei Männern ist auf ihren Anstieg in der unteren Einkommensschicht zurückzuführen; bei Frauen steigt der Unterschied zwischen Arm und Reich an, weil die Frauen der höheren Einkommensschicht weniger chronische Krankheiten entwickeln (Hoebel et al. 2018; ▶ Abb. 2.1). Die Arztdichte in einer Region als Maßstab für die Güte der Versorgung ist nicht relevant für die Lebenserwartung, auch die Bevölkerungsdichte nicht. Ausschlaggebend sind Armut oder Reichtum, wie eine Untersuchung der Lebenserwartung nach Landkreisen in Deutschland 2020 bewies (Rau 2020).

Die Prävalenz chronisch *psychischer* Erkrankungen wird häufig unterschätzt. Nach der Studie zur Gesundheit Erwachsener in Deutschland des Robert Koch-Instituts leiden allein ein Drittel aller Männer und ein Viertel aller Frauen über 60 Jahren an Schlafstörungen. 40 % chronisch somatisch Kranke entwickeln im Laufe ihres Lebens eine Depression oder andere psychische Erkrankungen (Kruse und Herzog 2013). Mehr noch, die Depression ist auch ein Risikofaktor für erhöhte Mortalität (Nationale Versorgungsleitlinie Unipolare Depression: www.depression.versorgungsleitlinien.de). Menschen mit einer koronaren Herzkrankheit

2.1 Die Zahl chronisch Kranker nimmt zu

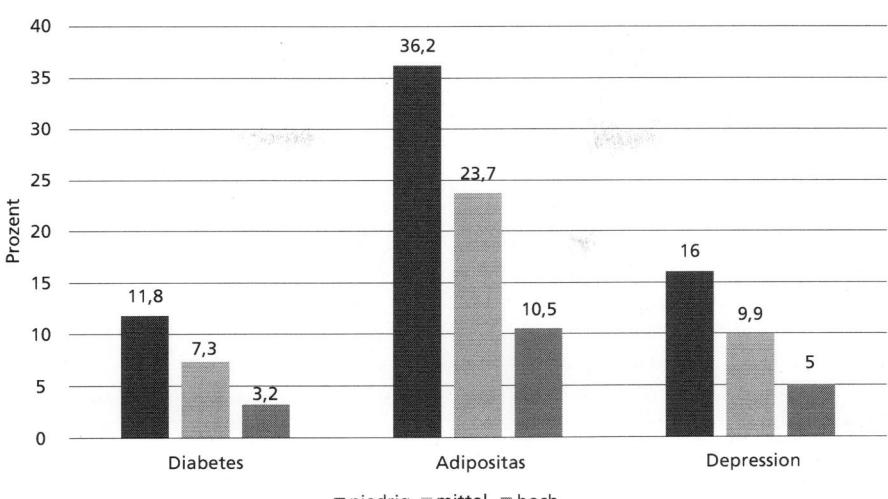

Abb. 2.1: Lebenszeitprävalenz von Diabetes mellitus, Adipositas und depressiver Symptome bei Frauen in Abhängigkeit vom Einkommen
Die Datenbasis wird durch die »Studie zur Gesundheit Erwachsener in Deutschland« (DEGS1 www.rki.de) gebildet, die das Robert Koch-Institut im Zeitraum von 2008 bis 2011 durchgeführt hat (n=8152). Die Daten sind für die Gesamtbevölkerung repräsentativ. Die Ergebnisse bei Männern sind ähnlich wie d e hier abgebildeten bei Frauen (n: 4106 Diabetes mellitus und n: 3648 Adipositas). Die Untersuchung umfasste Befragungen, Untersuchungen und Tests. D e Daten zur depressiven Symptomatik werden von der Studie Gesundheit in Deutschland GEDA-2014/2015 unterstützt. Hier wurde nicht das Einkommen, sondern der Bildungsstatus bei 12900 Frauen erhoben. Die Erhebung der depressiven Symptome erfolgte in schriftlicher Befragung (PHQ-9)[1].

und einer gleichzeitig bestehenden schweren Depression haben ein vielfach erhöhtes Risiko, an einem Herzinfarkt zu versterben. Mangelnde soziale Unterstützung mag ein Aspekt des gesamten Bedingungsgefüges sein.

Das medizinische Versorgungssystem kann besser auf akute Erkrankungen als auf Chronifizierung reagieren. Unsere bisherige *Antwort* auf die Zunahme chronischer Krankheiten ist *die Einführung von Disease-Management-Programmen (DMPs)*. 2019 hatten sich über vier Mio. Patienten in das DMP Diabetes eingeschrieben. In bisherigen Untersuchungen sind die Effekte eher zurückhaltend bewertet und unsicher. Mortalität und die Prävalenz mikrovaskulärer Komplikationen sind gesunken (mehr Fußuntersuchungen bei den unteren Bildungsschichten), mehr Menschen erreichen einen Zielwert von < 8,5 HBA1c, keine Verbesserungen wurden für Lebensqualität und ökonomische Faktoren nachgewiesen (Robert Koch-Institut 2019, Hagen 2019, Adrion 2016). Doch das Risiko, in den nächsten fünf Jah-

---

1 https://www.rki.de/DE/Content/Gesundheitsmonitoring/Gesundheitsberichterstattung/ GBEDownloadsJ/FactSheets/JoHM_03_2017_Praevalenz_Depressive_Symptomatik.pdf?__blob=publicationFile

ren einen Diabetes zu *bekommen*, hat nur für die hohen Bildungsschichten abgenommen (Heidemann 2019).²

Demgegenüber belegen Untersuchungen, dass eine emphatische Patient-Arzt-Beziehung Langzeitkomplikationen des Diabetes mellitus reduzieren hilft (Del Canale 2012); ein Argument dafür, gesundheitspolitisch Hausärzten *Raum für beziehungsmedizinisches Handeln* zu lassen.

Hausärzte stehen vor dem Dilemma, dass sie den gesellschaftlichen Entwicklungen, die chronische Krankheiten hervorrufen, mit ihren Mitteln kaum begegnen können. Wir wissen, dass angesichts von Armut, Arbeitslosigkeit, Einsamkeit und einer global agierenden Nahrungsmittelindustrie individuelle Aufklärung und Motivation nur ein Tropfen auf den heißen Stein sind. Dennoch machen wir uns an die tagtägliche Arbeit. Es gibt auch Erfolge wie z. B. den Rückgang der Sterblichkeit an der koronaren Herzkrankheit und des Dickdarmkarzinoms durch Prävention, und insgesamt sind ältere Menschen gesünder als vor 30 Jahren.

Manche Hausärzte möchten Komplexität vereinfachen. Sie könnten der Gefahr erliegen, chronische Krankheiten als ausschließlich individuelles Problem des einzelnen Patienten zu betrachten, das sich besser lösen ließe, wenn der Patient ärztlichen Anweisungen folgen würde: »Iss weniger und bewege Dich mehr!« Deshalb sei schon an dieser Stelle und ausführlich im Kapitel 5 auf die gesellschaftlichen Rahmenbedingungen chronischer Krankheiten hingewiesen (▶ Kap. 5).

2.2 Arbeitslosigkeit, Armut und Einsamkeit machen krank

Wohlstand in Deutschland wirkt sich nicht für alle gleich aus. Arbeitslosigkeit verdoppelt das erwartbare Sterberisiko. Die 14 % der Männer, die zur untersten Einkommens- und Bildungsschicht in Deutschland gehören, haben ein 8-faches Sterberisiko gegenüber der höchsten Einkommensschicht (Grigoriew 2019) und ein Drittel von ihnen wird keine 65 Jahre alt (Lampert 2019). Der Unterschied in der Lebenserwartung beim Vergleich von Personen mit niedrigem und hohem Einkommen in einem der wohlhabendsten Länder der Welt ist bedrückend (▶ Kap. 5). Besonders bemerkenswert sind Hinweise, dass sich der Unterschied der Lebenserwartung vergrößert hat. Ein Beleg ist dafür der Vergleich jüngerer Geburtsjahrgänge (Nachkriegsjahrgänge) mit weiter zurückliegenden Geburtsjahrgängen (Vorkriegsjahrgänge) (Haan 2019). *Gesundheitliche Ungleichheit ist ein Tatbestand.*

---

2 https://www.rki.de/DE/Content/Gesundheitsmonitoring/Gesundheitsberichterstattung/ GBEDownloadsJ/JoHM_02_2019_Neue_Ergebnisse_Diabetes_Surveillance.pdf?__blob= publicationFile

Wenn Menschen sozial isoliert sind, haben sie ein deutlich höheres Risiko, krank zu werden, und ihre Krankheitsverarbeitung ist beeinträchtigt. Der Risikofaktor »soziale Isolation« muss heute gleichwertig leichtem Rauchen, Hypertonus und Adipositas für die Entstehung der Koronaren Herzkrankheit eingeschätzt werden (Valtorta 2016).

2.3 Multimorbidität verstehen

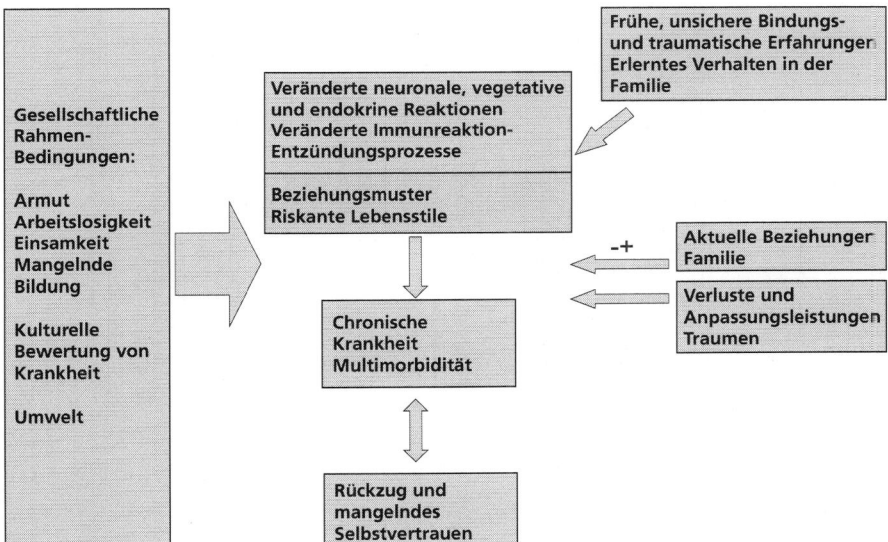

Abb. 2.2: Ursache von Multimorbidität: ein komplexes Bedingungsgefüge

Pathophysiologische Erkenntnisse helfen, die geschilderten Beobachtungen besser in einen Zusammenhang zu bringen. Chronischer Stress (Hypercortisolismus) – besonders, wenn er früh im Leben erfahren wird – hat neurotoxische Wirkungen auf das Gehirn und damit auf die kreiskausalen Regulationen zwischen Gehirn und Immunsystem. Epigenetische Prozesse spielen dabei eine Rolle. Chronischer Stress fördert die Bildung von Entzündungsmediatoren, die eine große Bedeutung für die Pathophysiologie chronischer Krankheiten haben. Frühkindliche Belastungen und unsichere Bindungserfahrungen beeinflussen spätere Gesundheit oder Krankheit, weil sie sowohl die Immunantwort des jeweiligen Individuums verändern als auch einen riskanten Lebensstil zur Folge haben können. Auch Herr Z. und bereits die Generation vor ihm in seiner Herkunftsfamilie haben komplexe Traumatisierungen erlebt. Inadäquates Krankheitsverhalten trägt zur Chronifizierung bei (► Abb. 2.2).

2.4 Die Bedeutung des Übergewichts – überschätzt?

Herr Z. ist extrem übergewichtig. Unbestreitbar ist, dass eine Vielzahl chronischer Krankheiten mit einem deutlich erhöhten Body-Mass-Index (BMI) einhergehen. Adipositas wird definiert durch einen BMI >30 kg/m². Ein knappes Fünftel der Erwachsenen in Deutschland ist bei Zugrundelegung dieser Definition adipös (Selbstangaben Befragter 2017), ein knappes Viertel nach erhobenen Messdaten des Robert Koch-Instituts von 2011 (Schienkewitz et al. 2017 und Lampert 2019).

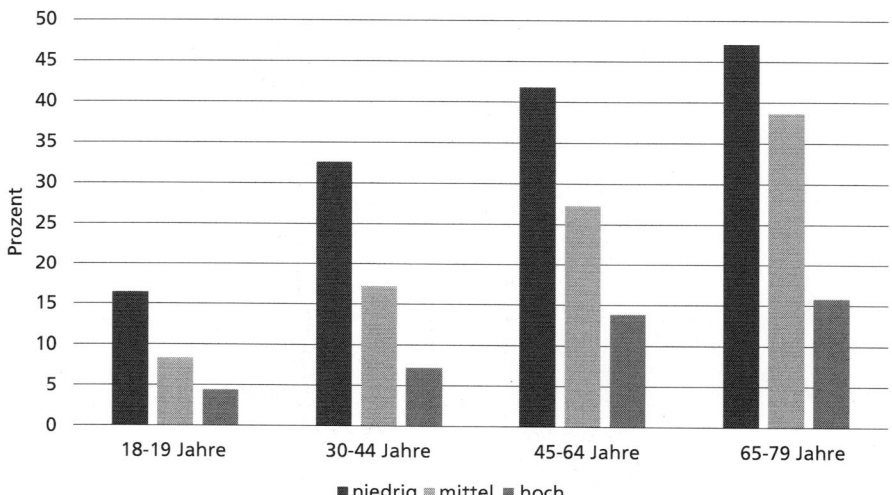

Abb. 2.3: Prävalenz der Adipositas bei Frauen in Abhängigkeit vom Alter und Einkommen in %
Für alle untersuchten Frauen steigt Adipositas mit dem Alter – in der höchsten Altersgruppe beträgt der Unterschied zwischen arm und reich mehr als 30 % (Daten nach Bundesgesundheitsblatt 5/6 2013).

Während Adipositas bei älteren Frauen (bis 69 Jahren) leicht rückläufig ist, hat sie bei jungen Erwachsenen und Kindern und Jugendlichen deutlich zugenommen (Mensink et al. 2013). Ob der Body-Mass-Index überhaupt eine Größe ist, die krankheitsrelevant ist, wird zumindest in der Praxisempfehlung der DEGAM zur Adipositas infrage gestellt, weil er Fettanteil und -verteilung nicht berücksichtigt. Ist der Taillenumfang nicht relevanter? Vergessen werden sollte nicht: Moderates Übergewicht (bis BMI 30 kg/m²) ist ein Schutzfaktor bei einer Vielzahl schwerwiegender Erkrankungen. Leicht lässt sich Adipositas der mangelnden Selbstdisziplin eines Individuums zuschreiben, dem vielleicht noch durch Aufklärung beizukommen ist. Auf komplexere Zusammenhänge verweist bereits, dass die Prävalenz der Adipositas wesentlich *geringer* ist bei Personen *mit hohem sozio-ökonomischen Status* (Lampert et al. 2013; ▶ Abb. 2.3).

Adipöse Patienten erleben sich gesellschaftlich stigmatisiert und diskriminiert. Eine adipöse Patientin berichtete, dass sie sich in der Öffentlichkeit nicht mehr traue, ein Eis zu essen angesichts der sie verurteilenden Blicke der Passanten – die Stigmatisierung ist ein Grund für sie, sich für eine bariatrische Operation zu entscheiden. Adipöse Patienten fühlen sich oft auch von ihren Ärzten respektlos behandelt. Weil auch wir Hausärzte von gesellschaftlichen Normen beeinflusst sind, sollten wir unsere Haltung gegenüber Übergewichtigen hinterfragen. Bei keiner anderen Krankheit ist der Einfluss der Nahrungsmittelindustrie so offensichtlich: Fett in Lebensmitteln wurde durch Zucker ersetzt. Die schädliche Zuckerkonzentration im Lebensmittel wird unter dem Label des »Light-Produktes« verborgen. Herr Z. denkt erst gar nicht über Light-Produkte nach; er kauft bei knappem monatlichen Grundeinkommen Billigprodukte ein und, weil er allein lebt, überwiegend industrielle Fertigprodukte.

Die Politik unternimmt wenig und überlässt scheinbar demokratisch fast alles dem Individuum. Wenn das Kind bereits in den Brunnen gefallen ist, melden sich wieder Industrien, jetzt mit Formula-Diäten, deren *langfristiger* Erfolg nicht bewiesen ist.

Bariatrische Operationen zeigen bessere Langzeitergebnisse. Trotz erheblichen Risikos forcieren manche Patientinnen diese Eingriffe. Traumatische Erfahrungen in der Lebensgeschichte ist oft der Hintergrund für dieses Verhalten. Aufklärung über gesunde Ernährung ist oft nicht ausreichend. Eine psychotherapeutische Behandlung sollte neben ernährungsmedizinischer Aufklärung eine weitere Voraussetzung *vor* einem solchen Eingriff sein. Eine begleitende Betreuung im Rahmen einer hausärztlichen psychosomatischen Grundversorgung ist unerlässlich.

2.5 Komplexe Differentialdiagnostik und Behandlung ist anspruchsvoll

Ist Herr Z. antriebslos, weil er depressiv ist, weil das Schlaf-Apnoe-Syndrom nicht behandelt ist oder weil er herzinsuffizient ist? Liegt es an der Armut, den Blutdruck senkenden Medikamenten oder gibt es noch mehr mögliche Überlegungen? Eine hohe differentialdiagnostische Aufgabe stellt sich, im Einzelfall zu entscheiden, was der jetzt maßgebliche individuelle Grund für Müdigkeit, Abgeschlagenheit und Antriebslosigkeit ist.

Bei Erschöpfung und herabgesetzter Stimmung können z. B. vorliegen:

- eine depressive Störung,
- körperliche Erkrankungen wie z. B. die Hypothyreose besonders im Alter, ein Schlaf-Apnoe-Syndrom, Infektionen, Anämien, Multiple Sklerose und vieles mehr,

- weitere oder andere psychische Erkrankungen wie z. B. Essstörungen, Süchte und Substanzabusus, Angststörungen mit sozialem Rückzug,
- oder eine Folge oder Anpassungsstörung an chronische Krankheiten oder schweren Verlust:
- Trauer über den Verlust körperlicher Integrität,
- soziale Auswirkungen der Krankheit (Armut, Arbeitslosigkeit, Einsamkeit)
- oder Nebenwirkungen von Medikamenten wie z. B. Beta-Blockern, trizyklische Antidepressiva, Neuroleptika und Anti-Parkinsonmitteln.

Hinweise zur Abgrenzung der verschiedenen Ursachen und psychosomatischen Differentialdiagnostik gibt die DEGAM-Leitlinie Müdigkeit (Baum et al. 2017).

Menschen mit im ICD-10 definierten chronisch somatischen Krankheiten leiden sehr viel häufiger an einer Depression als die Durchschnittsbevölkerung (NVL Unipolare Depression[3]).

Für Hausärzte ist die naheliegende Aufgabe, bei der *Betreuung chronischer Kranker* an das *Vorliegen einer Depression* zu denken und sie *aktiv* – zum Beispiel im Rahmen von allen DMP-Untersuchungen – zu erfragen, um entsprechende Behandlungspfade einschlagen zu können.

Die Allgemeinmedizin ist nicht krankheits-, sondern patientenorientiert. Wir arbeiten nicht nur Algorithmen ab – so wichtig dies auch ist. Auch wenn wir Hausärzte solche Algorithmen wie z. B. den Marburger Herz-Score zu Hilfe nehmen, geht es letztendlich immer darum, ein *individualisiertes Behandlungsprogramm* zusammen mit dem Patienten zu entwickeln. Diese komplexe und spannende Aufgabe macht den Reiz des Hausarztberufes aus.

2.6 Der Anpassungsprozess

2.6.1 Phasen der Anpassung

Eine chronische Erkrankung ist ein Einschnitt in das bisherige Leben, der für jeden Menschen Verlust, Verunsicherung und Bedrohung bedeutet und das *Selbstwertgefühl* sowie das Bedürfnis nach *Selbstkontrolle* beeinträchtigen kann. Das Selbstwertgefühl kann verletzt werden, weil die Krankheit die soziale Stellung, berufliche Tätigkeit, Partnerschaft und Attraktivität gefährdet. Das Bedürfnis nach Selbstkontrolle kann beeinträchtigt sein, weil die Krankheit bisherige Lebenspläne in Frage stellen kann und Entscheidungsspielräume des Kranken so einengt, dass dieser sich der Krankheit ausgeliefert fühlt. An die Veränderungen,

---

3 https://www.awmf.org/uploads/tx_szleitlinien/nvl-005l_S3_Unipolare_Depression_2017-05.pdf

die eine chronisch körperliche Erkrankung mit sich bringt, muss sich der Patient anpassen. Dieser Prozess dauert lange und ist durch verschiedene Phasen gekennzeichnet. Am Anfang kann der Patient die Krankheit und ihre Folgen überhaupt verleugnen. Danach ist er hin- und hergerissen zwischen Verleugnung und Akzeptanz und feilscht mit dem Arzt. Jedenfalls sollte der Hausarzt seinen Patienten *Zeit geben*.

Wie gut Anpassung gelingt, ist davon abhängig, ob der Patient in seinem frühen Leben eine grundsätzliche Zuversicht hat gewinnen können, dass sich Dinge gut entwickeln werden. Hat der Patient in seiner Herkunftsfamilie eine Gelassenheit im Umgang mit Schwerem lernen können oder nicht; oder wurde zügig zu Medikamenten gegriffen, auch wenn es nur Globuli waren? Besonders geprägt ist der Anpassungsprozess davon, ob der Patient über gute soziale Beziehungen *heute* verfügt. Ein solches Wissen sollte den Hausarzt dazu bewegen, sich für Herkunft und das aktuelle Beziehungsgefüge zu interessieren und im Behandlungsplan auf die Förderung sozialer Bindungen Wert zu legen. Wie ein jeder mit Schwerem umgeht, ist veränderbar und keine in die Wiege gelegte Gabe.

2.6.2 Jeder reagiert unterschiedlich

Der eine mag Krankheit ausschließlich als *bedrohliche* Zukunft sehen: »Es wird bestimmt schlimm ausgehen!«; der nächste als gerechte oder ungerechte *Bestrafung*, die er entweder verdient oder die schicksalhaft über ihn gekommen ist. Ein anderer mag seine Krankheit als *Kränkung* betrachten. Er schämt sich über seine nun offensichtliche Verletzlichkeit wie er überhaupt das Älterwerden leugnen will. Ein zwanghaft strukturierter Patient wird seine Krankheit als *Kontrollverlust* betrachten und als »das Böse«, das nun im eigenen Körper festsitzt und über das wieder Kontrolle gewonnen werden muss. In jedem Fall sollte sich der Hausarzt dafür interessieren, welche Bedeutung der jeweilige Patient seiner Erkrankung gibt, und *welche inneren Bilder* er dafür hat. Denn diese werden seinen weiteren Umgang mit der Krankheit bestimmen (▶ Kap. 9). Die meisten Menschen haben bereits Schweres erlebt und haben im Umgang damit ihre Widerstandskraft bewiesen und Anpassung geleistet. Daran kann der Hausarzt anknüpfen und beitragen, dass Leistungen der Vergangenheit auch heute nützlich werden.

2.6.3 Konflikte mit ärztlichen Wertvorstellungen

Das Leitbild eines unter widrigsten Umständen Haltung bewahrenden Kranken, der aktiv seine Probleme löst, ist ein durch Normen unserer Gesellschaft geprägtes Leitbild. Es ist auch unter Ärzten weit verbreitet. Sie könnten in Resignation oder Respektlosigkeit gegenüber dem Patienten verfallen und sich als Handlanger wirtschaftlicher Interessen benutzen lassen, anstatt sich die eigenen Wertvorstellungen zu vergegenwärtigen. Wie schon am Beispiel des Herrn Z. beschrieben, zeigen Menschen der unteren Einkommensschicht häufig ein inadäquates Krankheitsverhalten. Respektvoll gegenüber dem Patienten zu bleiben und gemeinsam an der Priorisierung von Zielen zu arbeiten, die mit Wunsch des Patienten nach Erhaltung von Selbstständigkeit und sozialer Teilhabe vereinbar sind, ist nicht leicht.

2.7 Priorisierung bei Multimorbidität

Im Fallbeispiel des Herrn Z. hatte die Hausärztin aus ihrer Sicht das extreme Übergewicht als vorrangig erachtet, für den Patienten dagegen stand seine soziale Lage und seine Antriebslosigkeit im Vordergrund. Die voreilig dem Patienten unterbreitete ärztliche Behandlungsstrategie führte zunächst dazu, dass der Patient für Monate die Praxis mied.

Empfohlene Behandlungsstrategien bei Multimorbidität können widersprüchlich sein und Patient und Hausarzt überfordern. Polypharmakotherapie kann unüberschaubare Interaktionen bergen – der Hausarzt sollte daher begründet weglassen. Er sollte die tatsächlich verwendeten Medikamente überprüfen und von Zeit zu Zeit gemeinsam mit dem Patienten die angesammelten Medikamentenpackungen sortieren. Warum hat der Patient die Medikamente nicht oder nicht korrekt eingenommen? Der Hausarzt sollte Missverständnisse annehmen oder an kognitive Einschränkungen denken, nochmals aufklären und Hilfestellungen für den Patienten vorschlagen.

Doch wenig Gesichertes existiert, um Hausärzten bei dieser schwierigen Aufgabe zu helfen. Die *Gefährdung von Selbstständigkeit und Autonomie* gilt heute als abwendbar gefährlicher Verlauf und Teilhabe am sozialen und Familienleben als wichtiger Wert. Diese Wertung kann dabei helfen, die richtigen Prioritäten zu setzen.

> **Hilfreiche Leitlinien:**
>
> DEGAM-Leitlinie Nr. 20. Multimorbidität. S3-LeitlinieAWMF-Register-Nr. 053-047[4]
> DEGAM S1 – Handlungsempfehlung Medikamentenmonitoring[5]

Ziele zu priorisieren und zu vereinbaren und Medikamentenpläne zu erstellen, kostet Zeit, zumal getroffene Entscheidungen immer wieder der Überprüfung bedürfen. Manches kann der Hausarzt im Rahmen der DMPs an sein Team delegieren. Manches wird zukünftig ein digitales Programm übernehmen, das Patien-

---

4 https://www.degam.de/files/Inhalte/Leitlinien-Inhalte/Dokumente/DEGAM-S3-Leitlinien/053-047_Multimorbiditaet/053-047l_%20Multimorbiditaet_redakt_24-1-18.pdf
5 https://www.degam.de/files/Inhalte/Leitlinien-Inhalte/Dokumente/S1-Handlungsempfehlung/S1-HE_Medikamentenmonitoring_Langfassung_201406.pdf

ten die Fragen stellt, die sich aus Algorithmen ergeben. Hilfreich ist, dass sich der Hausarzt in regelmäßigen Abständen für einen ausführlichen Bilanzierungsdialog Zeit nimmt (Bahrs 2011).

2.8 Reflektierende Praxis: Haltungen und Interventionen

Alle unsere Interventionen sollen dazu dienen, die *Selbstwirksamkeit* der Patienten zu erhöhen und ihnen ein *selbstbestimmtes Leben* zu ermöglichen. Für das Gelingen bietet die hausärztliche Arbeitsweise wichtige Voraussetzungen: Unsere Beziehung zu den Patienten ist auf eine *langanhaltende Betreuung* angelegt und bezieht das familiäre und nachbarschaftliche Umfeld der Patienten mit ein (▶ Kap. 3). Eine langanhaltende Beziehung ist geeignet, Mortalität und Morbidität zu senken (Pereira et al. 2018) – ein weiterer Grund, Hausärzte als erste Ansprechpartner bei chronischen Krankheiten zu wählen.

Das würden Hausärzte noch fördern, wenn sie

- die Widerstandskräfte ihrer Patienten in den Blick nehmen und deren bisherige Leistungen wertschätzen
- und die Ziele ihrer Patienten erfragen und mit dem, was Evidenz basiert empfohlen wird, abgleichen.

Ein individualisiertes Behandlungsprogramm zu entwickeln, das der Patient als sein eigenes Programm erkennt, ist mehr als die Abhandlung von Algorithmen. Dazu benötigt der Hausarzt die Kompetenz, immer wieder in eine beobachtende Position zu gehen: »Wie erlebt sich der Patient und wie erlebe ich mich selbst?«. Außerdem sind für dieses ambitionierte Projekt Rückmeldungen aus Erhebungen hilfreich, in wieweit er evidenzbasierte Zielsetzungen überhaupt erreicht hat. »Wie viele meiner Patienten erreichen zum Beispiel den gewünschten HBA1c-Zielwert, und wer nicht?« Auch das gehört zu einer selbstreflexiven Praxis des Hausarztes.

2.8.1 Ressourcen Orientierung

Wir Ärzte neigen dazu, ausschließlich das Pathologische zu erfragen und daraus eine Diagnose zu konstruieren. Erkenntnisse der Salutogenese-Forschung (Was hält uns gesund?), die mit den Holocaust Überlebenden Aaron Antonovski und Victor Frankl begonnen hat, sollten uns bewegen, die Blickrichtung zu ändern. Was könnten wir z. B. bei dem oben genannten Patienten Z loben? Zum Beispiel seinen Mut, bereits mit 17 Jahren das Elternhaus zu verlassen und für sich selbst zu sorgen, die Disziplin, eine Ausbildung zum Bergmann erfolgreich abzuschließen und seinen Wunsch nach Änderung, der ihn jetzt zur Hausärztin führte. Motivation zu einer gesunden Lebensführung ist erfolglos, wenn Drohungen ausgesprochen werden wie zum Beispiel: »Sie werden noch im Rollstuhl enden!« und düstere Szenarien an die Wand gemalt werden. »Nie wieder!« Ziele funktionieren meistens nicht. Erfolgversprechender ist es, mit dem Patienten darüber zu sprechen, was er gerne macht oder früher gerne gemacht hat, oder wo er schwierige Situationen gemeistert und etwas verändert hat. Und noch größer sind die Erfolgsaussichten, wenn der Arzt dazu ein Lob ausspricht. Gute innere Bilder halten gesund (▶ Tab. 2.1, ▶ Tab. 2.2)!

2.8.2 Ziele klären und Ambivalenzen zu diesen Zielsetzungen

Was sind die Ziele, die der Patient für wichtig hält, oder welche er gegeneinander abwägt? Wie kann der Hausarzt sie zum Thema des Gesprächs machen? Folgende Fragen bieten sich an:

- »Woran würde andere Ihre Veränderung merken?«
- »Was wäre anders, wenn Sie diese Beschwerden nicht hätten?«
- »Was spricht dagegen, jetzt schon die Änderung vorzunehmen?« (zu zirkulären und zukunftsorientierten Fragen ▶ Kap. 10)

Tab. 2.1: Verbale Interventionen im Umgang mit chronisch Kranken

Interventionen	Erläuterung
Erfragen subjektiver Krankheitsbewertung und der inneren Bilder dafür	Dabei Bewertungen seitens des Arztes vermeiden. »Welches Bild verbinden Sie mit Ihrem Schmerz?«
Stabilisierender Einsatz suggestiver Fähigkeiten	• Einflussnahme des Patienten auf den Krankheitsverlauf (Selbstwirksamkeit) unterstreichen • Ärztliche Kompetenz und die des Teams vermitteln • Kontinuierliche Betreuung versichern
Erhöhung der Selbstkompetenz	• durch verständliche Information, • Zeit lassen, • nicht bewertende Sinnsuche, • Ertragen von Non-Adhärenz
Psychoedukation	Klären Sie über Verlauf und Behandlungswege nach evidenzbasiertem Wissen auf. Seien Sie ein guter Risikokommunikator und nutzen Sie dabei suggestive Fähigkeiten und schaffen Sie sprachlich positive Bilder : »Bald werden Sie wieder Mut fassen und sich Änderungen zutrauen.« Nehmen Sie dabei Bezug auf Ihre Kenntnisse aus der Anamnese.

2.8 Reflektierende Praxis: Haltungen und Interventionen

Tab. 2.1: Verbale Interventionen im Umgang mit chronisch Kranken – Fortsetzung

Interventionen	Erläuterung
Gefühle ansprechen	Insbesondere Hoffnungslosigkeit, rigide Verleugnung und Scham
Ressourcen orientierte Fragen	»Wann haben Sie schon einmal Schwieriges bewältigt?« »Was hat Ihnen geholfen?«, »Wo erfahren Sie heute Unterstützung?«
Zielvereinbarungen treffen und beschwerdeunabhängige Terminstruktur vereinbaren	»Kommen Sie in zwei… Wochen wieder! Wäre das für Sie ausreichend?« Keinesfalls: »Kommen Sie wieder, wenn es schlimmer wird oder wenn Sie Schmerzen haben.«

Tab. 2.2: Weitere Bausteine der Behandlung

Behandlungsbausteine	Erläuterung
Patientenselbsthilfe und Angehörigengruppen	
Psychosoziale Angebote zur Entlastung und Hilfe	• Wie Selbsthilfegruppen, psychoedukative Gruppen, Nachbarschaftshilfe und Soziotherapie (kann nur von Psychiatern und Psychotherapeuten verordnet werden); häusliche, psychiatrische Pflege, Einschaltung des sozialpsychiatrischen Dienstes; • Therapien wie Ergotherapie zur Verbesserung psychosozialer und psychoemotionaler Funktionen
Ausdauertraining – Sport	Regelmäßige Bewegung besonders in Gruppen verändert das Lebensgefühl in positive Richtung (Reha-Sport und Funktionstraining).
Entspannungsverfahren	• Z. B. Autogenes Training, Progressive Muskelentspannung, Achtsamkeitstraining • Die Atmung ist das immer verfügbare Element zur Selbstberuhigung: einatmen und doppelt so lange ausatmen!
Anregung einer achtsamen Haltung gegenüber sich selbst/Selbstfürsorge	• sich jeden Tag etwas Gutes gönnen, • zur Pflege guter Beziehungen bzw. zur Aufnahme sozialer Kontakte raten, • zu mehr Selbstfürsorge anraten bezüglich des Schlafs, der Ernährung, der Regulierung des Alkoholkonsums… • Anregung eines Wahrnehmungstrainings.
Digitale Selbstmanagementprogramme	Diese können, wenn sie von Ärzten und Medizinischen Fachangestellten (MFA) begleitet werden, eine wichtige, auch den Hausarzt entlastende Funktion haben und die Selbstwirksamkeit des Patienten fördern.

Tab. 2.2: Weitere Bausteine der Behandlung – Fortsetzung

Behandlungsbausteine	Erläuterung
Einbeziehung des gesamten Praxisteams	MFAs können im Rahmen eines Case-Managements telefonisch Rücksprache mit den Patienten zu Stimmungen und Medikamenten-Einnahme halten. Sie können z. B. bei ihren Hausbesuchen und im Rahmen von DMPs auf Stimmungen ihrer Patienten achten, Suizidalität ansprechen und die Medikamenteneinnahme thematisieren. Patienten könnten ihnen gegenüber weniger Schamgefühle haben.
Psychotherapie und psychiatrische Kooperation	Bei Anpassungsstörungen und/oder anderen psychischen Erkrankungen mittelschweren oder schweren Ausmaßes (Dietrich 2019)

Was kann man unter einem Wahrnehmungstraining verstehen? Zum Beispiel Schmerz-Tagebücher, in die notiert wird, wann und in welcher Situation der Schmerz geringer war. Sehr empfehlenswert, insbesondere bei missmutig gestimmten Patienten oder Patienten mit Schlafstörungen, ist das »Freudetagebuch«: »Wahrnehmung ist stimmungsabhängig und nicht immer objektiv. Hat sich jemand ein grünes Auto gekauft, dann ist seine Welt voller grüner Autos. Wenn man schlecht gelaunt ist, nimmt man nur das wahr, was zu dieser Stimmung passt. Doch Wahrnehmung kann man trainieren und umgekehrt dadurch die Stimmung verändern. Schreiben Sie in Ihrem Bett vor dem Einschlafen fünf Erinnerungen des Tages in ein kleines Buch, bei denen Ihnen Gutes widerfahren ist: Ein gutes Telefonat mit der Tochter, ein leckeres Essen, jemand hat Sie gelobt, Sie haben sich etwas Gutes gegönnt etc. Es dürfen mehr Erinnerungen sein, aber nicht weniger. Erst dann dürfen Sie einschlafen.« Ein solches Tagebuch sollte mindestens vier Wochen geführt werden.

Weitere Behandlungstechniken kann der Hausarzt von psychotherapeutischen Methoden übernehmen und in seinen Behandlungsalltag einbauen. *Imaginative Fähigkeiten* besitzt jeder Patient und mancher wendet sie an, zum Beispiel der Schutzengel, der am Rückspiegel des Autos befestigt ist. Werbung nutzt diese Fähigkeit und auch die Sportpsychologie. Der Hausarzt kann anregen, dass der Patient seine imaginativen Fähigkeiten bewusst nutzt. Hierzu zählen Gedankenstopp-Techniken oder der Einsatz von Symbolen, damit der Patient unterstützt und ermutigt wird, seine Ziele zu erreichen. Die hypnosystemischen und Trauma-Therapeuten halten eine Vielzahl bewährter Imaginationen bereit (Reddemann 2016).

Die Anregung einer gestuften Konfrontation mit einer angstauslösenden Situation wurde unlängst als wirksam in hausärztlichen Praxen überprüft (Gensichen 2019).

2.9 Strukturelle Voraussetzung: Kooperation und vernetztes Arbeiten

Die gute Versorgung chronisch Kranker stellt strukturelle Anforderungen an eine Hausarztpraxis. Die Entwicklung der digitalen Techniken lässt auf Möglichkeiten zur besseren Kommunikation zwischen ambulantem und stationärem Sektor hoffen. Die Hausarztpraxis sollte in ein *Netzwerk kooperierender Gebietsärzte und ihrer Teams* eingebunden sein, zu dem neben Psychiatern auch ärztliche und psychologische Psychotherapeuten gehören sollten.

Primärmedizinische Organisationsformen – seien es eine Einzelpraxis, Gemeinschaftspraxis oder ein medizinisches Versorgungszentrum – bedürfen der Kooperation mit Physio-, Ergo- und Soziotherapeuten und psychosozialen Einrichtungen. Neue *Formen der Kooperation auf Ebene der Kommune oder des Quartiers* sollten entwickelt werden.

Wie viele Ärzte auch immer in einer primärmedizinischen Versorgungseinheit, möglicherweise sogar im Schichtdienst, zusammenarbeiten, eine dauerhafte personale Beziehung zwischen *einem* hauptsächlich betreuenden Arzt und seinem Patienten sollte gewährleistet sein. Dieser Arzt sollte *alle geplanten* Gespräche mit dem Patienten durchführen. Andernfalls wird bereits auf struktureller Ebene ein wichtiges Werkzeug der Behandlung aufgegeben.

Bei der Versorgung chronisch Kranker ist *das ganze Team der Praxis* gefordert. Eine nachvollziehbare Dokumentation ist nötig, allein schon wegen Urlaubs- und Krankheitsvertretung und Akutkonsultationen. Damit das Potential der Medizinischen Fachangestellten (MFA) zur Versorgung genutzt werden kann, z. B. im Case-Management, müssen hierarchische Strukturen abgebaut, Qualifikation aller Beteiligten verbessert werden und eine transparente Aufgabenzuweisung erfolgen (▶ Kap. 11).

3 Komplexitätsvariable: Familienmedizin

3.1 Ärzte sind Teil eines komplexen Beziehungsgefüges

Meistens sitzt vor uns ein einzelner Patient, der ein Anliegen hat, das er ausdrücklich oder nur undeutlich formulieren kann. Hinter ihm stehen virtuell seine Eltern, sein Ehepartner, seine Kinder, Großeltern, vielleicht auch Nachbarn, Arbeitskollegen und Vorgesetzte. Der Patient ist immer Teil sozialer Systeme; die Familie ist das den Ausschlag gebende. Der Patient lässt sich nur im Kontext seiner Herkunftsfamilie und seiner gegenwärtigen Familienstrukturen und weiterer sozialer Systeme angemessen verstehen. Philosophische Denkrichtungen prägten dafür den Begriff der Lebenswelt (Dilthey, Husserl). Dies ist im letzten Jahrhundert auch zu einer theoretischen Gewissheit in der Medizin geworden. Dazu haben die Psychoanalyse und ihr Konfliktmodell beigetragen. Es betrachtet die inneren Konflikte des Individuums als Folgen von Konflikten zwischen den Generationen, zwischen den primären Bezugspersonen, meistens den Eltern, und ihrem Kind. Nicht zuletzt hat dazu die systemische Familientherapie beigetragen, die auf mathematischen und biologischen Modellen des vergangenen Jahrhunderts aufbaut. Hier wird die Familie als offenes, soziales System verstanden, deren Funktion sich in unterschiedlichen Subsystemen wie dem Sub-System Eltern und dem Sub- System Geschwister vollzieht (Minuchin 1988). Die Strukturen befinden sich in einem fortgesetzten Muster der Bewegung. Kein Teil kann sich verändern, ohne die anderen Teile zu beeinflussen.[6]

Nicht zuletzt hat dazu auch die epidemiologische Forschung beigetragen, die das Ausmaß emotionaler Vernachlässigung, körperlicher und sexualisierter Gewalt in der Kindheit (www.mikado-studie.de) und ihre Auswirkungen auf die Entstehung von chronischen Krankheiten und somatoformer Körperbeschwer-

---

6 Familientherapie und ihre unterschiedlichen Richtungen wurden beeinflusst von Kybernetik und Theoremen der Selbstorganisation. Das Ordnungsprinzip ist das des Regelkreises, in dem die Endprodukte das Ausgangsprodukt wiederum regulieren. Auf diesem Wege entstehen Muster, die eine scheinbar hierarchische Gliederung haben. Familientherapeutische Forschung entwickelte sich in der zweiten Hälfte des vergangenen Jahrhunderts in den USA (Bateson, Watzlawick, Haley u. a.) und in Europa neben Italien auch in Deutschland (Stierlin). Neben diesem Interaktionsprinzip betont die systemische Familientherapie die Bewältigungsfähigkeiten im Umgang mit Änderungen. Solche Auffassung teilt die systemische Familientherapie mit der humanistischen Psychologie und der salutogenetischen Medizin (Frankl und Antonovsky).

den (Felliti 2002) belegt. Epigenetischer Forschung zufolge können traumatische Erfahrungen transgenerational weitergegeben werden.

Dass das Individuum als Gewordener und Handelnder als Teil eines Systems oder – anders formuliert – seiner Lebenswelt zu verstehen ist, ist für Ärzte aller Fachrichtungen von Bedeutung. Familienanamnese würde daher mehr bedeuten, als den Patienten nur als Träger biologischer Eigenschaften zu verstehen. Alle Ärzte sollten daher in ihrer *Familienanamnese* neben der spezifischen Krankheitsanamnese auch die psychosozialen Strukturen der Herkunftsfamilie und gegenwärtige Bezugspersonen berücksichtigen. Für Allgemeinmediziner kommen jedoch Besonderheiten hinzu:

- Sie behandeln gleichzeitig mehrere Mitglieder derselben Familie. Überwiegend wählen Familien in Deutschland eine gemeinsame Hausarztpraxis. Ärzte werden daher von verschiedenen Individuen verschiedene Geschichten hören und damit unterschiedliche Bedeutungen, die der jeweilige Patient aus seiner Sicht dem gleichen Geschehen erteilt.
- Sie betreuen Patienten im longitudinalen Verlauf oft über mehrere Jahrzehnte und erleben mit ihnen den Prozess der dauernden Bewegung der Familienstrukturen. Sie betreuen am Beginn ihrer Praxistätigkeit den Jugendlichen, der im weiteren Verlauf heiratet, sich eventuell scheiden lässt, dessen Kinder ebenfalls in der Praxis betreut werden und vielleicht weiterhin die Eltern, die nun Rentner sind oder deren Sterben sie schließlich begleiten. Familienstrukturen sind in Bewegung, Änderungen sind häufig mit Krisen verbunden und die Hausärzte sind beobachtende Teilnehmer.
- Bei ihrer Hausbesuchstätigkeit stellen sich ihnen in einer Szene die Beziehungsstrukturen der Familie und nicht zuletzt der soziale Hintergrund dar. Solche Beobachtungen eröffnen sich selbstverständlich nicht nur beim Hausbesuch, sondern auch beim gemeinsamen Auftreten zum Beispiel von Ehepaaren oder Müttern und Vätern mit ihren Kindern in der Praxis. Möglicherweise wohnen die Ärzte im selben Quartier, wo sich auch die Praxis befindet. Sie treffen Patienten am Elternsprechtag der Schule, im Supermarkt, im Sportverein. Sie erhalten dadurch Informationen über die Lebenswelt der Patienten, die ihnen der jeweilige Patient vielleicht gar nicht erzählen wollte und konnte, die aber dennoch ihre Wahrnehmung und Gefühle beeinflussen. (Umgekehrt nehmen auch Patienten Tatsachen der Lebenswelt der Ärzte wahr, die diesen peinlich sein könnten, weil sie in den Augen der Patienten ein ärztliches Ideal-Bild ankratzen könnten.)

Die wissenschaftliche Allgemeinmedizin hat dafür den Begriff der erlebten Anamnese geprägt.

Entsprechend dieser Besonderheiten hat sich die deutsche Gesellschaft für Allgemeinmedizin umbenannt in »Deutsche Gesellschaft für Allgemeinmedizin und Familienmedizin« und den Arbeitsauftrag formuliert: »...die haus- und familienärztliche Funktion – insbesondere Betreuung des Patienten im Kontext seiner Familie oder sozialen Gemeinschaft, auch im häuslichen Umfeld (Hausbesuch)«. Die Aufgabe ist benannt.

3.2 Die Patient-Arzt-Beziehung erweitert sich zur Patient-Familie-Arzt-Beziehung

Damit wird die Funktion des Hausarztes noch komplexer. Sie wird nicht nur komplexer, weil Familienstrukturen einem zeitlichen Wandel unterlegen sind, die »Normalfamilie« seltener wird und bunte Familienbilder von Paaren ohne Kinder, Singles, Alleinerziehenden, gleichgeschlechtlichen Paaren und Wohngemeinschaften entstanden sind. Komplexer wird es vor allem, weil der Arzt Teil des Systems Familie wird – ob er will oder nicht – und nicht nur Beobachter aus der Distanz bleiben kann. Die Beziehung Patient-Arzt erhält die Dimension *Patient-Familie-Arzt*. Im Vergleich mit der *Behandlung eines Einzelnen* wird das *Spektrum möglicher Erwartungen*, die der Patient dem anderen *zuschreibt* (Übertragungenbertragungen), erweitert. Als Reaktion darauf kann der Hausarzt mehr als andere Ärzte zum Mitspieler, der sich mit einem Familienmitglied verbündet, oder zum vermeintlichen Regisseur der Familieninszenierung werden; er kann Richter oder Detektiv sein, oder manchmal auch zum angeklagten Opfer gemacht werden. Schon diese Rollen-Metaphern verweisen auf einen Raum, in dem es um Beweise, Urteile und Strafen geht und in dem der Arzt die Rolle des Richters oder des Mitschuldigen zugewiesen bekommen kann. Diese Metaphern verweisen darauf, dass in Familien häufig Schuld- und Schamkonflikte wirken, in die der Arzt einbezogen wird. Zum Beispiel erhebt in der Sprechstunde ein Familienmitglied Vorwürfe und Anklagen gegen ein anderes Familienmitglied, manchmal auch in dessen Beisein. Oder der Arzt sieht sich mit Vorwürfen konfrontiert, an Eheproblemen mitschuldig zu sein – weil der Mann den Eindruck hat, seine Frau habe sich, beeinflusst durch die ärztliche Behandlung, von ihm entfremdet. Ob solche Zuweisungen funktionieren, hängt auch von der Bereitschaft des Arztes ab, die zugewiesene Rolle zu übernehmen, anders formuliert von seiner Resonanz. Diese Implikationen der Familienmedizin sind für die Allgemeinmedizin noch nicht ausreichend reflektiert und werden im Folgenden beschrieben.

3.3 Familienkonflikte

Die perfekte Familie – Schamkonflikte

Der immer sehr selbstbewusst und charmant auftretende 50-jährige Mann arbeitet auf der mittleren Führungsebene eines Software-Unternehmens, ist verheiratet und hat zwei adoleszente Kinder. Er hat im frühen Erwachsenenalter einen Herzinfarkt erlitten, der in der ihn auch jetzt behandelnden Praxis erkannt und als Notfall erfolgreich stabilisiert wurde. Er stellt sich auch trotz der Erkrankung als erfolgreich und unabkömmlich im Beruf und als fürsorglicher und verantwortlicher Familienvater und Ehemann dar, der alles im Griff hat. In sein Bild von Perfektion gehört auch der Mythos der perfekten Familie.

Seine gleichzeitig in der Praxis behandelte Ehefrau, nicht berufstätig, tritt eher zurückhaltend und unsicher auf; ihre Beratungsanlässe erschienen der Ärztin eher als Bagatellen. Dies ändert sich erst, als die Patientin wegen eines Panikanfalls und nachfolgender stationärer Behandlung wieder in der Sprechstunde erschien. Jetzt gewann die Patientin für die behandelnde Ärztin, die immer stolz auf die »Rettung« des Ehemanns war, mehr Bedeutung, und erhielt mehr zeitliche Zuwendung seitens der Ärztin. Die Verschiebung von Aufmerksamkeit und Bedeutung schien den Ehemann erheblich zu kränken und ihn neidisch und eifersüchtig zu machen. Er schien zu befürchten, dass in den Gesprächen mit der Ehefrau Dinge zu Tage treten könnten, die am Mythos der perfekten Familie kratzen und ihn in den Augen der Ärztin beschämen könnten. Die Ärztin führte das auf seine Angst zurück, dass seine Ehefrau größere Selbstständigkeit gewinnen könnte, die das bisherige Konstrukt des Zusammenlebens in Frage stellen würde. Zu einer Aussprache darüber kam es nicht. Die Beziehung zur Ärztin wurde seinerseits kühler und noch konfliktreicher. In trotziger Haltung lehnte er sogar notwendige kardiale Kontrolluntersuchungen ab. Dies mag auf seine narzisstische Krankheitsverarbeitung zurückzuführen sein, aber kann auch als Reaktion auf die verschobenen Gewichte der Zuwendung und als Scham-Wut und trotziger Protest gegen die Bevorzugung der Ehefrau verstanden werden. Er gefährdete sich damit selbst in erheblichem Ausmaß.

Wie das Beispiel zeigt, kann verschobene Zuwendung bisherige Gleichgewichte in der Familie beeinflussen; verschiedene Mitglieder können um die ärztliche Aufmerksamkeit ringen, und ärztliche Interventionen gegenüber dem Einen haben Folgen für die Beziehungsgestaltung zum anderen. Auch *Gender-Aspekte* spielen eine Rolle. In eine Hausärztin kann sich der männliche Patient verlieben und umgekehrt; Eifersucht kann in der Ehefrau entstehen und zur Beeinträchtigung ihrer Beziehung zur Behandlerin führen.

Auch Hausbesuche können Schamkonflikte hervorrufen, weil sie einen Blick hinter die Kulissen ermöglichen. Nicht immer ist ein solcher Blick erwünscht. Naheliegende Konsequenz wäre, Hausbesuche anzukündigen und die Einwilligung der Betroffenen immer einzuholen.

Schamkonflikte bei Hausbesuchen

Ein Angehöriger eines alten Ehepaares forderte einen Hausbesuch ein, weil er sich Sorgen um den dementiellen, deutlich älteren Ehemann machte. Der Hausärztin schien die Ehefrau den 1950er Jahren entsprungen zu sein, immer sehr gepflegt mit hochtoupierter, schwarz gefärbter Frisur. Sie willigte in den Hausbesuch ein, ohne sich der Zustimmung der Ehefrau versichert zu haben. Sie fand die Ehefrau in einem für sie ungewöhnlichen Zustand des bisherigen Arrangements mit aufgelöstem Haar und unaufgeräumtem Haus vor. Die Ehefrau wandte sich brüsk gegen diesen Besuch. Die Hausärztin nahm sich vor, nie wieder, außer im Notfall, ohne Rückversicherung bei den Betroffenen einen Hausbesuch durchzuführen.

Die Sorge der Hausärztin blieb, dass Schamgefühle der Ehefrau die Betreuung des Ehemanns beeinträchtigen könnten.

Wer ist schuld?

Eine ca. 35 Jahre alte Patientin stellt sich erstmals mit einer Vielzahl körperlicher Beschwerden vor. Auffällig ist, dass sie schon in den ersten Sätzen vorbringt, dass ihre Symptome stressbedingt seien. Im Verlauf des Erstgesprächs schildert sie eine häusliche Szene, die dem Besuch in der Praxis vorausgegangen ist. Der Ehemann habe sie aufgefordert, zum Arzt zu gehen, weil ihre Beschwerden doch eine körperliche Ursache haben müssen. Sie dagegen hatte erneut und zum wiederholten Mal den Vorwurf erhoben, er sei schuld an ihrer misslichen Lage.

Beide Partner streiten mit gegenseitigen Schuldvorwürfen verbittert um den Einfluss auf das einzige Kind und um dessen Zuneigung. Der Streit eskaliert, als innerhalb der Herkunftsfamilie des Mannes ein Gewaltverbrechen geschieht. Sein Vater ermordet anscheinend in einem Impulsdurchbruch die Mutter. Nun hält die Patientin ihrem Mann seine »böse« Herkunftsfamilie vor und will den Einfluss der eigenen Herkunftsfamilie auf das gemeinsame Kind stärken. Er fühlt sich einsam und isoliert und ist neidisch auf die »gute« Familie seiner Frau. Beide Familien wohnen im selben Ort. Mit dem Praxisbesuch hegt die Patientin die Hoffnung, die Diagnose einer durch Stress und Erschöpfung bedingten Krankheit ihrem Mann an den Kopf werfen zu können. Ihre Erwartung an die Hausärztin ist, sie möge mit ihrer Diagnose einer psychischen Störung Munition für ihren Kampf mit dem Ehemann liefern. Zwar wird eine somatische Ursache der Beschwerden der Ehefrau aufgedeckt, das Schuldthema wirkt jedoch weiter. Später findet der Ehemann die »Lösung«, unter Vorgabe beruflicher Zwänge mit seiner Kleinfamilie aus dem Einflussbereich der »guten« Familie fortzuziehen.

Ärzte sollten sich die Frage stellen, was sich im Vorfeld des Praxisbesuches in der Familie abgespielt haben mag. Familienmitglieder versuchen, die Ärztin – in diesem Fall durch ihre Diagnose – für sich zu instrumentalisieren, denn ihr autoritatives Gewicht kann die Gesamtbalance im hierarchischen Gefüge einer Familie verschieben. Sie kann durch ihre Expertenautorität Munition im gegenseitigen Kampf liefern oder auch entlasten.

Die Patient-Familie-Arzt-Beziehungskonstellation erweitert die Erwartungen, die an den Arzt gestellt werden. Er muss versuchen, ein System zu verstehen, in dem Schuld- und Schamkonflikte bedeutsam sind und um die einfluss-

> reichste Position im Familiengefüge gekämpft wird. Ob er will oder nicht, er soll zum Mitspieler einer Familieninszenierung werden. Diese Rolle muss er nicht übernehmen.

3.4 Die Familie als Ort der Fürsorge

Es mag der Eindruck entstehen, dass hier die Familie unter negativen Vorzeichen gesehen wird. Doch an erster Stelle ist die Familie ein Ort der Fürsorge und eine große Ressource für alle Kranken und Sterbenden und ebenso für die Erhaltung von Gesundheit ihrer Mitglieder. Krank ist man nie allein. An eine Erkrankung muss sich die gesamte Familie anpassen, und eine chronische Erkrankung des einen hat Folgen für die anderen. Unter den Folgen eines Prostatakarzinoms leidet auch die Lebensqualität der Ehefrau. Geschwisterkinder fühlen sich durch die Krankheit eines Geschwisters nicht selten zurückgesetzt. Paarkonflikte bei Menschen mit chronisch entzündlichen Darmerkrankungen sind im Vergleich mit anderen Paaren gravierender, um nur einige Beispiele zu nennen. Fast alle Erkrankungen bringen das bisherige Gefüge einer Familie durcheinander. Bei Erkrankung der Ehefrau muss vielleicht der Ehemann und Vater Aufgaben übernehmen, die er bisher nie hatte, und die gesamte Familie muss eine neue Balance finden, die ihre Funktion weiterhin gewährleistet. Wenn dies gelingt, wird auch der Verlauf der Krankheit positiv beeinflusst, wie eine Studie über den Verlauf einer KHK bei Frauen belegt. Eine positive Paarbeziehung verbessert die Rückbildung der KHK (Orth-Gomez 2009). Überhaupt belegt die Forschung zur Krankheitsbewältigung die Bedeutung guter sozialer Beziehungen – Beziehungen sind heilsam – und die Familie ist auch heute noch das wichtigste Beziehungsgefüge.

Der Hausarzt sollte also berücksichtigen, dass nicht nur der Indexpatient betroffen ist, sondern auch seine gegenwärtige Familie und deren Unterstützung für das, was wir heute Selbstwirksamkeit nennen, wesentlich ist. Zum Gelingen der Anpassung des Einzelnen wie der gesamten Familie an die Schwere einer Krankheit kann der Hausarzt beitragen. Der erste Schritt dazu ist eine gute Aufklärung der gesamten Familie über die Krankheit, ihren Verlauf und darüber, was hilft. Jedenfalls verbessert sich die Blutdruckeinstellung durch eine gute Aufklärung der Ehefrau. Dabei sollte der Hausarzt jedoch nicht stehen bleiben. Er könnte Fragen stellen, die helfen, Ambivalenzen in der Beziehung zu anderen Familienmitgliedern zu klären, und sich nicht mit naheliegenden Erklärungen zufriedengeben. Dazu ein Beispiel:

Patientin mit chronischen Schmerzen – die Bedeutung der biografischen Anamnese

Eine 50-jährige Patientin entwickelte nach dem Tod ihrer Mutter ein chronisches Schmerzsyndrom. Die Hausärztin hatte die gesamte Familie seit bereits 15 Jahren betreut und war auch beteiligt an der palliativen Versorgung der Mutter der Patientin. Zunächst schien der Hausärztin die Trauer und der Schmerz der Tochter nachvollziehbar. Doch nach mehreren Jahren und der Entwicklung eines chronischen Schmerzsyndroms der Tochter merkte sie endlich auf. Die naheliegende Gleichung Verlust gleich Schmerz schien keine ausreichende Erklärung mehr. Sie stellte Fragen. Im Kopf der Tochter kreiste der Gedanke, dass sie zum Zeitpunkt des Todes der Mutter im Krankenhaus nicht anwesend war. Sie hatte bis zum letzten Moment gehofft, dass ihre Mutter sich zu ihrem sexuellen Missbrauch (der Tochter) durch ihren Vater äußern würde. Die sexualisierte Gewalt war bis dahin weder in der Familie noch in der Patient-Arzt-Beziehung ein Thema gewesen. Ambivalente Gefühle gegenüber der Mutter, die sie nicht ausreichend schützte, wurden jetzt erst auf die Nachfragen der Hausärztin hin geäußert. Traumaspezifische Psychotherapie konnte der Patientin helfen. Auch diese Patientin hatte ihre Mutter über Jahre aufopferungsvoll gepflegt.

Familienmedizin hat den definierten Anspruch, das System der Familie mehr in die Pflege des Kranken mit einzubeziehen und dazu zu ermutigen. Je mehr der Hausarzt zu dieser Aufgabe gesellschaftlich ermutigt wird und diese annimmt, umso mehr muss er über Ambivalenzen im Beziehungsgefüge der Familien und seine Rolle im Familiengefüge nachdenken (▶ Kap. 3.5.6).

> Familienmedizin erweitert die Patient-Arzt-Beziehung zur *Patient-Familie-Arzt-Beziehung*. Das macht eine Reflexion der jeweiligen Konstellationen und der dem Arzt zugewiesenen Rollen notwendig. Er muss sich nicht instrumentalisieren lassen und Partei ergreifen. Stattdessen sollte er die richtigen Fragen stellen, um die jeweiligen Familienmitglieder zu anderen Sichtweisen anzuregen und Kommunikation untereinander zu fördern.

Dazu bedarf es bestimmter Haltungen und Methoden in der Gesprächsführung.

3.5 Haltungen in der Familienmedizin

3.5.1 Wertekollisionen beachten – ärztliche Reflexion der eigenen Wertvorstellungen und des eigenen Familienbildes

»Was willst Du, das ich weiß?« Wertekonflikte und ihre Bedeutung für die Familienmedizin

Ein 55-jähriger LKW-Fahrer stellt sich in der hausärztlichen Sprechstunde bei der Ärztin in Weiterbildung vor. Er ist seit mehreren Jahren Patient der Praxis und wünscht sich zum wiederholten Male eine Arbeitsunfähigkeitsbescheinigung wegen Erschöpfung zur Vorlage beim Jobcenter. Seine 50-jährige Ehefrau ist ebenfalls in derselben Praxis, jedoch bei einer anderen Ärztin, in Behandlung. Die Ehefrau hatte vor kurzem einen Apoplex erlitten mit einer rechtsseitigen Halbseitensymptomatik. Auf die Frage, was ihn gegenwärtig belaste, beichtet der Patient sehr erleichtert, dass er schon seit Monaten eine Freundin außerhalb seines Wohnortes habe, die er liebe, jedoch seine Ehefrau nicht verlassen möchte. Dieses Fremdgehen ihres Patienten und seine Ambivalenz, auszuharren oder seine erkrankte Ehefrau zu verlassen, sind mit den Wertvorstellungen der Ärztin überhaupt nicht vereinbar. Aus ihren Erfahrungen in der Herkunftsfamilie ist eine solche Ambivalenz kaum tolerierbar. Sie müsse das schlucken, ist ihr Gefühl, und sie wisse nicht, ob die in ihr entstehende Ablehnung des Patienten die weitere Behandlung nicht negativ beeinflussen könnte. Der Patient war ihr in seiner jovial überheblichen Art eh schon unangenehm, und sein Fremdgehen der letzte Tropfen, der das Wasserglas zum Überlaufen bringt. Sollte sie den Patienten überhaupt weiter behandeln? Sie teilt ihr Wissen der die Ehefrau behandelnden Kollegin mit.

Was sind die Motive des Patienten, der Ärztin sein Fremdgehen zu beichten? Was sind die unbewussten Aufträge des Patienten? Vielleicht erhofft er sich ein Verstehen seines Verhaltens und eine Absolution von ihr. Vielleicht sieht er in der Ärztin in Weiterbildung seine Tochter, die im selben Alter wie die Ärztin ist? Stellvertretend könnte sie gewähren, was er sich von seiner Tochter wünscht.
Erhofft er sich nicht nur, dass er verstanden wird, sondern auch, dass die Ärztin ihr Verständnis ihrer Kollegin vermittelt, die seine Frau behandelt? Er könnte annehmen, dass die beiden Ärztinnen sich miteinander austauschen. Wünscht er sich, nicht als rücksichtsloser Mensch von beiden Ärztinnen betrachtet zu werden, auch wenn er sich scheiden lässt und den bisherigen Wohnort verlässt, und spekuliert darüber hinaus, dass eine positivere Meinung der seine erkrankte Frau behandelnden Ärztin auch seine Frau positiver stimmen würde?
Die Ärztin in Weiterbildung erlebt einen belastenden Konflikt in Bezug auf ihre eigenen Wertvorstellungen. Diese könnten unbeachtet zu ablehnenden Emotionen und davon geleiteten Aktionen führen. Sie könnte zum Beispiel die

Arbeitsunfähigkeitsbescheinigung für das Jobcenter nicht mehr ausstellen. Dass sie ihre eigene Wertekollision wahrnimmt, kann ihr eine weitere Begleitung des Patienten ermöglichen, und zu den Fragen führen, die dem Patienten helfen, seine eigene Ambivalenz zu klären.

Das Team steht vor der Frage, ob es sich mit dem Opfer, der Ehefrau, solidarisiert oder die Wertekollision soweit reflektiert, dass es gelingt, nicht Richter zu werden, sondern beiden Parteien die richtigen Fragen zu stellen. Solches Nachdenken ist auch hilfreich für den Fall, dass sich die Ärztin in Weiterbildung für die Trennung von ihrem Patienten entscheidet.

Die die Ehefrau behandelnde Ärztin ist nun im Besitz eines Geheimnisses, dass sie aufgrund der Schweigepflicht der Ehefrau nicht mitteilen darf. Dies ist belastend. Das sollte in jedem Fall gegenüber dem Indexpatienten thematisiert werden. »Was würde passieren, wenn Sie Ihr Fremdgehen und Ihre zukünftigen Pläne Ihrer Ehefrau gestehen?«, »Was erwarten Sie von mir, wenn Ihre Frau mir in der Praxis als Patientin begegnet?«

3.5.2 Die falsche Frage: »Was ist die wirkliche Wirklichkeit?«

Nicht selten haben Ärzte den Wunsch, den Partner eines Patienten zusammen mit dem eigentlichen Patienten einzubestellen, um die Wahrheit herauszufinden, ob die unterschiedlichen Anklagen der verschiedenen Familienmitglieder stimmen, und sich einen eigenen Eindruck zu verschaffen, wie es wirklich in der Lebenswelt dieser Familie zugeht. Oder er stolpert über die ungereimten Geschichten desselben Geschehens, die ihm die verschiedenen Mitglieder erzählen. Er mag auf die Idee verfallen, mittels eines Hausbesuches Beweise für die eine oder andere Sichtweise zu sammeln. Dieser Ansatz führt in die falsche Richtung. Hat der Arzt überhaupt die Aufgabe, diese »wirkliche« Wirklichkeit herauszufinden? Die Frage, wer hat Recht, stellt sich ihm nicht. *Wahrheit ist ein Wert, der für die Zeit, die Person und die Situation spezifisch ist.* So formulierte es der jüdische Psychoanalytiker Wurmser 1989. Es geht also darum, welche Bedeutung der Einzelne dem Geschehen beimisst. Diese Bedeutung muss der Arzt verstehen. Vielleicht kann er dazu beitragen, dass der eine die Sichtweise des anderen versteht. Um das zu erreichen, sollte er sich mit eigenen Werturteilen und der konfrontativen Mitteilung der eigenen Beweiserhebung und Hypothesen zurückhalten. Der Arzt sollte eher die Haltung der Neutralität einnehmen, d. h. *nicht* Partei ergreifen und niemanden entwerten; er sollte stattdessen die *richtigen Fragen* stellen. Richtig sind Fragen, die die Bedeutung aus Sicht des anderen gegenwärtig machen und patientenseitige Ambivalenzen klären helfen: »Was würden Dritte zu diesem Verhalten sagen? Wie würden andere reagieren, wenn sich das Verhalten ändern würde? Was wäre, wenn das Problem nicht mehr existierte?«

Wenn mehrere vor dem Arzt im Sprechzimmer sitzen, ist es schwierig, durch Einforderung von Einsicht ein Verstehen der Position des anderen zu ermöglichen. Wenn in einem Gespräch in der Gruppe einer der Teilnehmer das Gefühl hat, der Arzt verbünde sich mit dem anderen, wird er seine Anklagen verschärfen oder sich gänzlich zurückziehen. Nichts ist gewonnen, damit die Familie eine gemeinsame Lösung findet.

Doch ist diese Regel hinfällig, wenn Hausärzte für den Schwächeren Partei ergreifen müssen, um zum Beispiel den Schutz eines *Opfers* in einer von Gewalt und Vernachlässigung charakterisierten Familie zu gewährleisten.

3.5.3 Der Schutz der Schwächeren

Die Schweigepflicht ist das Dach, unter dem sich Patienten trauen, auch Dinge preiszugeben, die sie sehr beschämen. Die Schweigepflicht ist ein großes Gut, das nur im Fall drohend gefährlicher Verläufe aufgegeben werden darf. Im Falle häuslicher Gewalt gegen Frauen kann der Hausarzt durch Aufklärung und genaue Dokumentation helfen. Im Falle häuslicher Gewalt gegenüber minderjährigen Kindern oder ihrer Vernachlässigung sollte der Hausarzt immer die Familie mit seinen Beobachtungen konfrontieren und Hilfestellung anbieten. Nur wenn dies erfolgt ist, Hilfen abgelehnt werden und die bedrohliche Situation nach ärztlicher Sicht andauert, soll er Behörden informieren. Diese Vorgehensweise ist gesetzlich geregelt. (Rechtfertigungsgrund des rechtfertigenden Notstands nach § 34 StGB zum Schutz höherrangiger Rechtsgüter; Gefahr nur durch Bruch der Schweigepflicht abwendbar: unverzügliches Handeln erforderlich, konkrete Wiederholungsgefahr – Dokumentation!)

> **Hilfreiche Internetadressen**
>
> https://http://www.frauen-gegen-gewalt.de
> https://www.hsm-bonn.de (**Gewalt im Alter**)
> https://www.kidsinfo-gewalt.de

3.5.4 Die Familie als Team nutzen

Die wichtige Funktion der Familie in der Pflege von Angehörigen kann nicht ohne Verluste an externe Pflegedienste delegiert werden. Diese Verluste sind nicht nur gesamtgesellschaftliche, finanzielle Verluste. Wie bereits erwähnt, Beziehung ist heilsam und hilfreich für Anpassung. Diese Funktion können professionelle Dienste nur eingeschränkt wahrnehmen. Der Arzt kann seine Autorität nutzen, um die Familie zu ermutigen und durch Loben die Fürsorge der Familienmitglieder würdigen; er kann helfen, dass pflegende Familienangehörige eine finanzielle Anerkennung ihrer Leistungen erhalten. Er kann pflegende Angehörige vor eigener Überforderung bewahren und dringend notwendige Entlastung anregen, die vielleicht von Angehörigen in einer Fehleinschätzung eigener Kräfte zu Beginn einer krankheitsbedingten Krise nicht gewollt werden; zum Beispiel der Ehefrau empfehlen, zumindest eine Haushaltshilfe zur eigenen Entlastung einzustellen und nicht alles selber zu machen. Er kann durch Information über soziale Hilfen für Entlastung der Pflegenden sorgen. Doch auch bei dieser Aufgabenstellung lauern Gefahren. Er könnte seine Position nutzen, um Familienmitglieder zu Mit-Therapeuten zu machen, die das gar nicht wollen oder leisten können. Vielleicht ist es die Ehefrau, die sich schon immer hat auszunutzen lassen. Vielleicht ist es die Tochter, die dazu neigt, sich zu überfordern, damit sie endlich die Anerkennung bekommt, die sie sich lebenslang von den Eltern wünschte. Vielleicht ist es ein neuer Partner, der sich den rasant verändernden Umständen einer dementiellen Entwicklung seiner neuen Partnerin oder Partners nicht gewachsen fühlt. Unter dem Druck des Arztes überfordern sie sich möglicherweise selbst. Die Reflexion seiner Rolle im System Familie kann den Arzt vor Interventionen schützen, die die Familie überfordern.

Schon 2018 gab es 3,4 Mio. pflegebedürftige Menschen, von denen 2,6 Mio. zuhause und eine knappe Mio. stationär oder teilstationär versorgt wurden. Ihre Zahl steigt, und mit zunehmendem Alter der Pflegebedürftigen ihre stationäre oder teilstationäre Versorgung. Viele Familien sind mit der Pflege überfordert und weichen auf ambulante Pflegekräfte aus osteuropäischen Ländern aus, um ein Leben der Angehörigen in ihrem Zuhause zu ermöglichen. Die Covid-19-Pandemie zeigt, wie anfällig dieses System ist, und macht die Not der Pflegebedürftigen und ihrer Pflegerinnen und Pfleger sichtbar. Vor diesem Hintergrund werden neue Formen des Zusammenlebens im Alter wichtig, die Ressourcen der Gleichaltrigen, vielleicht weniger eingeschränkten Mitbewohner nutzen, um Krankheit, Altern und Sterben zu bewältigen (www.lebendigaltern.de).

3.6 Was Hausärzte von den Methoden der Familientherapie übernehmen können

Selten erhält der Hausarzt den Auftrag, die Familie als Gesamtheit zu behandeln. Sein Behandlungsauftrag geht meist vom individuellen Patienten aus. Nicht ohne Grund wählen Paare, wenn die Möglichkeit besteht, verschiedene Ärzte derselben Praxis als »ihren« Arzt aus. Der Hausarzt sollte das Ganze berücksichtigen, doch sein Auftrag ist hauptsächlich die Behandlung des Individualpatienten. Doch auch, wenn der Hausarzt kein Familientherapeut ist, sind die Methoden der Familientherapie für ihn sehr wertvoll, wenn er in Familien das Verstehen der anderen anregen und Kommunikation in Gang setzen will. Diese Methoden werden zugeschnitten auf den hausärztlichen Arbeitsbereich dargestellt.

3.6.1 Erlebte Anamnese und biografische Anamnese

Erlebte Anamnese betont die Wichtigkeit von Informationen, die der Arzt für seine Hypothesenbildung benötigt. Natürlich sind Informationen wichtig, die Ärzte durch geteilte Lebenswelten oder im longitudinalen Verlauf der Betreuung oder durch andere Familienmitglieder erhalten, die gleichzeitig behandelt werden. Selbstverständlich ist es wichtig, von der Ehefrau zu erfahren, dass das

3.6 Was Hausärzte von den Methoden der Familientherapie übernehmen können

Schnarchen des Ehemannes sie stört. Der Hausarzt kann den Beziehungs- wie den Sachaspekt dieser Aussage nutzen. *Die erlebte Anamnese ist jedoch kein Ersatz für die Erfassung der individuellen Sichtweise des jeweiligen Einzelpatienten.* Implizit stellt der Begriff den Arzt in den Mittelpunkt und hält die Bedeutung für ausschlaggebend, die er dem Geschehen erteilt. Er unterstellt, dass der Arzt weiß, was »richtig« ist. Dies steht im Gegensatz zur Auffassung systemischer Familientherapie, dass die Familie immer selbst eine Lösung finden muss. *Erlebte Anamnese ist auch kein Ersatz für eine biografische Familienanamnese.* Ausdrücklich sollten Hausärzte die biografische Erzählung ihrer Patienten erfassen (Veit et al. 2018).[7]

Die Familie ist der Ort, an dem sich alle Entwicklungsschritte vollziehen. Jeder entwickelt sich nur im kommunikativen Tanz mit seinen ersten Bezugspersonen. Fehlende Nestwärme oder gestörte Resonanz kann weitreichende Folgen für Gesundheit und Krankheit haben.[8]

Wie kann der Arzt für sich und seine Kollegen Familienstrukturen sowohl in der Herkunftsfamilie als auch in der aktuellen Familiensituation dokumentieren? Hierzu wird in allgemeinmedizinischen Lehrbüchern das Genogramm (www.genogramm.de) vorgeschlagen, das verschieden Symbole bereithält, um das Beziehungsgefüge einer Familie über die Generationen in einem Flussdiagramm zu veranschaulichen. Sicherlich empfehlenswert, aber vielleicht für alle Fälle zu ausführlich, zumal sich der Hausarzt anamnestisch an den Einzelnen wendet.

Für die Autorin hat sich bewährt, in einem Anamnesebogen Genealogie wie folgt zu erfassen: Alter des jeweiligen Elternteils bei der Geburt des Indexpatienten (zum Beispiel: Mutter +20, wenn diese zum Zeitpunkt der Geburt des Patienten 20 Jahre alt war), deren Geburtsort und Beruf. Die Stellung in der Geschwisterreihe (zum Beispiel: Männlichkeitszeichen +7, wenn ein Bruder 7 Jahre älter ist als der Patient). In ähnlicher Weise kann mit den eigenen Kindern des Indexpatienten verfahren werden. Wichtige Trennungserlebnisse und Verluste sollten dokumentiert werden: Scheidung der Eltern (+7), wenn der Indexpatient zum Zeitpunkt der Trennung der Eltern 7 Jahre alt war. Der berufliche Werdegang einschließlich des erlernten Berufes sollte erfasst werden.

Neben der Dokumentation kann eine Skizze der Familienbeziehungen als ein räumliches Bild klärend wirken, vor allem dann, wenn es gemeinsam mit dem Patienten entwickelt wird (▶ Abb. 3.1). Familientherapeuten und Kinder- und Jugendpsychotherapeuten nutzen dafür Symbole wie Holzpüppchen oder Tiersymbole.

---

7 https://www.degam.de/degam-praxisempfehlungen.html
8 Von Daniel Stern wurde die interpersonelle Entwicklung des Kleinkinds beschrieben, Grossmann K.E. und K. stellen auf Basis der Forschungen von Frau Ainsworth die Bindungstheorie dar. Das Lehrbuch zur Psychosomatischen Grundversorgung von Veit (2018) enthält eine ausführliche Zusammenfassung. Wer sich ein Video anschauen möchte, kann sich das Still Face Experiment von Edward Tronick bei You Tube ansehen.

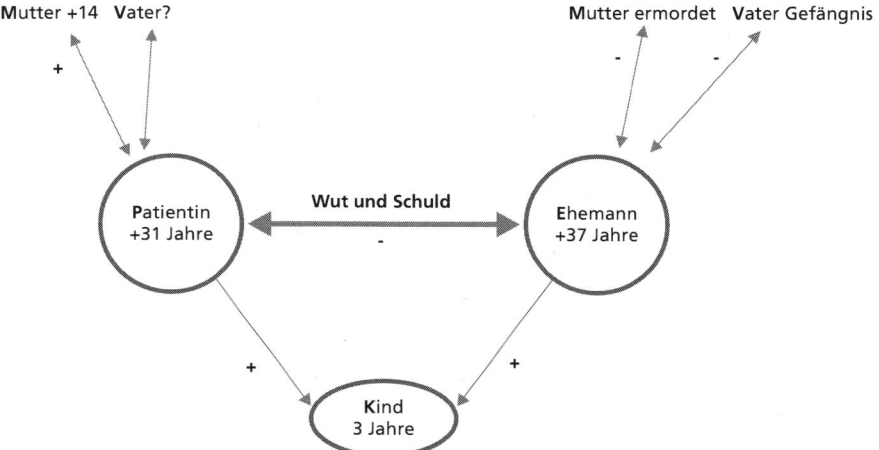

Abb. 3.1: Skizze zu Fallbeispiel »Wer hat Schuld?«
Der Ehemann scheint isoliert und umgeben von negativen Beziehungen, und seine einzige Hoffnung ist das Kind. Die Skizze zeigt auch Lücken, die in späteren Gesprächen gefüllt werden könnten, so die Beziehung der Patientin zu ihrem Vater.

3.6.2 Die zirkuläre Fragetechnik als methodischer Weg, das System einzubeziehen

Die zirkuläre Fragetechnik zielt darauf ab, die Meinung eines Dritten einzubeziehen.
»Was würde Ihre Mutter (Ehemann oder Ehefrau, Sohn oder Tochter) zu Ihren Beschwerden sagen?«
»Was würden sie auf die Frage antworten, woher Ihre Beschwerden rühren?«
Antworten können lauten: »Meinen Mann kümmert das nicht. Er sitzt nur vor seinem Computer!«
Oder: »Sie sagt, das kommt, weil ich zu viel trinke. Aber das stimmt gar nicht.«

Zirkuläre Fragen lassen den Arzt viel über das Beziehungsgefüge erfahren, ermöglichen dem Patienten Dinge auszusprechen, derer er sich schämt, aber nun einem Dritten in den Mund legen kann; aber noch viel mehr ermöglichen sie dem Patienten, sich in die Sichtweise eines Dritten hineinzuversetzen. Sie unterstützen das hausärztliche, familienmedizinische Ziel, Verstehen anzuregen und die Familien zu befähigen, eigene Lösungen zu finden.

Eine weitere Fragetechnik der systemischen Familientherapie ist, *die Zukunft zum Gegenstand* zu machen und Konsequenzen von Verhaltensweisen deutlich werden zu lassen. Was wäre, wenn …? Wie würden sich andere verhalten, wenn erwogene Verhaltensänderungen in die Tat umgesetzt würden?

3.6.3 Die Intimität des Einzelnen wahren – Wenn Paare zusammen erscheinen

Sie sieht nicht, er hört nicht

Es schien naheliegend, das Ehepaar, beide ca. 75 Jahre alt, immer zusammen in der Sprechstunde zu betreuen. Die Ehefrau war schwer sehbehindert und nicht in der Lage, eigenständig ihre Medikamente zur Einstellung ihres Bluthochdrucks einzunehmen. Der Ehemann war hörbehindert, und die Rolle der Ehefrau in der Sprechstunde war die einer Übersetzerin der ärztlichen Interventionen zur Behandlung einer koronaren Herzkrankheit. Sie schienen auch in der Behinderung ihrer sensorischen Funktionen als eine symbiotische Einheit, in der der eine nicht ohne den anderen existieren kann. Erst als die Hausärztin die Ehefrau allein zum Gespräch bat, klagte sie über den rigiden Druck ihres Ehemannes, seine ständig kontrollierende Aufsicht über sie und seine unwirsche Behandlung. Die Möglichkeit, ihre Klagen dem Arzt mitzuteilen, war für sie erleichternd. In der Folge schuf die Hausärztin immer eine Situation, in der der jeweilige Partner auch allein angehört wird.

Es gibt *Geheimnisse* in den komplexen Beziehungssystemen einer Familie, von denen der Hausarzt nie erfahren würde, wenn er mit mehreren dieses Systems gleichzeitig spricht. Der Indexpatient fürchtet vielleicht die Kontrolle des anderen oder möchte sich oder den anderen durch konfrontative Äußerungen nicht beschämen, oder er möchte seine Rolle durch Zugabe von Schwächen nicht minimieren. Möglicherweise eskaliert bei einem Ehepaar der schon vorhandene Streit in Anwesenheit des Arztes: »Siehst Du, das habe ich Dir schon immer gesagt!« Die Einmischung des Hausarztes sollte nicht darin bestehen, wertend zu urteilen und Gewichte zu verschieben, sondern ein Gespräch unter den Beteiligten zu fördern, damit sie zu eigenen Lösungen kommen können. Das ist bei gleichzeitiger Anwesenheit aller Beteiligten schwierig. Es ist grundsätzlich einfacher, Paare nicht gleichzeitig gemeinsam zu behandeln und sie auch getrennt in das Sprechzimmer zu bitten. Wenn der Arzt es dennoch tut, ist seine Rolle verändert. Er ist nun ein Moderator, der die Kommunikation in Gang setzen will. Lädt der Arzt zu einem Gespräch mit Angehörigen ein, muss er vorher mit dem Indexpatienten klären, dass aus seiner Sicht die Schweigepflicht gilt, und die Ausnahmen jetzt vereinbart werden sollten.

Sitzen nun zwei Personen in der Gesprächssituation vor dem Arzt, wenn auch nicht von ihm gewollt, könnte er zunächst die begleitende Person wertschätzend ansprechen: »Schön, dass Sie Ihren Partner/Tochter… begleiten.« »Was möchten Sie, dass ich über Ihren Mann/Tochter…wissen sollte?«

Sich bedankend für die Informationen kann der Arzt nun beiden vermitteln, dass er seinen Regeln entsprechend mit dem eigentlichen Patienten allein sprechen will. Auf keinen Fall sollte die Verantwortung für diese Entscheidung dem Patienten zugeschoben werden, der eher den Konflikt vermeidend antworten würde: »Ich habe doch nichts zu verbergen!« *Der Hausarzt setzt die Regeln in seiner Praxis!*

Auch beim Hausbesuch in der Familie oder im Heim sollte der Hausarzt zumindest von Zeit zu Zeit zusätzlich mit dem Einzelnen allein sprechen, weil ihm andernfalls zum Beispiel Gewalt in der Pflege eher verborgen bleibt. Diese Regel sollte auch für Menschen mit kognitiven Einschränkungen – zum Beispiel Menschen mit geistiger Behinderung und dementiellen Erkrankungen – gelten, die mit ihrem Betreuer in der Praxis erscheinen.

Ausnahmen von der Regel sind Aufklärungsgespräche und Gespräche zur Überbringung schlechter Nachrichten. Im letzteren Fall braucht der betroffene Patient wahrscheinlich die unmittelbare Unterstützung eines nahen Angehörigen. Im ersteren Gesprächstypus fördert der Hausarzt Verständnis durch Information auf der kognitiven Ebene. Er führt es mit der Intention, Wissen zu vermitteln, das die Familie zur Problemlösung und zur Wahrnehmung ihrer Ressourcenfunktion bei Krankheit benötigt.

3.6.4 Lösungsorientierung

Die Familie besitzt eigene Bewältigungsfähigkeiten im Umgang mit Änderungen und wird diese auch finden. Dies ist eine zentrale Annahme der systemischen Familientherapie, die sich mit anderen salutogenetischen Ansätzen in der Medizin deckt. Dies schließt ein, dass der Behandler nicht der Erfinder von Lösungen ist. Das ist auch für den Hausarzt entlastend, nicht zuletzt für seinen möglichen Konflikt zwischen Individual- und Familienmedizin. Er muss weder die Wahrheit noch die Lösung präsentieren, sondern ist derjenige, der die richtigen Fragen stellt.

Er kann die Leistungen des Einzelnen oder die der ganzen Familie loben, anstatt zu entwerten, wenn dies authentisch möglich ist. Wie schon in den Fallbeispielen illustriert versuchen Menschen, wenn sie sich in einer Familie streiten, den Arzt für sich zu instrumentalisieren. Beispielsweise sagt eine Patientin dem Arzt: »Sagen Sie mal meinem Mann, dass er nicht so viel trinken soll!« Die Antwort des Arztes könnte sein: »Wie kann ich Ihnen helfen, dass Sie dieses Problem mit Ihrem Mann selbst besprechen können?« Er vermittelt so Wertschätzung gegenüber dem Problem und ihrer Bereitschaft, ihm das mitzuteilen; er verweist aber auf einen anderen Lösungsweg. Ebenfalls könnte er der Aussage der Patientin eine positive Konnotation geben: »Gut, dass Sie das ansprechen und sich sorgen. Kann ich mich im Gespräch mit Ihrem Mann darauf berufen, dass Sie mir das gesagt haben?«. Darüber hinaus schützt der Hausarzt mit dieser Intervention ihr Verhältnis mit dem nichtanwesenden Patienten. Ohnehin kann er durch Mitteilungen, die er nicht verwenden darf, dem Kranken nicht helfen.

Er kann, anstatt Partei zu ergreifen, dazu beitragen, die Sichtweisen der jeweils anderen Familienmitglieder nachzuvollziehen. Dies kann er durch psychoedukative Aufklärung und durch die bereits beschriebenen zirkulären und zukunftsorientierten Fragetechniken leisten.

Die Regeln seines kommunikativen Diskurses – wann ein Gespräch mit mehreren, wann mit dem Einzelnen – sollten Hausärzte allen transparent vermitteln.

3.6 Was Hausärzte von den Methoden der Familientherapie übernehmen können

Regeln des kommunikativen Diskurses

- Der Hausarzt ist nicht Richter über Familienbeziehungen. Er sollte seine Wertvorstellungen wahrnehmen, reflektieren und eher zum Fragen als zum Urteilen nutzen.
- Die Schwächeren muss er schützen.
- Familiäre Fürsorge sollte er reflektiert unterstützen.
- Das System Familie wird eigene Lösungen entwickeln. Zirkuläre und zukunftsorientierte Fragestellungen helfen dem Hausarzt, die Familie auf Lösungen einzustellen.
- Das gleichzeitige Gespräch mit mehreren ist die Ausnahme.
- Die erlebte Anamnese ersetzt nicht die biografische Schilderung des Patienten, wie er wurde, was er ist.

4 Komplexitätsvariable: Die Gefühle von Ärztinnen und Ärzten

4.1 Die Qualität der Versorgung wird auch von Emotionen bestimmt

Die Gefühle von Ärztinnen und Ärzten sind selten Thema von Forschung und werden traditionell als unprofessionell betrachtet. Das hat sich erst in den letzten Jahren geändert. Forschungen zeigen, dass Ärzte in einer negativen Stimmung weniger mit ihren Patienten sprechen, keinen Bezug zu ihnen herstellen, auf die Verschreibung von mehr Medikamenten, Laboruntersuchungen und Überweisungen zu Spezialisten auszuweichen (Kushnir 2011). Nicht vorhandene Wahrnehmung der eigenen Gefühle seitens der Ärzte scheint auch medizinische Fehler zu begünstigen und beeinflusst die berufliche Zufriedenheit, führt zu Burnout und dem Missbrauch von Alkohol und anderer Substanzen (Silva 2016). Insbesondere solch belastende Situationen wie die Konfrontation mit ärztlichen Fehlern, die Patienten schadeten, können lebenslang emotionale Folgen für die Ärzte haben und die berufliche Zufriedenheit langanhaltend beeinflussen. Emotionale Erschöpfung durch Überarbeit bzw. chronischen Stress erhöht die Kosten ihres Verschreibungsverhaltens und kompliziert die Entscheidungsfindung mit den Patienten (Kushnir 2011). Trotz einer geringen Anzahl von Untersuchungen scheint offensichtlich, dass die Qualität der Versorgung auch von Stimmungen und Emotionen der Ärzte beeinflusst wird.

Berichtet wird überwiegend über negative Emotionen wie Verlegenheit, Frustration (O Beirne 2012), Traurigkeit, Ärger, Angst, Scham und Schuld (Silva 2016). In einer Untersuchung der Fallvorstellung von Ärzten, die an der curriculären Weiterbildung »Psychosomatische Grundversorgung« teilnahmen, waren es vor allem Ärger assoziierte Interaktionen, die die Ärzte belasteten, und wir beobachteten einen Swift von Angst zu Ärger im Verlauf der Jahre.

Grundsätzlich ist jede Interaktion von Gefühlen begleitet. Patienten übertragen ihre Emotionen auch auf die Ärzte. Wir können daher ärztliche Gefühle als Ergebnis einer »Ansteckung« interpretieren. Dies allein erklärt aber nicht, wie Ärzte empfinden. Sie bringen aus ihrer Sozialisation und aus ihrem Arbeitsalltag Emotionen mit, die ihre Resonanz auf Patienten gestalten und ihre Entscheidungen beeinflussen. Ärzte können unterschiedlich reagieren (▶ Tab. 4.1). Jeder Ärger genauso wie überwältigendes Mitleid in der Interaktion sagt auch etwas über sie selbst aus.

In diesem Kapitel möchten wir vor allem die Gefühle thematisieren, die sich aus der *spezifischen ärztlichen* Sozialisation und ihrem Berufsfeld ergeben.

4.2 Scham

4.2.1 Schamgefühle im medizinischen Alltag

Scham ist ein Gefühl, das Nähe und Distanz in zwischenmenschlichen Beziehungen und die Einhaltung gesellschaftlicher Normen regelt. Es ist mit der inneren Frage verbunden: »Wie bin ich und wie sollte ich sein?«, also dem, was wir als Selbstwertgefühl bezeichnen. Gestisch ist es damit verbunden, den Blick abzuwenden und sich klein zu machen. Im Alltag aller medizinischen Institutionen werden Schamgefühle von Patienten wie Ärzten ständig tangiert. Bei der körperlichen Untersuchung müssen sich Patienten entblößen, und intime Körperregionen werden inspiziert oder berührt wie beim Hautkrebsscreening oder der rektalen Untersuchung. Bei der Anamnese werden schambesetzte und üblicherweise tabuisierte Themen wie zum Beispiel sexuelles Verhalten und Inkontinenz angesprochen. Beim Hausbesuch dringen Hausärzte in die Privatsphäre von Patienten ein; und auch manche Krankheiten haben in der jeweiligen Kultur schambesetzte Aspekte. Für manche Patienten ist bereits die Entblößung eines misslungenen Tattoos oder ihrer Pickel oder vermehrter Behaarung schambesetzt. Wie alle Gefühle ist Scham ansteckend. Das Schamgefühl ist unangenehm und peinlich und bringt – bewusst oder unbewusst bleibend – Ärzte dazu, das Ansprechen schambesetzter oder tabuisierter Themen im Gespräch oder Untersuchungen zu vermeiden oder zu minimieren. Dies mag insbesondere auf sehr einfühlsame Ärzte zutreffen.

Darüber hinaus mögen manche denken, dass Scham induzierte gesellschaftliche Tabus lange genug die Entwicklung ärztlicher Heilkunst behindert haben. Solch althergebrachte Tabus begegnen uns gelegentlich im Kontakt mit Migrantinnen, die sich zum Beispiel nur zögerlich ausziehen wollen und den Betrieb der Hausarztpraxis aufhalten. Erzogen im Geist der Aufklärung, reagieren wir darauf mit einem innerlichen Kopfschütteln. Erleichtert mögen wir reagieren, wenn wir in Fortbildungen zum interkulturellen Dialog hören, dass wir diesen Tabus nicht nachgeben müssen. Doch wenn wir auch nicht auf die körperliche Untersuchung aus Gründen der Scham verzichten, sollte dies nicht einschließen, die Scham für die Gestaltung der Interaktion zu vernachlässigen. Die Lösung liegt nicht im Leugnen ärztlicher Schamgefühle, sondern darin, sie überhaupt bei sich selbst wahrzunehmen und dann feinfühlig mittels distanzierender Gesprächstechniken anzusprechen und wenn möglich überhaupt zu ersparen (Veit 2018 und 2019).

4.2.2 Ärztliche Scham bei distanzlosem Verhalten von Patienten

Auch ein grenzüberschreitendes Verhalten in der Patient-Behandler-Beziehung kann zu Schamgefühlen auf Seiten der Behandler führen. Darüber berichten insbesondere Pflegekräfte. Sie berichten davon, dass exhibitionistisches Verhalten von Patienten zum Beispiel bei Waschungen sie peinlich berührt. Ähnliches berichten Ärztinnen über verführerisches Verhalten ihrer Patienten. Nicht nur sexualisiertes Patientenverhalten, auch Überschreiten körperlicher Nähe durch plötzliche Umarmungen, Konstruktion einer Nähe durch übertriebene Geschenke oder durch Thematisierung ihres privaten Lebens lässt auf ärztlicher Seite peinliche Gefühle entstehen.

Wie können sich Behandler dessen erwehren? Wichtig scheint, das eigene Gefühl der Scham und Peinlichkeit zu bemerken und dieses als Signal zu verstärkter Grenzsetzung zu verstehen. Dazu ein Beispiel. Ein Patient macht ein Geschenk übertriebenen Ausmaßes. Der Arzt könnte antworten: »Ich fühle mich geehrt, dass Sie so an mich und mein Team denken. Aber ich wundere mich, dass Sie meinen, nur auf diese Weise unserer Fürsorge sicher zu sein.«

In jedem Fall ist es wichtig, das Gefühl der Peinlichkeit, das durch solche Grenzüberschreitungen der professionellen Nähe entsteht, wahrzunehmen und in souveräner Weise *Grenzen zu setzen*.

4.2.3 Ärztliche Scham bei eigenen Fehlern und Beinahe-Fehlern

Auch Ärztinnen und Ärzte haben eine eigene Lebensgeschichte und spezifische Sozialisation, die auf ihr Selbstwertgefühl Einfluss nehmen und mit dem Gefühl der Scham verbunden sein können.

Nichts scheint Ärzte so sehr zu beschämen wie die Konfrontation mit medizinischen Fehlern oder Beinahe-Fehlern, die Patienten schaden oder schaden könnten. Eine Studie aus Neuseeland untersuchte die Langzeitwirkungen auf Ärzte, über die sich Patienten offiziell beschweren oder gegen die sogar Anklagen wegen medizinischer Fehler angestrengt wurden. Zwei Drittel der Ärzte fühlten sich wütend und depressiv in den Wochen nach Erhalt der Beschwerde. Ein Drittel fühlte sich schuldig und beschämt. Ein Drittel verlor alle Freude am medizinischen Beruf. Das Schamgefühl dauerte für Jahre an (Cunningham 2000). Ein medizinischer Fehler oder Beinahe-Fehler scheint wie ein Trauma zu wirken. Es führt zu einer tiefgreifenden Erschütterung des Selbstverständnisses. Begleitet wird es vom Gefühl der Scham. Eine Untersuchung unter Allgemeinmedizinern beschreibt Verlegenheit und Frustration auch bei Irrtümern, die ihren Patientinnen nicht schadeten (O Beirne 2012).

Offen geäußerte Kritik kann unterschiedliche emotionale Reaktionen hervorrufen. Sie kann Schuldgefühle und Selbstzweifel auslösen. Wird sie jedoch öffentlich geäußert, fühlen sich Ärzte bloßgestellt, und es erfüllt sie häufig eine Scham-Wut; besonders dann, wenn ihnen die Kritik unberechtigt oder auf Missverständnissen zu beruhen scheint. Internetportale eröffnen Patienten im digitalen Zeitalter die Möglichkeit, ihre Empörung, mag sie berechtigt sein oder nicht, ungehemmt zu präsentieren und Ärzte zu entwerten. Eine solche Bloßstellung auf diesen Portalen berührt viele Ärzte, wie in Balintgruppen derzeit deutlich wird.

Scham führt zu dem Impuls, sich zu verstecken. Betroffene Ärzte beschreiben dies als ein Gefühl: »Ich will am liebsten verschwinden.« Dieser Wunsch, sich verstecken zu wollen und zu verschwinden, wird noch durch Vorgesetzte und

Teamkollegen unterstützt, die ihrerseits Fehler nicht offen diskutieren und Unterstützung anbieten. Die Haftpflichtversicherungen erzwingen zusätzlich ein solches Schweigen. Krankenhäuser bieten in zunehmendem Maße Beschwerdemanagement für Patienten an. Dies ist sicherlich zu begrüßen. Doch unterbleibt meistens, dass Ärzte ihrerseits durch eine offene Fehlerdiskussion unterstützt werden. Aus Balintgruppen ist bekannt, dass betroffene Ärzte soziale Unterstützung vermissen. Sie selbst sprechen überwiegend, wenn überhaupt, mit Angehörigen über eigene Fehler (O Beirne 2012).

Scham betrifft das eigene Selbstbild. Es stellt sich die Frage, warum die *Profession der Ärzte in besonderer Weise Schamgefühlen ausgesetzt ist, wenn es um eigene Fehler geht*. Es scheinen unrealistische Erwartungen von Perfektion zu sein, die in unserer Kultur geschaffen werden. Illustrierend sei auf die amerikanische Arztserie »Grey's Anatomie« verwiesen. Ein Protagonist in der Serie sagt vor einer schwierigen Operation, untermalt mit entsprechend theatralischer Musik: »Dies ist ein Abend, um Leben zu retten!« Dies mag unterstreichen, wie soziokulturell eine narzisstische Überhöhung der Ärzte geschaffen wird, zu der Fehlerhaftigkeit nicht passt. Vielleicht ist, ohne eine solche narzisstische Größenfantasie, eine belastende Ausbildung nicht zu überstehen und für werdende Mediziner eine Hilfe zum Durchhalten. Sicherlich spielt für solche Darstellungen auch die Vorstellung vom Arzt als magischen Heiler eine Rolle. Eine rationale Betrachtungsweise des Arztes als »good enough« könnte seine magische Wirkung beeinträchtigen. Für Leser, die Magie in der ärztlichen Heilkunst skeptisch betrachten, sei etwas anders formuliert: Vertrauen ist eine wichtige Basis des Heilens. Ein Zugeben der Fehlerhaftigkeit könnte dieses Vertrauen gefährden. Ein solches Denken, das Vertrauen mit Perfektion verknüpft, scheint die Überschätzung der eigenen Möglichkeiten zu rechtfertigen.

Gegenwärtig vorherrschende, kulturelle Werte unterstützen ein solch idealisiertes Selbstbild des ärztlichen Berufs. Wertvoll scheint das *selbst optimierte Individuum* zu sein. Demut und Gemeinsinn scheinen da nicht passend (▶ Kap. 5).

Doch wer die eigenen Möglichkeiten überschätzt, bleibt verletzlich gegenüber Kritik. Dass eine Entschuldigung gegenüber Patienten für vermeintliche oder wirkliche Fehler zu weniger juristischen Anklagen führt, dass eine Entschuldigung gegenüber ihren Patienten Ärzte psychisch stabiler macht, muss in der Aus- und Weiterbildung vermittelt werden (▶ Kap. 7). Systeme zur Fehlervermeidung und Qualitätssicherung sind wichtig und müssen weiter gefördert werden, sie sind aber nicht ausreichend.

> Eine Kultur offener Fehlerdiskussion wird sich nur etablieren, wenn das Gefühl der Scham in Aus- und Weiterbildung angesprochen und mit dem Team geteilt werden kann.[9] Auch ein guter Arzt macht Fehler.

---

9 Seitdem an der Ruhr-Universität Bochum Seminare im Rahmen der Allgemeinmedizin angeboten werden, die Schamgefühle zum Thema in der Ausbildung machen (Veit 2009), stellen wir fest, wie erleichtert werdende Ärztinnen und Ärzte darüber sind, über dieses Gefühl sprechen zu können.

4.2.4 Interventionen zum Umgang mit Scham

Scham ersparen und mögliche Irritation vorweg ansprechen

Weil Schamgefühle im Miteinander in medizinischen Institutionen von solch umfassender Bedeutung sind, ist Takt und respektvolles Verhalten unersetzlich. Respekt ist eine Haltung, die schon am Beginn der Interaktion durch die Art der Begrüßung vermittelt wird. Kennt der Arzt zum Beispiel den Namen des Patienten und stellt sich selbst vor? Respekt vermittelt er, wenn er sich während des Gespräches nicht durch Telefonate oder Beschäftigung mit dem PC ablenken lässt, sondern mit Konzentrationen zuhört und den Patienten in seiner Erzählung nicht durch eigene Gedankengänge unterbricht.

Bei körperlichen oder technischen Untersuchungen sollte er darauf achten, dem Patienten so viel Scham wie irgend möglich zu ersparen und seine Intimität zu wahren. Dazu gehört auch, dass der Patient transparent informiert wird, was ihn erwarten wird, zum Beispiel ein Check-up, der auch die Ganzkörperuntersuchung einschließt. Die Anwesenheit Dritter sollte möglichst vermieden werden und belanglose Gespräche zwischen den Behandlern während einer Untersuchung unterbleiben. Die körperliche Untersuchung sollte durch die Versicherung eingeleitet werden, dass der Patient jederzeit Nein sagen kann, und von Erklärungen des Arztes begleitet sein, was er jeweils tun wird. Mögliche Schamgefühle kann er vorwegnehmen: »Es könnte Sie irritieren, wenn ich...«

Konfrontieren ohne zu beschämen – distanzierende Gesprächsinterventionen

Wie ist es Ärzten und anderen Behandlern nun möglich, Patienten mit unangenehmen Fakten, zum Beispiel den Folgen ihrer bisherigen Lebensweise, zum Beispiel eines vermuteten Alkoholmissbrauchs, zu konfrontieren, ohne sie zu sehr zu beschämen? Konfrontation mit der »Wirklichkeit« ist in allen zwischenmenschlichen Interaktionen eine Herausforderung. Weil Scham ein globales, unangenehmes Gefühl ist, erscheint manchen Ärzten die Bagatellisierung von Untersuchungsergebnissen ein leichterer Ausweg.

Eine junge Frau erscheint in der chirurgischen Ambulanz mit Hämatomen an den Unterarmen und im Gesicht. Sie gibt vor, am Vorabend von der Treppe gestürzt zu sein. Sie benötige jetzt eine Arbeitsunfähigkeitsbescheinigung, weil sie in diesem Zustand als Verkäuferin nicht in Erscheinung treten könne. Der Arzt deutet die Verletzungen als eindeutige Hinweise auf häusliche Gewalt. Anstatt seine diagnostische Vermutung zu verschweigen, könnte er nun den Weg einschlagen, seine konfrontative Äußerung einem Dritten in den Mund zu legen. Dies kann zum Beispiel die allgemeine, wissenschaftliche Erfahrung sein: »Nach wissenschaftlicher Erfahrung sind solche Verletzungen Zeichen einer äußeren Gewaltanwendung.« Der Dritte könnte auch sein früherer Chef sein. Er könnte auch eine kleine Geschichte erzählen: »Ich hatte einmal eine Patientin, die ...« Mit einer solchen Technik nimmt er die Patientin quasi an seine Seite, und beide betrachten gemeinsam die Situation aus der Distanz.

Solche Techniken lassen sich auch in der Kommunikation im Team benutzen, wenn sich ein Arzt »fremdschämt« für das Verhalten anderer (▶ Kap. 7.3).

Immer kann der Behandler sich wundern oder sich sorgen

So könnte beispielsweise formuliert werden: »Wenn ich Ihre Verletzungen betrachte, dann sorge ich mich, dass...«

Sich entschuldigen

Wie schon weiter oben im Umgang mit realen medizinischen Fehlern und Beinahe-Fehlern ausgeführt wurde, ist die Fähigkeit wichtig, sich entschuldigen zu können. Dies gilt auch für vermeintliche Fehler, die der Patient aus seiner Perspektive als Fehler deutet. Hier geht es nicht um die Übernahme von Schuld seitens des Arztes, sondern um ein Widerspiegeln der Sichtweise der Patienten und um die Mitteilung, dass diese Sichtweise von ihm nachvollzogen werden kann: »Es tut mir leid, wenn Sie sich missverstanden, schlecht behandelt, zurückgesetzt gefühlt haben.«

4.3 Ärger

Ärger gehört zu den Emotionen, die in Interaktionen mit Patienten häufig beschrieben werden, und hervorgerufen wird durch: Non-Adhärenz, hartnäckigem Bestehen auf einer somatischen Kausalattribuierung geklagter Beschwerden, Infragestellung ärztlicher Kompetenz und anmaßendem Verhalten. Ärzte reagieren auf Ärger, in dem sie sich aus der Situation zurückziehen, ihre Meinung aufdrängen oder sich verteidigen (Silva JV 2016).

Ärger auf Seiten der Patienten kann Resultat schlechten Managements der Praxis und ärztlicher Fehlentscheidungen sein oder aus der Persönlichkeitsakzentuierung resultieren; nicht selten kommt beides zusammen. Zunächst ist es hilfreich, den ärztlichen Ärger als Gefühl zu interpretieren, das die Patienten leitet (Veit 2014). Häufige Ärger-assoziierte Interaktionsmuster werden im Folgenden beschrieben.

4.3.1 Wenn Patienten nicht tun, was Ärzte sagen

Das passiert häufig, und die Gründe sind vielfältig. Medizinischen Vorerfahrungen oder das Wissen um Lobbyismus oder sich wandelnde medizinische Moden mögen Patienten kritisch gegenüber ärztlichen Vorschlägen stimmen. Jedenfalls sollten Ärzte mit einem Schuss Demut versuchen, die Gründe ihrer Patienten in Erfahrung zu bringen.

Neben allgemeiner Skepsis oder Vorsicht sind es häufig Patienten in einem *depressiven Beziehungsmodus*, die ärztlichen Ärger hervorrufen. Ihnen fehlt der andere (oder hat schon immer gefehlt), der Nähe und Geborgenheit gibt. Aus Verlusten von den wichtigen Bezugspersonen oder ihrer mangelnden Resonanz entwickelt sich eine Sehnsucht nach Versorgung und Nähe. Diese Sehnsucht führt zu sich selbst überforderten Anstrengungen und ist verbunden mit einer Wut über ihre Vergeblichkeit.»Niemand gibt mir, was ich brauche, obwohl ich mich unendlich anstrenge.« Am Ende steht ein erschöpftes und enttäuschtes Selbst. Dieses Grundmuster unerfüllter Versorgungssehnsucht zeigt sich auch in der Gestaltung der Beziehung zum Arzt. Diese Patienten leisten passiven Widerstand, erwarten gleichzeitig alle Lösungen vom Arzt und unterlaufen seine Ratschläge dennoch. Nichts hilft, nichts ist ausreichend gut. Wie kann sich der Arzt erleben? Er spürt den nun ihm geltenden Ärger der Patientin. Er fühlt sich frustriert in seinem mühsamen, doch vergeblichen Anstrengungen. Er mag den Vorwurf spüren, der hinter der Non-Adhärenz des Patienten steckt: »Du tust nicht genug für mich!«

Wie kann der Arzt reagieren? Aus seinem Ärger heraus kann er ebenfalls verärgert reagieren, Drohungen aussprechen: »Sie werden noch im Rollstuhl enden!«, zum Spezialisten überweisen oder eine strafende Haltung einnehmen im Sinne von: »Du wirst schon sehen, was du davon hast!« »Wer nicht hören will, soll fühlen.« Aus diesem Motiv heraus kann er invasive Maßnahmen androhen oder veranlassen. Solche sich aufschaukelnden, aggressiven Interaktionsmuster sind mit verantwortlich für nicht medizinisch indizierte, diagnostische und therapeutische Maßnahmen, die Patienten möglicherweise iatrogene Schäden zufügen könnten. Wir empfehlen, sich des eigenen Ärgers bewusst zu werden, ihn als Ärger des Patienten zu deuten und grundsätzlich den Blick darauf zu lenken, was der Patient an positiven Fähigkeiten besitzt.

4.3.2 Anmaßend und überhebliches Auftreten von Patienten, die ihre eigene Wichtigkeit betonen wollen

Menschen mit einem beschämten Selbst und pathologischem Schamgefühl neigen dazu, ihr Gegenüber zu entwerten. Weil sie selbst hin- und hergerissen sind zwischen Selbstzweifeln und der selbst gesteckten Norm: »Sei der Beste!«, treten sie selbstherrlich und anmaßend auf und wollen den anderen selbst bei kleinster Kränkung klein machen. Kleine Kränkungen lösen eine Empörungs-Wut aus. Als Kränkung kann schon eine längere Wartezeit in der Hausarztpraxis empfunden werden, die solche Patienten dann zu lautstarken Beschimpfungen veranlassen können.

> **»Das nächste Mal wieder zum Chef!« Patient mit KHK entwertet die AiW**
>
> Als Herr M, Patient im Disease-Management-Programm »Koronare Herzkrankheit«, beim geplanten Besuch zur Ärztin in Weiterbildung (ÄIW) verwiesen wird, ohne dass ihm mitgeteilt wird, dass der Chef der Praxis ihm nicht zur Verfügung stehen kann, beleidigt er die ÄIW: »Haben Sie überhaupt schon genug gelernt, um mich zu behandeln?« und »Das nächste Mal will ich wieder zum Chef!«. Nachvollziehbar empfindet auch die ÄIW Wut über diese

Entwertung ihrer Kompetenz. Sie könnte nun auch beleidigt reagieren und sich entweder rechtfertigen oder vom Chef fordern, diesem Patienten die Meinung zu sagen.

Besser wäre es, sie würde ihre Souveränität wahren, der Wut des Patienten ausweichen wie ein Torero dem angreifenden Stier und sich entschuldigen für die enttäuschte Erwartung des Patienten: »Es tut mir leid, dass diese Unannehmlichkeit für Sie aufgetreten ist.« Ein solches Einnehmen der Patientenperspektive führt meist zum Verrauchen der Wut. Der Patient meint meistens den Arzt nicht persönlich, und manchmal ist allein das Schimpfen für den Patienten erleichternd. Selbstverständlich sollten alle Vorwürfe aufrichtig geprüft werden.

In manchen Fällen ist es nicht richtig auszuweichen, sondern deutliche *Grenzen zu setzen*. Ein solcher Fall ist Herr A, der zur neuen Unterklasse zählt, und sich abwertend über »Fremde« in der Praxis äußert. Er wird in Kapitel 5 beschrieben (▶ Kap. 5). Manche fordern in anmaßendem Ton von Hausärzten ein, dass sie durch Bescheinigungen und Verordnungen wiedergutmachen, was ihnen alles in ihrem Leben verweigert wurde. Ihre Forderungen erscheinen uns anmaßend. Auch hier muss der Hausarzt Grenzen setzen. Es kann nutzen, sich wie ein Lehrer zu verhalten, der dem Patienten helfen will, sich nicht Gekonntes anzueignen. Denn manche Patienten sind in ihren strukturellen Fähigkeiten so beeinträchtigt, dass sie nicht können, was in unserer Gesellschaft als üblich menschliche Kompetenzen vorausgesetzt wird. Die Krankheitslehre spricht von Persönlichkeitsstörungen.

Ärgerlich können auch Patienten machen, die mit ihrem Arzt um die *Kontrolle* der Behandlung streiten. Ein solches Interaktionsmuster ist im Kapitel über die Beziehungsmodi ausführlich beschrieben (▶ Kap. 9.1).

4.3.3 Interventionen zum Umgang mit Ärger

Tab. 4.1: Interventionsmöglichkeiten

Intervention	Erläuterung
Dem Ärger ausweichen	»Es tut mir leid, wenn Sie sich schlecht behandelt gefühlt haben.«
Zweitmeinungen anbieten und Kontrollmöglichkeiten des Patienten erhöhen	• »Sie können sich informieren…Ein Experte für diese Frage ist….« • »Ich möchte Ihnen die nächsten Schritte transparent machen und die Ziele gemeinsam mit Ihnen festlegen.« • »Sind Sie einverstanden, wenn…« • »Wenn Sie sich informiert haben, können wir uns erneut treffen…«
Das Gefühl benennen und wenn möglich wertschätzen	• »Ich nehme viel Ärger bei Ihnen war. Kennen Sie dieses Gefühl?« • »Ich kann Ihre Wut verstehen.«
Grenzen setzen	• Regeln der Praxis unterstreichen • »Ich kann mir vorstellen, dass sich Andere über solche Äußerungen ärgern.«

4.4 Mitleid und Kummer – Empathie

Menschen empfinden eine ganzheitliche Reaktion auf den Schmerz, den sie bei anderen sehen. Da Ärzten in ausgeprägter Weise Leid und Schmerz begegnen, erwächst ihnen aus dieser menschlichen Fähigkeit besondere Belastung. Diese Belastung wird noch größer unter dem Druck zeitlicher Grenzen, die Ärzten das Gefühl geben kann, nicht effektiv auf die Nöte der Patienten antworten zu können. Andererseits ist das Gefühl zu helfen oder geholfen zu haben für die ärztliche Profession sinnstiftend. Diese Sinngebung hilft Ärzten, Schweres leichter zu bewältigen. Schon allein, weil empathische Ärzte das Outcome von Patienten verbessern (Del Canale 2016, Mercer 2002), wird Empathie als herausragende Fähigkeit benannt, die alle Ärzte besitzen sollten. Das Mitleiden ist also einerseits eine Quelle ihres Stresses und andererseits eine Quelle ihrer Resilienz. Was hilft aus diesem Dilemma heraus? Hilfreich könnte sein, zunächst zu definieren, was unter Empathie verstanden wird. Wenn unter Empathie die Fähigkeit verstanden wird, sich in den jeweiligen Patienten oder die Patientin *hinein zu versetzen, dies dem Patienten gegenüber zu kommunizieren* und die Motivation zu besitzen, aus diesem Verstehen heraus zu handeln (Mercer 2002), ist diese Eigenschaft für die ärztliche Profession unverzichtbar. Wird jedoch unter Empathie verstanden, aus dem Mitleiden heraus, Lösungen für die Patienten zu entwickeln und an ihrer Stelle zu agieren, dann kann Empathie zur Erschöpfung, chronischem Stress und zu Burn-out-Symptomen führen (Ekman 2015).

Wir alle kennen Patienten, die von einer unerfüllten Sehnsucht nach Versorgung und Geborgenheit geprägt sind und auch von Ärzten wünschen, sie mögen ihren Mangel ausgleichen. Solchen Patienten ist es nie genug, was Ärzte tun. Trotz langer Gesprächszeit fügen sie noch eine vorwürfliche Bitte an: »Frau Doktor, Sie haben noch gar nicht den Blutdruck gemessen!« Oder sie vergleichen sich mit dem Nachbarn, der nicht so lange hat warten müssen oder ein teureres Medikament erhalten hat, dessen er selbst anscheinend nicht wert ist. In passiver Art und Weise mögen sie alle Verantwortung im Umgang mit ihrer Erkrankung auf den Arzt schieben: »Sie werden schon wissen, was gut für mich ist.« Haben Ärzte ein eigenes Selbstbild, das einschließt, sich durch Übernahme vermeintlicher Verantwortung Anerkennung zu verdienen, kann das zu dysfunktionalen Interaktionen führen, an deren Ende das erschöpfte Selbst des Arztes steht. So griff eine junge Kollegin beim Hausbesuch selbst zum Putzeimer, um das Leid zu lindern, das durch sichtbare Vernachlässigung und mangelndem Antrieb bei einer depressiven, älteren Patientin zu beobachten war. Ein weiteres Beispiel: Eine an Krebs erkrankte Patientin wird von ihrer gleichaltrigen behandelnden Ärztin durch Hausbesuche versorgt. Patientin und die Ärztin haben Kinder im gleichen Alter. Die Ärztin bietet ihre Hilfe an, die Kinder der Patientin mit zu betreuen. Dies mögen extreme Beispiele sein. Aber sie illustrieren die Gefahr, der Ärzte unterliegen können. Sie machen zum Beispiel terminliche Ausnahmen oder gewähren Heilmittelverordnungen, die ihr Budget eigentlich nicht mehr hergeben.

Empathie würde also beinhalten müssen, sich des eigenen Handlungsimpulses bewusst zu werden und damit eine *kognitive Distanz zu diesem Impuls zu schaffen.*

Nur dies ermöglicht Ärzten, *Grenzen zu setzen, die das eigene Selbst schützen*. Nicht die Ausmerzung des Mitleidens ist die Lösung, sondern die Kommunikation des Verstandenen und das Nachdenken über die eigenen Gefühle. Sie kann Ärzte davor bewahren, in Handlungen zu stolpern, die ihnen wie ihren Patienten schaden. Ein solches Vorgehen bewahrt sie nicht nur vor Burn-out, sondern auch vor Zynismus und hilft, die Sinngebung ihres Berufs zu wahren[10]. Die dauernde Konfrontation mit Leid und Schmerz gehört zum hausärztlichen Beruf, und damit auch das Mitleiden. Über eine reflektierte Praxis hinaus sind daher Maßnahmen zur Selbstfürsorge unverzichtbar.

4.5 Panik und Angst

»Fühle zuerst Deinen eigenen Puls!« Zwischenfall bei Hyposensibilisierung

Bei einer 31-jährigen Patientin soll eine Hyposensibilisierung bei bekanntem Asthma bronchiale und Allergie gegen verschiedene Pollen durchgeführt werden. Es erscheint Routine, weil diese Behandlung schon seit mehreren Jahren angewandt wird. Wenige Minuten nach Verabreichung der Lösung wird die Hausärztin von der medizinischen Fachangestellten (MFA) gerufen, weil die Patientin über Kribbeln, Herzrasen, Schwindel und beginnende Luftnot klagt. Die immer wieder beschriebene Notfallsituation ist da. Es droht ein Schockzustand. Schon auf dem Weg zur Patientin ist ihre erste, an sich selbst gestellte Frage: »Hast Du alles richtig gemacht? Die Patientin ist Rechtsanwältin von Beruf. »Es darf nicht sein, dass eine Behandlung, die Du selbst vorgeschlagen hast, zu einem schrecklichen Ausgang für Deine Patientin führen könnte.« Panikgefühle drohen.

Bilder anderer Personen, die mit der Patientin in Zusammenhang stehen, tauchen in ihr auf. Den Ehemann der Patientin kennt sie als ängstlichen Patienten, der bei Missempfindung gleich Schlimmes befürchtet. Die Schwiegermutter der Patientin kennt sie persönlich als distanzierten und kritischen Menschen. Diese Assoziationen tragen nicht dazu bei, katastrophisierende Gedanken fernzuhalten.

Sie kann sich retten auf einen Algorithmus in ihrer Praxis, der sorgfältig für alle Beteiligten vorschreibt, wie mit solchen Notfallsituation umzugehen ist. Sie schaltet um in eine Art Notfallmodus, konzentriert und manche Wahrnehmungen ausschließend. Der Algorithmus läuft ab wie geplant. Hilfreich für die Patientin sind beruhigende Interventionen wie: »Wir kennen uns damit aus! Sie sind sicher!« Sie ist stabilisiert, als der Notarzt eintrifft; sie wird

---

10 Eine so verstandene Empathie wie überhaupt das Wahrnehmen eigener Gefühle ist auch in der Ausbildung erlernbar.

auf die Intensivstation des nächsten Krankenhauses gebracht. Wenig später ruft die Hausärztin den leitenden Notarzt an, um zu überprüfen, ob sie wirklich alles richtig gemacht hat.

Es ist eine Kombination aus Algorithmus und Selbstreflexion, die ihr hilft, diese Situation zu überwinden. Hilfreich ist insbesondere, dass sie am Ende der Sprechstunde mit dem gesamten Team die Situation besprechen kann. Dennoch erwägt sie kurzfristig – ähnlich dem Vermeidungsverhalten von Panikpatienten –, ob Hyposensibilisierungen überhaupt zukünftig in der Praxis durchgeführt werden sollen.

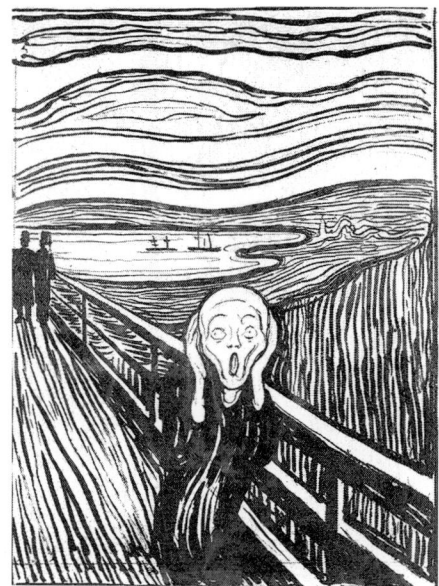

Abb. 4.1: Edward Munch: Der Schrei

Panik ist niemals hilfreich (▶ Abb. 4.1). »Bei Herzstillstand fühle zuerst deinen eigenen Puls!« – ein Zitat aus dem amerikanischen Roman »House of Gods«. Lernerfahrungen können Ärzten helfen, Panikgefühle zu vermeiden. Unter Begleitung erfahrener Kollegen können sie lernen, sich Schritt für Schritt schwierigen Situationen auszusetzen und Sicherheit zu gewinnen. Konditionierende Lernerfahrungen und *Algorithmen* helfen dabei. Weiterhin sollte zum guten Qualitätsmanagement jeder Hausarztpraxis gehören, Notfallsituationen im Team fortlaufend zu überprüfen und zu üben. Panik ist jedoch dem Gefühl von Angst oder Unsicherheit nicht gleichzusetzen.

Angst, etwas zu übersehen und Fehler zu machen, begleitet das Alltagserleben aller Ärzte. An späterer Stelle werden wir deshalb ausführlich auf den Umgang mit Unsicherheit bei der Entscheidungsfindung eingehen (▶ Kap. 8.5). Unsicherheit gehört zum ärztlichen Beruf, und wir können versuchen, sie durch kognitives Wissen in der Weiterbildung, Qualitätszirkel und verbesserten Informationszugang zu minimieren. Doch immer bleibt zu berücksichtigen, dass ärztliche Angst auch durch patientenseitige Angst hervorgerufen wird, und Ärzte selbst *mehr oder weniger selbstsicher* sein können. Sie werden daher unterschiedlich auf ängstliche Patienten reagieren. Ängste der Patienten und die der Ärzte können sich gegenseitig aufschaukeln. Ängstliche Patienten können Ärzte zu mehr Diagnostik veranlassen als medizinisch leitliniengerecht nötig ist.

Auch Ärzte können sich ängstlichen Erwartungen in Bezug auf ihre Zukunft ausgesetzt erleben. Ihre *Entscheidungsfindung wird dann defensiv*. Defensiv meint, dass diagnostische Maßnahmen veranlasst werden, weil juristische Auseinandersetzungen oder Folgen für den persönlichen Aufstieg in der medizinischen Hierarchie befürchtet werden (Schattner 2009).

Wie ihre Patienten können auch Ärzte mit *Vermeidung* auf die wahrgenommene Ängstlichkeit reagieren. Anstatt Angst anzusprechen, können sie Wünschen nach Entlastung nachgeben und zum Beispiel Arbeitsunfähigkeitsbescheinigung über die Gebühr hinaus verlängern oder in anderer Weise Schonung unterstützen. Unumgänglich ist daher in der Aus- und Weiterbildung eine Anleitung zur selbstreflexiven Praxis.

Der Umgang mit Patienten mit Angst wird ausführlich in der gleichlautenden Praxisempfehlung der DEGAM beschrieben (Veit et al 2016; https://www.degam.de/degam-praxisempfehlungen.html)

4.6 Ärztinnen und Ärzte versuchen, Gefühle wegzuschieben – das belastet

In den meisten Fällen versuchen sie, diese Gefühle zu leugnen. Von Patienten geäußerte negative Gefühle führen Ärzte dazu, sich emotional abzuwenden (Mjaalanda 2011) oder sich zu verteidigen (Silva 2016). Nur in seltenen Fällen sprechen sie mit ihren Patienten über Fehler. Allenfalls sprechen sie mit ihren nahen Bezugspersonen über sie belastende Ereignisse. Es ist ein unhaltbarer Zustand, dass so wenig professionelle Orte existieren, an denen Ärztinnen und Ärzte über Belastendes sprechen können. Denn wenn die eigenen Gefühle unbeachtet bleiben, sind Zynismus und Erschöpfung die Folge. Leider bieten Arztserien wie Dr. House einen anderen Ausweg. Dr. House empfiehlt, sich auf Rationalität und Wissen zu konzentrieren. In seiner Konzeption stört der Patient eher, was der Protagonist der Serie auch explizit zum Ausdruck bringt. Er landet selber im Substanzabusus. Wenn wir schon bei Arztserien bleiben, möchten wir Ihnen die Arztserie »Scrubs« empfehlen, die *Humor*, Beachtung der eigenen, inneren Bilder und die Freundschaft mit anderen in den Mittelpunkt stellt.

Erfreulicherweise wird in einem Review und qualitativen Untersuchung zu ärztlicher Gesprächsführung, publiziert im Journal of American Medicine (Zulmann 2020), das Ansprechen von Gefühlen als eine von fünf hilfreichen Interventionen für Patienten wie Ärzte benannt.

4.7 Selbstfürsorge

Etablieren Sie für sich einen regelmäßigen Austausch mit anderen! Hier bieten sich Mentoring-Gruppen an, auch als Peergroup, was gegenwärtig durch die Kompetenzzentren für Allgemeinmedizin gefördert wird.

Selbstbeobachtung kann zur Vermeidung negativer Emotionen führen

Unser Rat ist es, sich in einem ersten Schritt der eigenen Gefühle bewusst zu werden und diese zum Verstehen der jeweiligen Patientin zu nutzen.

Nehmen Sie regelmäßig an Balintgruppen teil!

Balintgruppen können helfen eigene Gefühle wahrnehmen zu lernen; aber auch andere Möglichkeiten der Erfahrung, sich selbst besser kennen und verstehen zu lernen wie zum Beispiel das Training in Achtsamkeit basierter Medizin.

Etablieren Sie für alle transparente Praxisstrukturen und insbesondere ein Zeitmanagement!

Suchen Sie den Austausch mit anderen und arbeiten Sie in Teams und Netzwerken besonders mit dem Ziel einer offenen Fehlerdiskussion.

Was Sie Ihren Patienten zur Selbstfürsorge empfehlen, praktizieren Sie auch selbst!

- Pflegen Sie Ihre guten Beziehungen!
- Gönnen Sie sich jeden Tag etwas Gutes!
- Betreiben Sie Sport!
- Erlernen Sie ein Entspannungsverfahren!

5 Komplexitätsvariable: gesellschaftliche Rahmenbedingungen der Spätmoderne

5.1 Ein fiktiver Vormittag im Sprechzimmer

Herrn S. kennt die Ärztin seit vielen Jahren. Er erscheint zur Kontrolle seines erhöhten Blutdrucks. Er ist jetzt bald 60 Jahre alt. In seiner Herkunftsfamilie sind die Männer früh verstorben, alle »am Herzen«. Herr S. arbeitet als Facharbeiter in einer Gießerei. Er macht sich Sorgen, weil die Miete in seinem Haus mitten in der Stadt wieder erhöht worden ist. Er hat zwei Kinder, die noch studieren. »Die sollen es mal besser haben als ich!« Er sorgt sich, ob das Geld für das Leben in der Studentenstadt ausreichen wird. Die Tochter studiert Kunstgeschichte, der Sohn Philosophie. Obwohl Stolz mitschwingt, kommentiert er: »Das ist doch alles brotlose Kunst!«. Für den Termin heute hat er gewissenhaft seit einigen Monaten über eine App ein Blutdrucktagebuch geführt. Einige Seiten bringt er ausgedruckt mit: Der Blutdruck ist sehr wechselhaft und selten im Normbereich. »Da müssen wir sicher die Dosis erhöhen, Frau Doktor!«

Danach erscheint Herr A. Er beschwert sich – kaum im Sprechzimmer – über Frau Y. und ihre Tochter, die beiden »Kopftuchmädchen«, die mit ihm im Wartezimmer saßen und sich in einer unverständlichen Sprache unterhielten. Herr A. ist seit Jahren arbeitslos und lebt von Hartz IV. Seine Frau hat ihn verlassen, die Kinder sind ausgezogen. »Die schlagen sich so durch«, ist sein Kommentar. Seine jetzt zu große Wohnung wird »noch vom Amt bezahlt, aber nur noch ein paar Monate«. Herr A. hat einen fürchterlichen Husten, der ihn auch nachts wachhält. »Ja, ich rauche zu viel. Dieses Laster ist die letzte Freude, die mir geblieben ist.« Die Ärztin weiß, dass er als Kind viel körperliche Gewalt erlitten hat. Seine Wut, jetzt auf die »Fremden« gerichtet, macht sie ärgerlich.

Frau H. erscheint im Sprechzimmer. Sie ist 35 Jahre alt, modisch mit einer besonderen Note gekleidet, kleines Nasenpiercing und Tattoo am Fußknöchel oberhalb hochhackiger Schuhe. Sie redet eloquent, sprunghaft, unterbrochen von Lachen und entschuldigt sich bereits im Vorfeld für ihre möglicherweise übertriebenen Befürchtungen in Bezug auf ihre – sie jetzt wieder stark einschränkenden – Bauchschmerzen. Sie möchte zur Abklärung sofort eine Überweisung zum MRT. Die mit ihr befreundete und sie behandelnde Heilpraktikerin habe ihr dazu geraten. Frau H. ist selbstständig und führt seit einigen Jahren eine kleine Agentur im Marketing-Bereich. Eine psychotherapeutische Behandlung wegen einer Panikstörung hat sie im letzten Jahr beendet.

In kurzer Zeit hat die Hausärztin typische Vertreter der spätmodernen Gesellschaft getroffen.

5.2 Aus der breiten Mittelschicht der Nachkriegsjahrzehnte entwickelte sich eine neue Unter- und Mittelschicht

5.2.1 Zunahme sozialer Ungleichheit und Armut

Herr S. gehört zur alten Mittelschicht, die nach den Jahren des Wirtschaftswunders in Westdeutschland eine große Breite der Gesellschaft einnahm. Jedenfalls war noch bis in die 1980er Jahre hinein der Industriefacharbeiter, der von seinem Lohn die gesamte Familie ernährte, seine Kinder zum Gymnasium schicken und eine sichere Rente im Alter erwarten konnte, der Normalfall. Dieser Normalfall ist selten geworden. Auch Herr S. hat ausreichend gut verdient, seine Rente ist gesichert. Der Betrieb, in dem er seit seiner Lehre vor 35 Jahren gearbeitet hat, kämpft ums Überleben, die internationale Konkurrenz ist zu groß. Seine Wohnung mit Garten mitten in der Stadt soll in eine Eigentumswohnung umgewandelt werden, für deren Kauf er selbst nicht genug Geld besitzt. Herr S. erlebt, dass die Werte, die ihn ein ganzes Leben lang begleitet haben, nämlich Disziplin, Verlässlichkeit, Gerechtigkeit, nicht mehr viel gelten. Für ihn war früher alles besser.

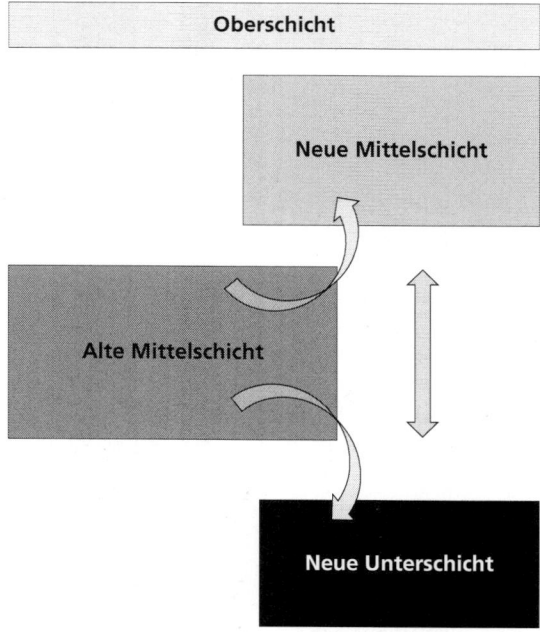

Abb. 5.1: Schichtstruktur der Spätmodernen Gesellschaft (nach Reckwitz 2019)

Die alte Mittelschicht zeigt Auflösungszeichen nach unten wie auch nach oben hin (▶ Abb. 5.1). Die Armuts- und Reichtumsberichte der Bundesregierung belegen eine zunehmende Ungleichheit der Einkommen. Ca. 10 % der Bevölkerung verfügen über mehr als die Hälfte des Gesamteinkommens. Die Quote des Armutsrisikos ist in den letzten Jahrzehnten auf 16 % gestiegen (2017) (https://www.armuts-und-reichtumsbericht.de).[11] Die Vermögensverteilung zeigt noch deutlicher eine Differenzierung in Arm und Reich. 50 % der Haushalte in der unteren Hälfte der Verteilung verfügen nur über rund 1 % des gesamten Nettovermögens (Vermögen abzüglich der Schulden). Die oberen 10 % besitzen nach einer Untersuchung des Deutschen Instituts für Wirtschaftsforschung (DIW) 2020 gut zwei Drittel des Nettovermögens.[12]

Die Verschuldung nimmt zu. Zwei Mio. Haushalte mit über vier Mio. Menschen haben eine hohe und steigende Verschuldungsintensität (https://www.armuts-und-reichtumsbericht.de).

Nicht nur Herr A. als einer von einer Mio. Langzeitarbeitslosen ist Teil der neuen Unterschicht. Herr A. war auch einmal ein gutverdienender Industriearbeiter, aber »sein Betrieb« hat schon vor vielen Jahren dicht gemacht. Eine Umschulung zum Elektrofacharbeiter hat nicht geklappt. »Mit dem Computer habe ich es nicht so!« Er arbeitet gelegentlich für einen alten Kumpel schwarz und hilft ihm beim Verkauf alter Autos. Zur neuen Unterschicht zählen Menschen in prekären Beschäftigungslagen, deren Anwachsen durch eine dem wiedererwachenden Neoliberalismus verpflichtete Politik unterstützt wurde. Teilzeitverträge und geringfügige Beschäftigung haben sich ebenso wie Leiharbeit und Zeitverträge zunehmend entwickelt. Die Zahl der Vollzeitbeschäftigten hat dagegen kontinuierlich abgenommen (5. Armuts- und Reichtumsbericht der Bundesregierung 2017). Dienstleistungsberufe wie z. B. die Altenpflegerin, Beschäftigte in Call-Centern und Zusteller mit reduzierteren Verdiensten haben zugenommen. Menschen in prekären Beschäftigungslagen beziehen ein Einkommen aus Arbeit, das unterhalb des Mindesteinkommens liegt und sie zu Aufstockern macht. Insgesamt sind ca. 7–8 Mio. Menschen auf Zuwendungen aus den sozialen Sicherungssystemen angewiesen. Der Armutsbericht der Bundesregierung verweist auf 4,4 Mio. Menschen, die trotz sozialer Sicherungssysteme Entbehrungen hinnehmen müssen. Sie waren zum Beispiel nicht in der Lage, ihre Rechnungen für Miete, Hypotheken oder private Altersvorsorge zu bezahlen, ihre Wohnungen angemessen zu beheizen oder eine einwöchige Urlaubsreise zu finanzieren. Davon betroffen sind Alleinerziehende mit rund 11 %, Personen mit niedrigem Bildungsgrad (ca. 9 %), Arbeitslose (ca. 30 %) und Alleinlebende (ca. 10 %) (2015). Dass Alleinerziehende und Alleinlebende besonderem Stress ausgesetzt sind, zeigt sich in der gegenwärtigen Covid-19-Pandemie. Aber alleinerziehend und al-

---

11 Die Prozentzahl von 60 % des Nettoäquivalenzeinkommens wird als Armutsgrenze bezeichnet. 2017 lag dieser Schwellenwert für eine alleinlebende Person in Deutschland bei 1.096 Euro im Monat, für zwei Erwachsene mit zwei Kindern unter 14 Jahren bei 2.302 Euro im Monat.
12 https://www.diw.de/de/diw_01.c.793891.de/vermoegenskonzentration_in_deutschland_hoeher_als_bisher_bekannt.html

leinlebend sind keine Kriterien, die unabhängig vom finanziellen Hintergrund zu betrachten sind. Auch das zeigte die Pandemie.

In den letzten Jahrzehnten hat sich eine Unterschicht entwickelt, die in ihrer Beschäftigung häufig weder eine persönliche Befriedigung und Sinnstiftung findet noch das nötige Geld verdient, um ohne materielle Einschränkung leben zu können, und sich durchwursteln muss. Tröstend und sinnstiftend ist auch nicht mehr, dass es die Kinder einmal besser haben werden. Wer heute in dieser Unterschicht ist, kann erwarten, dass seine Kinder auch dortbleiben.

Zur Unterschicht zählt auch eine zukünftig wachsende Zahl von Rentnerinnen: Über 40 % müssen derzeit mit einer Rente von unter 1.250 Euro auskommen. Wir begegnen immer mehr Rentnerinnen, die als Zustellerinnen oder als Putzfrauen arbeiten müssen, um ihre Rente aufzubessern. Ihre Bedeutung als systemrelevante Berufe ist zwar medial gewachsen. Ob sich dies auch in ihrer wertschätzenden Bezahlung zeigt, wird abzuwarten sein.

Wir wollen auch die positiven Entwicklungen erwähnen: Nach Angaben des statistischen Bundesamtes hatten 2017 in der Altersgruppe der 20–24-Jährigen 58 % der Frauen und 49 % der Männer eine Fachhochschul- oder Hochschulreife. Unter den 60- bis 64-jährigen verfügten nur 26 % über eine Fachhochschul- oder Hochschulreife, darunter mehr Männer als Frauen – eine begrüßenswerte Entwicklung.

5.2.2 Die neue Mittelklasse – dominant für kulturelle Werte und besonders beeinflusst durch die digitale Welt

Auflösungserscheinungen zeigt die alte Mittelschicht nicht nur nach unten, sondern auch nach oben hin. Entwickelt hat sich eine auch weiterhin wachsende Schicht von Menschen mit höheren Bildungsabschlüssen, die in neuen Berufen des Dienstleistungssektors – besonders hervorgerufen durch die Digitalisierung – und im Kreativsektor beschäftig sind. Frau H. ist eine typische Vertreterin. In ihr Ringen um Selbstoptimierung ist auch die Gesundheit eingebunden. Auch sie erlebt Unsicherheit. Wird mein kleines Unternehmen sich behaupten können? Heute gilt nicht mehr, dass der in der Mittelschicht Angekommene auch dableibt. In anderen Berufen sind es Zeitverträge, die zur Unsicherheit der Existenz führen.

Patienten aus der Oberschicht sind in der Hausarztpraxis eher selten, nicht nur weil es absolut wenige sind, sondern auch weil sie sich eher sofort an spezialisierte Gebietsärzte wenden.

Diese neue Mittelschicht ist in besonderer Weise dominant für das kulturelle Bild und die kulturellen Werte (Reckwitz 2017 und 2019). Als einer der wichtigen Werte gilt die Selbstoptimierung, verstanden als Verwirklichung in einem sinnhaften Beruf, als Suche nach dem Besonderen, als Suche nach Events und besonderen Ereignissen und Wohnformen. Freizeitgestaltung dient nicht so sehr der Erholung als mehr dem Erleben eines Ereignisses. Man gewinnt die Anerkennung nicht mehr über die Marke des Autos, sondern über Erlebnisse und die geplanten Lebenswege der Kinder. Die neue Mittelschicht verfolgt das Projekt der

Verwirklichung des Selbst bzw. der Entwicklung seiner Potenziale; aber dies muss auch *erfolgreich* geschehen. Dieses Projekt wird in besonderer Weise durch die digitale Welt gestaltet. Wer was werden will, muss, ob er will oder nicht, sich präsentieren. Die digitale Welt unterstützt das Histrionische (So tun als ob) und Narzisstische (Ich bin der Beste!) in der gegenwärtigen Gesellschaft. Menschen sind nicht nur mit der Selbstoptimierung beschäftigt. Auch die Präsentation ihres Selbst in der digitalen Öffentlichkeit und der Vergleich mit anderen, die sich so repräsentieren, nimmt viel Zeit ein. Allein aus Zeitgründen ist es erschöpfend, sich mit der Präsentation des Selbst in den sozialen Medien wie Instagram und Facebook zu beschäftigen. Die ständige Präsentation und der ständige Vergleich mit anderen haben noch weitere Folgen. Denn präsentiert wird nur das, was gut ist. Hashtags wie »#Gehtso!« wird es nicht geben, bzw. wenn es sie gäbe, würden die »Likes« nicht stimmen. Und »Likes« zu erhalten ist die zentrale Evaluation für das sich präsentierende Individuum. Wenn alle nur das Positive darstellen, findet der Vergleich nur mit einer Scheinwelt statt. Negatives kann man dann nur im Spiegel, z. B. im Vergleich des eigenen Spiegelbilds zum geposteten Foto, geschockt wahrnehmen. Dies beeinflusst in negativer Richtung das eigene Selbstbild und lässt Neid und Scham zu wichtigen Gefühlen werden. Zumindest weisen Studien an der Ruhr-Universität Bochum nach, dass dadurch depressive Symptome bei Nutzern gefördert werden (Ozimeck 2019).

In der Covid-19-Pandemie zeigt sich die besondere Verletzlichkeit von Solo-Selbstständigen in allen Bereichen. Die Pandemie förderte deren schon zuvor bestehende Existenz-Unsicherheit und machte diese nur noch sichtbarer.

5.2.3 Migration und Analphabetismus

Gesellschaftliche Entwicklungen wären unzureichend beschrieben ohne den Blick auf die wachsende Zahl von Migrantinnen und Migranten, die ca. 11 Mio. Menschen in Deutschland ausmacht. Knapp die Hälfte davon sind Frauen. Ihr Altersgipfel liegt im Unterschied zu Menschen deutscher Herkunft zwischen 30 und 40 Jahren, bei der zweiten Generation im Kindesalter. Hausärzte, die auch Kinder behandeln, werden daher mehr als andere mit interkulturellen Konflikten und Problemen der Integration konfrontiert. Hausärzte in den westlichen Bundesländern werden mehr mit Patienten ausländischer Herkunft zu tun haben als in den östlichen. Hier liegt ihr Anteil an der Bevölkerung unter 3 %, im Westen bei ca. 11 %. Die meisten (7,6 Mio.) stammen aus dem europäischen Ausland, 2,6 Mio. davon aus EU-Staaten. 1,5 Mio. sind türkischer Herkunft (Statistisches Bundesamt Destatis 2019).[13]

Frau Y. lebt schon 30 Jahre in Deutschland und ihre Tochter ist in Deutschland geboren. Sie würde, wenn verfügbar, eine niedergelassene Ärztin türkischer Herkunft bevorzugen, nicht nur wegen der begrenzten Sprachkenntnisse. Menschen ausländischer Herkunft, die derzeit nach Deutschland zuziehen, stammen

---

13 https://de.statista.com/statistik/daten/studie/1221/umfrage/anzahl-der-auslaender-in-deutschland-nach-herkunftsland/

vorrangig aus Polen, Rumänien, dem Irak und Iran. Die zukünftige Entwicklung von Migration und Integration lässt sich derzeit nicht einschätzen. Hausärzte werden jedoch Menschen begegnen, die mehr oder weniger integriert sind, unterschiedlich ausgeprägte Sprachkenntnisse besitzen und sich einer mehr oder weniger großen Unsicherheit in Bezug auf Bleiberecht und Duldung und der Planung ihrer Zukunft ausgesetzt sehen. Frau Y. stammt aus einfachen Verhältnissen in der Türkei. Andere fühlen sich gekränkt durch einen sozialen Abstieg von einem relativ wohlhabenden Status im Herkunftsland zu den Underdogs der Gesellschaft in Deutschland. Kranksein kann verhindern, die Angehörigen im Heimatland finanziell zu unterstützen. Andere werden mit der deutschen Konsumgesellschaft nicht zurechtkommen.

Wie kann man *interkulturelle Kommunikation* gestalten? Hierbei ist insbesondere wichtig, Wertekollisionen zu vermeiden und das Verstehen wollen in den Mittelpunkt zu rücken. Wenn Menschen sich nicht in der für sie fremden, sozialen Welt zurechtfinden, liegt dies nicht allein daran, dass sie schlecht deutsch sprechen. Zum Thema der interkulturellen Kommunikation möchten wir auf das gleichnamige Buch des Teams um A. Gillesen (Gillesen et al. 2020) verweisen.

In Deutschland waren 2018 nach einer Studie der Universität Hamburg ca. 4 % bzw. zwei Millionen der Erwachsenen totale sowie mehr als 11 % bzw. 6,2 Mio. funktionale Analphabeten. Weil diese Bezeichnung diskriminierend wirkt, wird heute von eingeschränkter Literalität gesprochen. Die hausärztliche Praxis muss sich darauf einstellen. Sie kann sich nicht darauf verlassen, dass Patienten Leitlinien oder die Beipackzettel lesen können. Sie muss eingeschränktes Leseverständnis nicht nur bei Patienten ausländischer Herkunft thematisieren. Die mündliche Information behält Bedeutung. Zumindest sollten Patientenleitlinien und Praxisinformationen auch in einfacher Sprache entwickelt werden.

5.3 Gesundheitliche Ungleichheit

Diese Auswirkungen der skizzierten Veränderung in der Spätmoderne werden Einfluss auf den medizinischen Bereich nehmen. Welche Auswirkungen geopolitische Veränderungen, die Erderwärmung und Umweltzerstörung haben werden, ist derzeit noch unzureichend untersucht. Auf jeden Fall werden diese Veränderungen das Gefühl der Unsicherheit in Bezug auf die Zukunft vergrößern, Infektionen und chronische Krankheiten vermehren und Flüchtlingsströme verursachen und vom Gesundheitssystem Anpassung verlangen. Wir verweisen auf KLUG – Deutsche Allianz Klimawandel und Gesundheit e. V. (http://www.kimawandel-gesundheit.de) und die Arbeitsgruppe Klimawandel der DEGAM.

5.3.1 Soziale Ungleichheit und Armut macht krank

Wenn sich die gesellschaftliche Entwicklung nicht wendet, dann werden immer mehr Menschen der Unterschicht zugehören. Viele von ihnen finden keine Befriedigung in ihrer Arbeit. Die Kinder von Herrn A, unserem Vertreter der neuen Unterschicht, können nicht hoffen, gesellschaftlich aufzusteigen, wie es die Kinder von Herrn S, unserem Vertreter der alten Mittelschicht, noch konnten. Zudem fehlt das Geld, um am kulturellen Leben teilzuhaben; zu viel muss für Miete und Lebensmittel ausgegeben werden.

Die Lebensstile der verschiedenen Bevölkerungsschichten sind unterschiedlich. Mitglieder der Unterschicht leben eher außerhalb der Stadtzentren mit reduziertem Zugang zu gesellschaftlichen Angeboten. Das Essen muss vor allen Dingen billig sein. Während für Angehörige der neuen Mittelklasse und insbesondere der Kreativökonomie gesundheitsbewusstes Essen und Zelebrierung des Essens als Event große Bedeutung hat und Kochshows in allen Fernsehprogrammen vertreten sind, werden die Angehörigen der Unterschicht zu zuckerhaltigem, industriell gefertigtem, billigem und schnell verfügbarem Essen gedrängt und eine Esskultur geht immer weiter verloren. Adipositas und damit verbundene Erkrankungen werden sich hier besonders ausbreiten. Es wird wahrscheinlicher, dass sie chronisch erkranken. Dass Armut mit chronischer Krankheit korreliert, ist jedenfalls bewiesen. Sofern das Einkommen unterhalb der Armutsrisikogrenze liegt, erhöht sich das Mortalitätsrisiko im Vergleich zu hohen Einkommensgruppen um das 2,7-fache (Männer) bzw. 2,4-fache (Frauen). Die Schere zwischen den Schichten geht derzeit weiter auseinander.

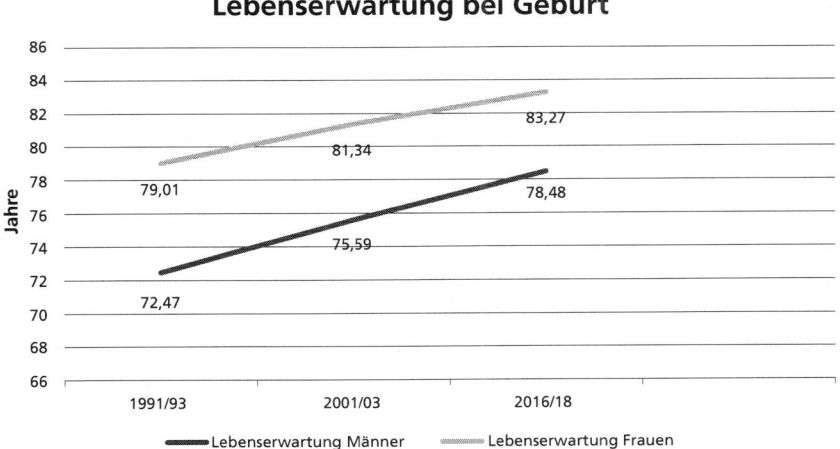

Abb. 5.2: Zeitliche Entwicklung der Lebenserwartung bei Geburt in den letzten 30 Jahren (Daten nach Statistischem Bundesamt Deutschland Genesis-online)

5 Komplexitätsvariable: gesellschaftliche Rahmenbedingungen der Spätmoderne

In allen Einkommensschichten hat die Lebenserwartung zugenommen (▶ Abb. 5.2). Dies ist auch auf ein verbessertes Bildungsniveau zurückzuführen (als Parameter der Schichtzugehörigkeit) und – wenn auch zu geringerem Anteil – auf verbesserte medizinische Versorgung. Doch die Unterschiede in der Lebenserwartung zwischen Arm und Reich haben sich auch in den letzten Jahren verfestigt (▶ Abb. 5.3). Die Differenz in der mittleren Lebenserwartung bei Geburt beträgt bei Frauen 4,4 Jahre und bei Männern 8,6 Jahre (Lampert 2019). Die Differenz ist noch größer, wenn man die *gesunde Lebenserwartung*, d. h. die Lebensjahre, die in sehr gutem oder gutem, allgemeinem Gesundheitszustand verbracht werden. Daten aus anderen europäischen Ländern legen nahe, dass die Unterschiede noch größer werden. Weltweit leben Menschen in reichen Ländern 17 Jahre länger als in armen Ländern (Statista 2018).[14]

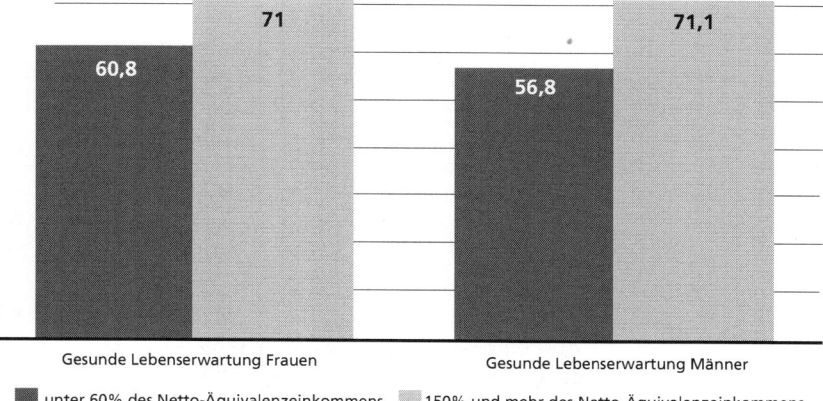

Abb. 5.3: Lebenserwartung bei guter Gesundheit in Abhängigkeit vom Einkommen Zugrunde liegen Daten des Robert Koch-Instituts (Lampert 2014). Die Prozentzahlen beziehen sich auf das durchschnittliche Netto-Äquivalenzeinkommen. Unter 60 % des Netto-Äquivalenzeinkommens = unterhalb der Armutsrisikogrenze.

Allein durch Erhöhung oder Einführung von Grundsicherung und ausreichender Grundrente lässt sich diese Entwicklung nicht ändern. Schon gar nicht sollte diese Entwicklung nach mehr Geld für die gesundheitliche Versorgung rufen, für die in Deutschland bereits jetzt mehr als 10 % des Bruttosozialprodukts ausgegeben wird. Welche Änderungen auch von Ärzten unterstützt werden sollten, versuchen wir in diesem und in folgenden Kapiteln anzuregen.

---

14 https://www.statista.com/statistik/daten/studie/227313/umfrage/lebenserwartung-bei-geburt-nach-laender-einkommensgruppe/ (letzter Zugriff: 6.9.2018)

5.3.2 Das erschöpfte Selbst – Kennzeichen der Moderne

Nicht nur der Lebensstil der Unterschicht, Armut und Ungleichheit wird die Zahl chronisch Kranker wachsen lassen. Schon vor Jahren wurde von Soziologen wie Alain Ehrenberg das *erschöpfte Selbst* zum *Kennzeichen der Moderne* erklärt. Ein erschöpftes Selbst kann das Ergebnis verschiedener Verhaltensweisen sein: als Ergebnis eines »Durchwurschtelns« oder »muddeling through« genauso wie einer Selbsterschöpfung durch die ständige Suche nach Selbstoptimierung in einem überaktiven Lebensstil. Neben dem Stress, den Veränderungen des Arbeitsprozesses selbst hervorrufen können, führt die Einforderung von Mobilität zu einer Verlängerung des Arbeitstages. So wird der chronisch rückenkranke Facharbeiter dem ärztlichen Rat zu mehr Bewegung kaum folgen können, da sein Anfahrtsweg zum Arbeitsplatz mehr als drei Stunden Hin- und Rückweg ausmacht. Erhöhte Mobilität kann *Einsamkeit* durch Auflösung familiären und nachbarschaftlichen Zusammenhalts zur Folge haben.

5.3.3 Traumafolgestörungen

Chronische Krankheiten, somatoforme Körperbeschwerden und psychische Krankheiten können Folge traumatischer Erlebnisse in der Kindheit sein. Ob solche Erlebnisse gegenwärtig zunehmen, ist nicht belegt. Jedenfalls werden Fragen danach patientenseitig bereitwilliger beantwortet und sind überhaupt zu einem gesellschaftlichen Thema geworden. Die Zahlen über erlebte Kindheitstraumata, sei es körperliche oder sexualisierte Gewalt oder Vernachlässigung, sind erschreckend (www.mikado-studie.de). Traumafolgestörungen sind bei vielen Migranten aus Kriegsgebieten und unter den Bedingungen der Flucht anzunehmen. Das müssen Hausärzte insbesondere bei ihrer biografischen Anamnese und der körperlichen Untersuchung berücksichtigen.

5.4 Wachsende Unsicherheit stellt neue interaktionelle Ansprüche

Unsicherheit der Existenz ist sowohl für die Unterschicht, bedingt durch Geldmangel, als auch für die neue Mittelschicht, z. B. bedingt durch Zeitverträge, kennzeichnend. Neben den finanziellen Unsicherheiten tragen auch die Folgen von Globalisierung und Umweltzerstörung zu einer Verunsicherung bei, die auch Beziehungsgefüge wie die Familie, die bisher Sicherheit gaben, durcheinanderbringen. Der Umgang mit Unsicherheit in der eigenen Lebenswelt wird individuell unterschiedlich zu bewältigen versucht. Manche versuchen, ihre Sicherheit durch vermehrte Kontrolle zurück zu gewinnen. Gesundheit ist darin einbezogen. Sie ist ein wichtiges Gut in einer Welt, in der es um Selbstoptimierung und Performance geht. Fitness-Tracer und Gesundheits-Apps belegen diesen Trend zu vermehrter Selbstkontrolle und können zukünftig auf Rezept verordnet werden.

Manche werden sich wie Frau H. eher einen individuellen Gesundheitscoach suchen wollen. Medizinische Parallelwelten sind voll davon. Ob die Hausarztpraxis der Zukunft solche Ansprüche erfüllen kann und will, wird sich erst zeigen müssen.

Jedenfalls werden sich Hausärzte gut überlegen müssen, ob sie diesen Trend zur Selbstkontrolle im Einzelfall gutheißen; und sie sollten sinnvolle, hoffentlich zukünftig zertifizierte Empfehlungen zu Gesundheits-Apps aussprechen können. Für manche Patienten kann das Digitale ein Weg zu verbessertem Selbstmanagement sein, für andere kann Selbstkontrolle eine Dimension annehmen, die Lebensfreude durch Rigidität ersetzt und hinter der sich Zwangsstörungen und Anorexie verbergen können.

Auch in anderer als der skizzierten Weise kann versucht werden, Unsicherheit zu bewältigen. Insbesondere Mitglieder der Unterschicht können fordernd auftreten und *Gerechtigkeit und Ausgleich vom medizinischen System erwarten*, die ihnen ihre Lebenswelt sonst nicht bietet. Insbesondere die Hausarztmedizin bietet noch das Bild gleicher Chancen und des gleichen Zugangs zu Versorgungsstrukturen für alle. Hausärzte, die Mitglieder der Unterschicht behandeln, werden zunehmend gefordert sein, aus einer fürsorglichen Haltung heraus mehr Hilfestellung anzubieten, dieses »Durchwursteln« durchzustehen. Sie werden aber auch häufiger als bisher Patienten begegnen, die sie aus ihrer Perspektive als anmaßend erleben: »Das steht mir doch zu!« (▶ Kap. 4.3). Sozialmedizinische Kenntnisse der Hausärzte und Kooperation mit Sozial- und Arbeitsmedizinern sind mehr denn je erforderlich, um sowohl adäquat zu unterstützen als auch Grenzen gegenüber unrealistischen Forderungen zu setzen.

Reflexion ärztlicher Wertvorstellungen

Nicht nur sind Ärzte mit einem gegenüber früher veränderten Patientenklientel konfrontiert, das sie zu anderen Schwerpunkten des Verhaltens zwingt. Sie haben eigene Wertvorstellungen und Glaubenssätze als Resultat ihrer Sozialisation in ihren Herkunftsfamilien und ihrer jetzigen Schichtzugehörigkeit entwickelt. Sie werden untereinander unterschiedlich sein. Die meisten werden sich der gehobenen Mittelschicht zuordnen. Respekt vor dem »Durchwursteln« von Menschen aus der Unterschicht wird ihnen vielleicht schwerer fallen. Nachfragen nach inadäquatem Krankheitsverhalten wie Rauchen und Alkoholkonsum mag ihnen bei Herrn A. schneller in den Sinn kommen als gegenüber der Personalchefin, die abends nach stressreichem Tag zum Rotweinglas greift. Die vielen Zahlen dieses Kapitels sollen auch Verständnis wecken, dass Krankheit und Krankheitsverhalten nicht nur Ergebnis individuellen Versagens sind. Wir raten, über die eigenen Wertvorstellungen vor dem Hintergrund der beschriebenen soziologischen Veränderungen nachzudenken.

Wie nun mit den Patienten unseres fiktiven Vormittags umgehen?
Herrn S., den Patienten aus der alten Mittelschicht mit erhöhtem Blutdruck und genauestens in einer App dokumentierten Blutdruckwerten, kann der Hausarzt

loben, dass er sich so viel Mühe gibt, um ihn mit guten Informationen zu versorgen und seine Arbeit zu erleichtern. Er müsse aber nicht jeden Tag seine Werte dokumentieren. Weiterhin kann er die Lebensleistung wertschätzen, die an den Kindern des Herrn S. sichtbar wird. Bei weiteren Kontakten kann er Unsicherheit des Patienten ansprechen. Er sollte sich darauf einstellen, dass es dem Patienten immer darum gehen wird, wer die Kontrolle über die Behandlung hat.

Herrn A. gegenüber könnte der Hausarzt antworten: »Ich weiß, dass Sie viel Ungerechtigkeit in Ihrem Leben erfahren haben. Aber ich möchte nicht, dass Sie in meiner Praxis über meine Patientinnen so abschätzig als Kopftuchmädchen sprechen.« Im weiteren Verlauf könnte der Hausarzt Ärger und Wut des Patienten zum Thema machen.

Erhält Frau H., unsere Vertreterin der neuen Mittelklasse, die Überweisung zum MRT? Wenn ja, wäre der Kontakt zügig beendet. Alternativ könnte der Arzt ansprechen: »Ich weiß ja, dass Sie immer und schnell um Ihre Gesundheit besorgt sind. Ich bin besorgt, dass Sie sich durch zu viel technische Diagnostik gesundheitlich schaden könnten.« Eine ausführliche Exploration der Beschwerden und körperliche Untersuchung können die Patientin beruhigen. »Ob weitere technische Untersuchungen erforderlich sind, werden wir dann gemeinsam absprechen.« Falls – wie zu erwarten – weitergehende technische Diagnostik nicht indiziert ist, könnte ein Neinsagen des Arztes dazu führen, dass die Patientin die Beziehung abbricht. Das ist nicht ausgeschlossen, aber auf der Basis einer sorgenden Beziehung eher unwahrscheinlich.

5.5 Die ärztliche Profession im Wandel

Auch Ärzte folgen einem gesellschaftlichen Wertewandel. Auch ihnen stellt sich die Aufgabe, das Prestige im Einzigartigen und Erleben des Einzigartigen zu suchen. Auch sie wollen Essen, Reisen, das Kinderbekommen und die Kindererziehung zu etwas besonders Erlebbaren machen. Auch sie wollen Wohnungen als Erlebnisräume. Auch sie müssen ihren Körper pflegen. Auch sie sind auf der Suche nach Selbstoptimierung. Auch sie wollen Teil der digitalen Netzwerke sein. Alte Netzwerke wie z. B. die Ärztevereine bieten dies nicht mehr. Ihr Lebensstil wie der der gesamten akademischen Mittelklasse ist ein hochgradig aktiver. Das vergrößert ihren allein aus der beruflichen Arbeitswelt und seiner zeitlichen Enge resultierenden Stress und ist auch verantwortlich für das wachsende Burnout-Syndrom unter Ärzten.

Der ärztliche Beruf hält jedoch auch schützende Faktoren bereit, die Angehörigen der neuen akademischen Mittelschicht nicht im selben Maß zur Verfügung stehen. Für die meisten Ärzte war schon immer die berufliche Tätigkeit mit dem *Sinnhaften* verbunden. Dies ist und bleibt ein wichtiger Aspekt ärztlicher Berufswahl. Die Sinnhaftigkeit der Berufswahl und die Bestätigung dieser Sinnhaftigkeit im Arbeitsalltag fördert ihre Stress-Resilienz. Hinzu tritt, dass der Abschluss eines Studiums der Medizin einen vielfältigen Berufsweg und Wechsel in der Schwerpunktsetzung und Spielräume für viele Kompetenzen eröffnet. Ärzte werden überall auf der Welt einen Job finden. Die Unsicherheit der Existenz ist damit im Vergleich zu anderen akademischen Berufen geringer.

Ihre Unsicherheit der Existenz ist auch dadurch geringer, dass viele durch ihre Herkunft aus der akademischen Mittelschicht – die Eltern waren bereits Ärzte – eine finanzielle Absicherung Ihrer Zukunft erwarten können oder ein Erbe bereits besitzen.

Die *Zunahme der Frauen im Arztberuf* lässt aber insgesamt aufmerken. Schon immer war die Zunahme des Frauenanteils im jeweiligen Beruf mit Einkommenssenkung verbunden. Ob sie sich überhaupt niederlassen – besonders im ländlichen Raum – ist auch davon abhängig, dass den Lebenspartnern eine berufliche Perspektive und Kindern eine gute Ausbildung angeboten werden kann.

Auch die Berufsqualifikation des Hausarztes wird von den allgemeinen Veränderungen der Arbeits- und Lebenswelt beeinflusst. Dies belegen Veränderungen in ihrer Aus- und Weiterbildung. Formale Qualifikationen werden gegenüber anderen Kreativberufen immer großes Gewicht behalten. Jedoch werden in ihrer Aus- und Weiterbildung auch Profile geschaffen. Der medizinische Gegenstandskatalog und Regelungen der Weiterbildung sind von der *Beschreibung von Kompetenzen* gekennzeichnet anstatt formaler Qualifikationen. Auch der Zugang zu den Studienplätzen wird zukünftig auch von Profilen und nicht nur von Abiturnoten abhängig sein. Was das Profil eines Hausarztes ausmacht, fragen wir uns in einem späteren Kapitel (▶ Kap. 7).

> Wie bereits jetzt schon erfahrbar, werden sich die Krankheitsbilder in der Hausarztpraxis in Richtung chronische Erkrankungen und Erschöpfungssyndrome verschieben. Hausärzte werden zukünftig noch mehr mit Menschen in unsicheren Lebenslagen zu tun haben. Verstärkt werden sie mit Anspruchshaltungen und Wünschen nach sozialer Unterstützung konfrontiert werden. Ob sie sich überhaupt als »Gesundheitscoaches« einer aktiv lebenden, kreativen Mittelschicht positionieren wollen und können, wird sich zeigen. Sozialwissenschaftliches Sachwissen wird mehr noch als bisher wichtige Kompetenz der ärztlichen Profession. Der Wunsch nach Work-Life-Balance und die Fähigkeit zur Selbstfürsorge müssen in Aus- und Weiterbildung und in den Versorgungsstrukturen (▶ Kap. 12) berücksichtigt bzw. gefördert werden.

6 Komplexe Hausarztmedizin in einer digitalen Welt

Digitalisierung der Medizin – für viele Menschen ist dies eine verheißende Entwicklung, für andere eine Bedrohung. Wie so oft: Chancen und Risiken gleichzeitig. Dieses Kapitel konzentriert sich auf zwei Fragen: Werden die offenen Fragen, die sich uns bei komplex erkrankten Menschen stellen, mit einem Denken in Algorithmen besser zu lösen sein und wird die digitale Technik dazu beitragen, dass mehr Zeit bleibt, sich um diese offenen Fragen zu kümmern. Inzwischen werden in der öffentlichen Debatte die Digitalisierung und die digitale Technik in einem Atemzug genannt. Uns erscheint es wichtig, darauf hinzuweisen, dass digitales Denken zur modernen Gesellschaft gehört – überall dort, wo gezählt wird oder wo Analoges auf Ja- oder Nein-Entscheidungen zugespitzt wird. Es geht also einerseits um die Digitalisierung und andererseits um die digitale Technik.

Wir werden uns in diesem Kapitel nicht mit den ungelösten Problemen der Datensicherheit beschäftigen oder uns sorgen, dass der Markt für die digitale Technik von wenigen Konzernen beherrscht wird. Wir glauben, dass wir die Vorteile der Datentechnik genießen sollten, ohne vor den Risiken die Augen zu verschließen.

»Datenschutz ist etwas für Gesunde« lautet die einfache Formel von Gesundheitspolitikern, die Big Data zum Wohle von Patienten nutzen wollen. Die Datenethikkommission der Bundesregierung hat dazu eine lesenswerte Position veröffentlicht.[15]

Die Mitglieder dieser Kommission haben sich einstimmig darauf geeinigt, dass Daten kein privates Eigentum sind und entsprechend behandelt oder gehandelt werden können. Sie wollen die Privatsphäre schützen und gleichzeitig insbesondere Gesundheitsdaten der Forschung zugänglich machen. Für diesen Spagat müssen politische Lösungen gefunden werden – gerne auch zivilgesellschaftliche wie in der Schweiz: hier verwaltet eine Genossenschaft die Gesundheitsdaten ihrer Mitglieder (www.midata.coop).

Nur wenn wir den Datenschutz ernst nehmen, werden wir die Schätze, die in Daten liegen, heben können. Analysen der »gematik« (Gesellschaft für Telematikanwendungen im Gesundheitswesen) zeigen im Herbst 2019, dass in 90 % der Praxen, die an das bundesweite Gesundheitsdatennetzwerk angeschlossen sind, erhebliche Sicherheitsrisiken bestehen. Verlässliche und praktikable Regeln zum Datenschutz sind unerlässlich, denn die meisten sind sich einig: einen Weg zu-

---

15 https://www.bmi.bund.de/DE/themen/it-und-digitalpolitik/datenethikkommission/arbeitsergebnisse-der-dek/arbeitsergebnisse-der-dek-node.html.

rück in eine papierbasierte Praxis wird es nicht geben – und das Telefaxgerät erfüllt keinerlei Sicherheitsstandards.

Dieser Beitrag wird die Möglichkeiten beschreiben, wie wir auch mit digitalen Werkzeugen komplex erkrankten Menschen besser helfen können. Bisher haben sich digitale Lösungen überall dort erfolgreich durchgesetzt, wo die Nutzer der Technologie einen deutlichen Vorteil erlebt haben. Beispiele sind das Online-Banking, die Buchung von Reisen im Internet, oder der Einkauf im Versandhandel. Nutzer sind im Gesundheitswesen die erkrankten Menschen – und Patienten als Nutzer werden den digitalen Wandel im Gesundheitswesen befördern, auch gegen den Widerstand der Anbieter, die sich aus unterschiedlichen Gründen dem Wandel entgegenstellen.

Wie hilfreich sind nun Algorithmen? Werden Big Data und künstliche Intelligenz die Medizin revolutionieren? Die Mathematikerin Hannah Fry (Fry 2019) definiert Algorithmen als Anleitungen zur schrittweisen Erfüllung von spezifischen Aufgaben. Besonders geeignet sind diese digitalen Programme, wenn es darum geht »zu priorisieren, zu klassifizieren, zu kombinieren und zu filtern, also Relevantes heraus zu suchen.« Das sind auch typische ärztliche Aufgaben bei der Diagnose und Therapie. Algorithmen erledigen diese Aufgaben entweder regelgebunden – dabei helfen uns bereits unsere digitalen Praxisprogramme – oder selbstlernend. Bei selbstlernenden Algorithmen spricht man seit Jahrzehnten von »künstlicher Intelligenz«. Manche sind enthusiastisch und erwarten, dass menschliche und künstliche Intelligenz kreativ zusammenarbeiten werden. Frau Fry hält den Begriff für irreführend. Sie bezeichnet selbstlernende Systeme bescheidener als »Revolutionäre Computerstatistik«. Auch wenn Einigkeit besteht, dass selbstlernenden Systeme (KI) die Praxis im Gesundheitswesen revolutionieren können, so sind Patienten eher zurückhaltend. »Je einzigartiger sich Patienten fühlen, desto größer sind ihre Zweifel an KI-Diagnosen«. Zu diesem Schluss kommt ein Forscherteam der Boston University (Longoni et al. 2019) und sie fügen hinzu: Es besteht »eine eindeutige Korrelation zwischen individuell wahrgenommener Einzigartigkeit und der Ablehnung von Algorithmen zur Diagnose […] Selbst in Szenarien, in denen ein Computer eindeutig genauer ist als ein Mensch.« Egal wie euphorisch oder wie skeptisch: Big Data und künstliche Intelligenz sind bereits ins Gesundheitswesen eingezogen, und es gilt, die weitere Anwendung zu gestalten.

Digitalisierung ist kein Projekt der letzten Jahrzehnte, sondern gehört zur Entwicklung moderner Gesellschaften. Darauf weist uns Armin Nassehi in seiner Soziologie der digitalen Gesellschaft hin (Nassehi 2019). Schon seit dem 19. Jahrhundert sucht zum Beispiel die klinische Epidemiologie nach Mustern, um Ursachen von Krankheiten zu erkennen. Ein berühmtes Beispiel liefert der Londoner Arzt John Snow, wie er 1854 den Ursachen einer Cholera-Epidemie in Soho auf die Spur kommt, ohne etwas von Bakterien zu wissen. Diese werden erst 20 Jahre später von Pasteur und Koch näher beschrieben.

Neu sind die Errungenschaften der digitalen Technik. Mit dem Smartphone hat jeder Mensch selbst im entlegensten Winkel der Welt Zugang zum aktuellen medizinischen Wissen. Der Leistungsfähigkeit von Computern scheinen keine Grenzen gesetzt zu sein – oder es eröffnen sich neue Möglichkeiten durch neue Techniken, wie zum Beispiel dem Quantencomputer.

6.1 Sieben Thesen zur Digitalisierung in einer komplexen Krankheitswelt

Diese Thesen sind im Zusammenhang zu verstehen. Je klarer die letzte These sich in der praktischen Medizin bewahrheitet, desto besser werden die Bedingungen für die erste These, dass die Digitalisierung eines der wichtigen Probleme im Gesundheitswesen löst: nämlich die Interessen der Patienten an erste Stelle aller Entscheidungen zu setzen.

> 1. Je mehr sich digitale Technologien in der Hausarztmedizin durchsetzen, desto stärker werden unmittelbare Patienteninteressen berücksichtigt.
> 2. Digital gespeichertes medizinisches Wissen demokratisiert Expertenwissen.
> 3. Selbstlernende digitale Datenbanken können Patienten wie Ärzten helfen, Muster in komplexen Sachverhalten zu erkennen.
> 4. Datengesteuerte Strategien sind nützliche Helfer.
> 5. Komplexe Erkrankungen werden erklärbarer, aber nicht unbedingt verstehbarer. Dies ist verführerisch für Patient und Arzt.
> 6. Ein vermessener Mensch vertraut mehr den Daten der Sensoren als seinen leiblichen Empfindungen.
> 7. Je mehr sich digitale Strategien in der Medizin durchsetzen, desto wichtiger wird die Hausärztin mit ihrer aus der analogen Erfahrung geschöpften Kompetenz, Atmosphären, Beziehungen und persönliche Situationen bewerten zu können.

1. Je mehr sich digitale Technologien in der Hausarztmedizin durchsetzen, desto stärker werden unmittelbare Patienteninteressen berücksichtigt

Digitale Technik ist Netzwerktechnik – praktisch und theoretisch. Jeder Knoten im Netzwerk ist gleich wichtig. Akteure in diesem Netzwerk können sich auf Augenhöhe begegnen. Dies ist eine Herausforderung für die traditionellen Akteure, zum Beispiel den Ärzten, die – geprägt durch Standesdenken – für sich eher eine übergeordnete oder zumindest eine zentrale Position beanspruchen. Viele Menschen fragen nicht zuerst den Arzt, wenn sie gesundheitliche Probleme haben, sondern sie googeln ihre Symptome auf ihrem Smartphone. Die Suche nach relevanter Information macht aus einem besorgten Patienten noch keinen gestärkten Patienten, da der Weg vom Kopfschmerz zum bösartigen Gehirntumor kurz ist. Leider erzeugt das Dramatische im Internet immer noch das größte Interesse und wird somit leichter unmittelbar zu finden sein. Es ist aber zu erwarten, dass die Nutzer des Netzes immer kompetenter werden und lernen, Wichtiges von Unwichtigem zu unterscheiden. Sie haben auf jeden Fall die Chance, sich mit klugen Fragen an Akteure im Gesundheitswesen zu wenden.

Bessere Information über das Gesundheitswesen

Als Patient ist es heute einfacher, sich über Ärzte und Krankenhäuser zu informieren. Viele Hausärzte haben eigene Webseiten und geben genauer Auskunft über das eigene Behandlungsangebot. Ob Bewertungsportale hilfreich sind, einen guten Arzt zu finden, darf allerdings bezweifelt werden. Bisher sind es leider oft die Nörgler, die den Ton angeben und dabei oft viel Lärm um Nichts machen. Erkaufte Bewertungen schaffen neue Zweifel. Dabei wären Rückmeldungen über Wartezeiten, nicht immer patientenfreundliche Routinen für suchende Patienten durchaus hilfreich. Die meisten Hausärzte wähnen sich aber in der komfortablen Situation, begehrt zu sein, auch bei schlechten Bewertungen.

Besserer Service im Gesundheitswesen

Viele Patientinnen sind es leid, lange in der Telefonwarteschlange zu sein, wenn sie einen Termin ausmachen wollen. Da wird ein digitaler Terminservice als sehr hilfreich erlebt. Viele Patienten können auch nicht einsehen, warum sie in Routinesituationen immer persönlich erscheinen müssen: hier könnten Videosprechstunden das Leben eines an einem akuten Magen-Darm-Infekt leidenden Menschen sehr erleichtern. Bereits jetzt gibt es sichere digitale Lösungen, damit Menschen neue Rezepte für bekannte Probleme nicht nur über den Tresen in der Praxis, sondern auch digital bekommen, bald dann auch direkt in die Apotheke der eigenen Wahl.

Unsere Nachbarn in der Schweiz haben mit Videosprechstunden schon viele Jahre gute Erfahrungen gemacht. Ein Schweizer Anbieter (www.medgate.ch/de) will dies auch in Deutschland anbieten. Auch andere Anbieter stehen in den Startlöchern, seit das Fernbehandlungsverbot in Deutschland gelockert wurde. Für alle kommerziellen Anbieter gilt der Grundsatz: digital vor ambulant vor stationär. Dieser digitale Markt wird sich sehr an den Kundenwünschen orientieren. Das haben auch Krankenkassen erkannt, entwickeln eigenständig eine elektronische Patientenakte und bieten digitale Entscheidungshilfen an, auch wenn zum Beispiel die Techniker Krankenkasse die Zusammenarbeit mit einem Anbieter wegen Sicherheitsbedenken wiedereingestellt hat. Die Hausarztpraxis wird bald mit vielfältigen digitalen Angeboten der Krankenkassen oder anderer Akteure im Wettbewerb stehen.

Ab Januar 2020 gilt das Digitale-Versorgung-Gesetz in Deutschland. Hausärzte können digitale Programme als Apps auf Kosten der Krankenkasse verschreiben. 2017 nutzte bereits jeder zweite Deutsche eine Gesundheits-App, mit steigender Tendenz. Nach spätestens einem Jahr muss der Nutzen dieser Apps evaluiert werden. Es soll ein zentrales Verzeichnis geschaffen werden. Der britische National Health Service (NHS) bietet dagegen bereits eine Apps-Library mit klaren Empfehlungen an und die Schweiz mit »eHealth Suisse« eine zentrale und übergeordnete Kompetenz- und Koordinationsstelle für digitale Gesundheit und einen mit allen Beteiligten abgestimmten Kriterienkatalog für Gesundheits-Apps. Positionspapiere der Bertelsmann Stiftung geben mit Stand von 2019 einen guten Überblick über die Situation in Deutschland (Knöppler, Neisecke et al. 2016, Klingel 2019). Für den einzelnen Nutzer sind diese Papiere leider nicht hilfreich. Dazu gibt es bisher eher allgemeinere Ratschläge: Bernhard Beil, Professor für Gesundheitsinformatik an der Hochschule Niederrhein, empfiehlt allen Nutzern, sich erstmal die Frage zu stellen: »Wer ist der Anbieter? Wer hat das Produkt mit welcher Kompetenz und welcher Absicht entwickelt? Wer verdient Geld damit? Wo werden die Daten gespeichert?«

Mit der Digitaltechnik bewerben sich mehr Akteure um den Patienten, auch um mit dem Angebot Geld zu verdienen. Das ist erstmal nichts Verwerfliches – das tun Ärzte mit ihren Praxen auch. Eine entscheidende Frage bleibt, wie stark sich Profitinteressen durchsetzen wollen oder ob die Motivation, einen Beitrag zur Stärkung von Patienteninteressen zu leisten, treibende Kraft ist. Beides muss sich nicht ausschließen.

Die Autorin der Bertelsmann Stiftung, Klingel, vermittelt anschaulich, welche Chancen Gesundheits-Apps für den Anwender haben können: »Richtig eingesetzt... können sie Patientinnen helfen, selbstbestimmter und individueller mit ihrer Krankheit umzugehen« (Klingel 2019). Die Apps können zur Selbstdiagnose und Selbstbehandlung genutzt werden. Statt sich eine zweite ärztliche Meinung einzuholen, kann der Patient checken, ob andere Ärzte ähnlich empfehlen würden wie der eigene Arzt. Sie können gezielt Tipps vermitteln, wie man sich vor oder nach einer Behandlung verhalten soll. Eine App kann auch Anreize setzen, sich gesundheitsbewusster zu verhalten, Medikamente regelmäßig einzunehmen – dabei kann die App zum wohlwollenden Begleiter werden oder auch spielerisch belohnende Anreize setzen.

2. **Digital gespeichertes medizinisches Wissen demokratisiert Expertenwissen**

Der norwegische Staat hat pauschal eine Lizenz gekauft, damit sich alle Bürger in die Datenbanken internationaler medizinischer Fachzeitschriften einloggen können. Über die »nationale Gesundheitsbibliothek« haben sie freien Zugang zum veröffentlichten medizinischen Wissen. Auch im deutschsprachigen Raum finden Verhandlungen mit den wissenschaftlichen Verlagen statt mit dem Ziel, durch pauschale Bezahlungen Wissenschaft leicht und ohne Bezahlschranken zugänglich zu machen.

Mittlerweile produzieren vernetzte Patienten dieses Wissen selbst: Das vorwiegend im US-amerikanischen Raum agierende Netzwerk »PatientsLikeMe« wurde 2004 von den Brüdern Heywood gegründet, nachdem einer der Brüder ALS bekommen hatte. Jetzt wird dieses Netzwerk von über 600.000 Menschen genutzt, die an 2.800 verschiedenen Beschwerden leiden (www.patientslikeme.com). Sie nutzen das Netzwerk, um nach Behandlungen auch für seltene Erkrankungen zu suchen, und betreiben auch eigene Forschung. Vorrangig werden hier aber Berichte von Patienten systematisch geteilt, Erfahrungen mit Medikamenten berichtet und Tipps für den Alltag gegeben. Es ist erstaunlich, mit welcher Offenheit Menschen über ihre Krankheitssituation berichten. In den Jahren wurde eine große Datenbank erstellt, die gut systematisiert ist. Ein wichtiger Schritt, diese Datenbank nach Mustern zu durchsuchen, wurde durch die Kooperation mit einem chinesischen start-up gemacht (iCarbonX) – die Zukunft dieser Zusammenarbeit ist aus politischen Gründen aktuell (2020) gefährdet. In einer 2016 durchgeführten Studie wurden fast 4.000 Teilnehmer am Netzwerk befragt (Chiauzzi, DasMahapatra et al. 2016). Besonders Patienten mit neurologischen Erkrankungen wie Multiple Sklerose oder Morbus Parkinson fühlten sich durch die Nutzung des Netzwerkes in ihrer Patienten-Arzt-Beziehung und in ihrem Wissen und persönlicher Kontrolle gestärkt. Weniger Nutzen hatten Menschen, die sich dem Netzwerk wegen Fibromyalgie oder chronischem Müdigkeitssyndrom anschlossen. Insgesamt hatten eher männliche und besser ausgebildete Menschen einen größeren Nutzen von der Teilnahme am Netzwerk.

Wem kann man mehr vertrauen, als Menschen, die in derselben Not sind? Sie berichten sich gegenseitig über hilfreiche Veränderung der Ernährung, um die Magenschmerzen zu lindern oder über passende Übungen, um den lästigen Schwindel für ein paar Stunden verschwinden zu lassen. Vielleicht tun sich Patientinnen und Patienten aber auch zusammen und suchen gemeinsam nach Lösungen, die mehr Sicherheit (Evidenz) versprechen. Vielleicht führt dieses Zusammenfinden auch zu mehr Mut und Selbstvertrauen? In einer niederländischen Studie zeigt sich, dass selbst Menschen, die nicht eigenständige Beiträge in solchen Foren schreiben, sondern nur stille Beobachter sind, von der Teilhabe profitieren und sich gestärkt fühlen (van Uden-Kraan, Drossaert et al. 2009). Digitales Wissen erleichtert Selbsthilfe. Menschen, die erfahren, dass in der digitalen Welt vertrauenswürdige Information zu finden ist, haben auch Verständnis dafür, dass der Arzt noch im Sprechzimmer sein digitales Lexikon aufschlägt und nach den neuesten Empfehlungen sucht.

> **Selbsthilfe im Internet**
>
> https://www.gesundheitsinformation.de
> https://www.patienten-information.de
> https://deximed.de/patienten/
> https://washabich.de

Dies ist eine Auswahl von Websites, die auch Patienten verlässliche Informationen liefern. Das digitale Ärztelexikon »deximed«, das für Ärzte kostenpflichtig ist, hält viele für Patienten geschriebene Informationen bereit.

3. Selbstlernende digitale Datenbanken können Patienten wie Ärzten helfen, Muster in komplexen Sachverhalten zu erkennen

Der deutsche »Dr. House« arbeitet in Marburg und begeistert jedes Jahr seine Studenten, da er seine interessantesten Fälle mit Spuren aus dem Internet füttert. Dr. Schröder leitet das Zentrum für unerkannte und seltene Erkrankungen. Die mit vielen Befunden gespickten Überweisungen wurden in den ersten Jahren von »Dr. Watson« gelesen, einem Computer mit der gleichnamigen Software, die Studien aus der ganzen Welt speichert und mit den ausgelesenen Befunden abgleicht; eine Sisyphos-Arbeit, zu der heute kein Mensch mehr in der Lage wäre. IBM hat dieses Programm mittlerweile eingestellt, auch wenn der Computer immer wieder fündig wurde und Belege für Krankheiten fand, an die niemand gedacht hatte. »Wenn man die Leistungsfähigkeit von IBM Watson mit einem menschlichen Experten bei 1.000 Menschen mit einer Krebsdiagnose vergleicht, dann findet Watson noch in 30 % der Fälle Behandlungsoptionen, auf die die Ärzte nicht kommen« (Lohr 2016).[16]

Jedes Jahr erscheinen 160.000 medizinische Artikel mit onkologischen Fragestellungen – Menschen müssen hier notwendigerweise eine Auswahl treffen, Maschinen brauchen das nicht. Auch bei Triage Entscheidungen in Notfallsituationen waren die durch künstliche Intelligenz begründeten Diagnosen in neun von zehn Fällen korrekt, während die Rate bei den Experten bei 77,5 % lag (Donnely 2017).[17]

Für die deutschen Krankenhausbetreiber ist die ökonomische Bilanz für »Dr. Watson« noch eher negativ, und die Anwendung fand keine Nachahmer. Die Experten sind sich aber einig, dass sich die sogenannte künstliche Intelligenz im Gesundheitswesen durchsetzen wird – vor allem in Bereichen, die bereits jetzt von Daten beherrscht werden, wie in der Labormedizin oder in der Radiologie. Gerade in der Radiologie macht ein Computer nicht den Fehler, den viele Menschen machen: diese finden, was sie suchen – eine Fraktur der Rippen zum Beispiel – und dabei übersehen sie den peripheren Lungentumor. Auch in der Dermatologie erweisen sich selbstlernende Systeme, die dermatoskopische Bilder auswerten, den meisten Hautärzten überlegen, wenn es darum geht, maligne Melanome von harmlosen Pigmentflecken zu unterscheiden. Von 157 Spezialisten aus zwölf Universitätskliniken waren nur sieben besser als der selbstlernende Computer und 136 Ärzte, darunter auch Chefärzte, hatten schlechtere Ergebnisse (Brinker, Hekler et al. 2019).

Aber selbst wenn Patienten wissen, dass die Maschine oft klüger ist als der Arzt, fürchten sie, wie eingangs zitiert, dass sie in ihrer Einzigartigkeit von einer Maschine nicht wahrgenommen werden (Longoni, Bonezzi et al. 2019). Unmittelbar wird einem Menschen eher zugeschrieben, dass er oder sie das Besondere und Individuelle im Gegenüber sieht. Dabei könnte ein durch viele persönliche Daten gestütztes Programm in manchen Situationen eine sehr maßgeschneiderte Lösung vorschlagen. Viele Ärzte müssen sich auch immer wieder fragen lassen, wie persönlich zugeschnitten ihre Gespräche sind, oder ob sie sich in der knappen Zeit, die für die Konsultation zur Verfügung steht, nicht doch schnell von Standardfragen und Standardantworten leiten lassen. Das schwarzweiße Bild »unpersönliche Maschine und persönlicher Mensch« enthält viel mehr Grautöne.

---

16 https://www.nytimes.com/2016/10/17/technology/ibm-is-counting-on-its-bet-on-watson-and-paying-big-money-for-it.html. (Letzter Zugriff am 9.1.2020)
17 https://www.telegraph.co.uk/technology/2017/03/07/robots-will-soon-able-diagnose-accurately-almost-doctor/

4. Datengesteuerte Strategien sind nützliche Helfer

Menschen mit Diabetes erheben ständig Daten. Es bietet sich also an, diese Daten in einer App zu sammeln. Die technische Entwicklung wird diese Verzahnung weiter fördern: der Blutzucker wird unblutig gemessen, der Sensor schickt diese Werte in die persönliche Datenbank, die auf Wunsch Empfehlungen zum passenden Essen, zur passenden Bewegung und zur passenden Medikation ausspricht. Noch gibt es viele unterschiedliche digitale Angebote. Wie in der digitalen Welt üblich, wird sich ein Anbieter mit dem besten und einfachsten Service durchsetzen.

Eine der großen Anbieter ist MySugr mit mehr als 100 Mitarbeitern und mehr als zwei Millionen Nutzern, die Hälfte davon lebt in den USA. Seit 2018 gehört das Unternehmen zum Schweizer Roche-Konzern, tritt aber weiter als eigenständige Firma auf. MySugr hat in seinem zweitwichtigsten Markt Deutschland mit sechs privaten Krankenkassen und der AOK einen Vertrag geschlossen. Die Anbieter preisen dabei ihr Angebot als eine »Rundumversorgung« an. Das Programm ist sehr lebensnah entwickelt und wurde von Nutzern als die beste Diabetes-App gewürdigt. Andere Anbieter wie DiabetesConnect, Diabetes Tagebuch, Contour Diabetes haben sich bisher weniger durchgesetzt.

Unter dem Titel: »Online-Hilfe für die Seele« fragte die FAZ-Autorin Britta Beeger am 30.12.2019, ob Apps und Video-Chats Menschen helfen können, die an einer Angststörung leiden oder nicht aus einer depressiven Stimmung herausfinden. Bereits seit Ende 2017 bietet die private Schön-Klinikgruppe mit der Plattform Minddoc Videotherapien für Menschen mit Depressionen, Essstörungen und Burn-out an. In der Nachsorge gibt es auch Hilfe für Patienten mit Ängsten und Zwängen. Minddoc arbeitet mit 65 Psychotherapeuten zusammen, die meisten sind fest angestellt. Die Therapie startet immer mit einem persönlichen Erstgespräch. Danach wird die Therapie per Videokontakt fortgesetzt, jede Sitzung dauert 50 Minuten. Die Therapie wird von einigen Krankenkassen bezahlt, darunter auch gesetzliche Krankenkassen wie der Barmer, einer Betriebskrankenkasse und der AOK Bayern.

Minddoc definiert sich selbst als eine vollwertige Therapie – andere Plattformen verstehen sich eher als ein Angebot in der Wartezeit bis zur persönlichen Psychotherapie. Als Beispiel wäre Selfapy zu nennen, die in 9–12-wöchigen Kursen Hilfe für Menschen mit Depressionen, Angst- und Panikstörungen, Schmerzen oder Essstörungen anbieten. Gemeinsamer Start ist immer ein individuelles Gespräch per Telefon oder Chat.

In Zusammenarbeit mit einigen deutschen Universitäten wird Moodpath weiterentwickelt. Die Gründer der Plattform fokussierten zu Beginn auf das Erkennen von Depressionen, und es wurden Empfehlungen ausgesprochen, ob eine Psychotherapie sinnvoll sei. Das Gründer Start-up wurde kürzlich von den Schön-Kliniken übernommen, agiert aber weiter selbstständig. Sie veröffentlichen auch ein eigenes online-Magazin mit eher verhaltenstherapeutischen Tipps.

Aber auch Psychotherapeuten bekommen digitale Hilfe. Der Leiter der Trierer Ambulanz für klinische Psychologie, Prof. Lutz, hat eine Software entwickelt, die dem Therapeuten im Laufe einer Psychotherapie vermittelt, ob die Therapie genau für diesen Patienten hilft und wenn nicht, welche Art der Psychotherapie in der aktuellen Situation beim aktuellen Patienten hilfreich sein könnte. Die Software, der »Trierer Therapie Navigator«, macht dann auch konkrete Vorschläge für zielgerichtete Techniken mit Videos und Arbeitsblättern (SZ 15.1.2020). Das Programm ist auf Github frei im Netz verfügbar und kann maßgeschneidert für eigene Bedürfnisse weiterentwickelt werden. Die Software ist ein gutes Beispiel dafür, wie sich dank der digitalen Technik und dem Denken in Netzwerken die Orientierung weg von Therapieschulen aus Therapeutensicht hin zu einer Ergebnisorientierung aus Patientensicht entwickelt.

«Die Medizin der Zukunft wird mehr als je zuvor personalisiert, daten- und evidenzbasiert sein«, prophezeit Erwin Böttinger, Digital-Health-Experte am Hasso-Plattner-Institut der Universität Potsdam und einer der Herausgeber des Buches »Die Zukunft der Medizin«, in dem viele namhafte Autoren den aktuellen Stand ihrer Disziplin beschreiben (Böttinger und Putlitz 2019). Allgemeinmediziner sucht man dort leider vergeblich. Auch wenn der Begriff der Personalisierung immer wieder missbräuchlich verwendet wird – es geht ja eher darum, dass statistische Analysen so ausgewertet werden, dass auch individuelle Eigenschaften einfließen. Am stärksten wird dies in naher Zukunft durch die Analyse des individuellen Genoms gelingen. Eine Analyse, die direkt dem Verbraucher angeboten wird – vorläufig nur über Anbieter in den USA –, zum Beispiel der mit Google verbundenen Firma 23andme, ermittelt über 250 Genvarianten, die das Risiko für unterschiedliche Erkrankungen bestimmen oder die Reaktionsweise auf bestimmte Medikamente voraussagen. Vorübergehend hatte die Verbraucherschutzbehörde der USA die Vermarktung gesundheitsbezogener Daten verboten. Mittlerweile wurden aber alle Auflagen erfüllt und der Speicheltest wird für knapp 200 Dollar angeboten (www.23andme.com). In der Verknüpfung von Genomdaten und klinischen Daten in zum Beispiel Medikamentenstudien wird es eher möglich sein herauszufinden, für wen sich eine bestimmte medikamentöse Behandlung eignet und für wen nicht.

Patienten brauchen Hilfe bei der Suche nach relevanten Online-Tools. Diese werden eher angenommen, wenn sie vom eigenen Hausarzt empfohlen werden. Bisher überwiegen die positiven Erfahrungsberichte und es scheint sich für den Patienten zu lohnen, Hilfe in der digitalen Welt zu suchen. Denn viele Nutzer fühlen sich besser informiert und besser gerüstet, gemeinsam mit dem Arzt Entscheidungen zu treffen. Mit dem seit Januar 2020 geltenden Digitale-Versorgung-Gesetz sollen diese Apps verschrieben werden können. Die entstehenden Kosten müssen erstattet werden, wenn vorab das Bundesinstitut für Arzneimittel und Medizinprodukte die Sicherheit und Qualität der Apps überprüft hat. Die Anbieter haben insgesamt ein Jahr Zeit zu dokumentieren, dass das Programm auch nützlich ist und die Versorgung verbessert. Eine konkrete Rechtsverordnung muss noch erarbeitet werden.

5. Komplexe Erkrankungen werden erklärbarer, aber nicht unbedingt verstehbarer. Dies ist verführerisch für Patient und Arzt

Menschen gehen zu Ärzten, weil sie sich um ihre Gesundheit oder um den Verlauf einer Krankheit Sorgen machen. Es ist die Sorge um die Zukunft. Menschen erwarten von ihrem Arzt, dass seine wissenschaftlichen Methoden einen Blick in die Zukunft erlauben und er die Fragen: »Wie lange dauert das noch? Werde ich diese Erkrankung ohne dauerhafte Behinderung überleben?« beantworten kann. Die Antwort: »Das können wir nicht mit Sicherheit sagen!« wird den Patienten in seinem Wunsch nach Sicherheit enttäuschen. Noch schwieriger wird es für den Arzt, wenn Patienten eine eindeutige Ursache benannt haben wollen, die jedoch ärztlicherseits nicht benannt werden kann. »Wo kommen diese unerträglichen Muskelschmerzen her, und warum hilft nichts, diese Schmerzen anhaltend zu lindern?« In einer solchen Situation ist es verlockend, minimale Abweichungen als Erklärung anzubieten. Der Vitamin-D-Mangel, die leichte Blutarmut, die wenig aktive Lebensweise, die biochemischen Spuren einer abgelaufenen Virusinfektion werden zu entlastenden Erklärungen und verleiten auch zu vielleicht sogar wirksamen Therapien. Eine datengesteuerte Analyse einer komplexen Situation birgt die Gefahr, dass viele Einzelfaktoren mit einer Erkrankung korrelieren und vorhalten müssen für eine Erklärung oder einen Therapievorschlag. Mehr Bewegung, die tägliche Vitamin-Dosis und eine geänderte Ernährung lindern möglicherweise die Schmerzen und bestärken die Erklärungen des Arztes. Was ist daran falsch?

Unmittelbar ist es gut, wenn etwas gefunden wurde, was hilft, auch wenn es bedeutet, dass man täglich Vitaminpillen schlucken muss oder für das tägliche Essen nur eisenreiche Zutaten sucht und fettes Essen ein schlechtes Gewissen macht. Doch das Leben kann schnell unfreier werden. Die schnelle Erklärung kann auch den Blick versperren für Zusammenhänge, die uns eine Lebenssituation verständlicher machen: zum Beispiel die krankmachende Sorge um Kinder oder die fordernden Eltern oder die traumatischen Erlebnisse, die längst vergessen waren. Der Blick ins Genom oder ins Blut und die zunehmende Zahl von Sensoren, die unsere Muskelspannung messen oder dem Herzschlag folgen, liefern uns eine Menge Daten, die verführerische Erklärungen liefern können, uns dabei aber auch die Mühen für ein besseres Verständnis abnehmen können.

6. Ein vermessener Mensch vertraut mehr den Daten der Sensoren als seinen leiblichen Empfindungen

Welche Rolle spielen dann all die Sensoren, die wir uns als vermeintlich gesunde Menschen auf der Körperoberfläche befestigen und die uns im Alltag begleiten, wie die digitale Uhr, die unseren Herzrhythmus analysiert, die intelligenten Socken, die uns beibringen, entspannt zu laufen, die unsere Muskelspannung messenden Sensoren, die uns ermahnen, doch mal eine Pause zu machen, oder die Kamera, die uns im Auto vor dem Sekundenschlaf warnt? Für einige von uns sind diese Self-tracking-Instrumente hilfreich: wir werden aktiver, ernähren uns gesünder, schlafen besser.

6.1 Sieben Thesen zur Digitalisierung in einer komplexen Krankheitswelt

Die 2007 in den USA gegründete Quantified Self-Bewegung ist seit 2012 auch in Deutschland mit zahlreichen Regionalgruppen aktiv. Auf regelmäßig stattfindenden Konferenzen tauschen sich die Menschen aus – durch Tracking von Vitaldaten (Temperatur, Herzfrequenz, Blutzucker) kommt der eigene Diabetes unter Kontrolle, wird der optimale Zeitpunkt für die Einnahme der Parkinsonmedikamente ermittelt, wird die Vegetation entlang der Laufstrecke gescannt, damit allergische Reaktionen durch Pollen vermieden werden können, oder werden Trigger für Herzrasen identifiziert. Verfolgt man die Berichte im Internet, so fühlen sich die Menschen zufriedener, wenn sie erleben, dass sie die Kontrolle über ihren Körper haben (Ajana 2017). Dazu kommen auch mahnende Stimmen, die darauf verweisen, dass die Sensoren wichtiger werden können als die eigenen leiblichen Signale: wenn zum Beispiel die Auswertung einer Schlafqualität-App zeigt, dass es eine schlechte Nacht war, ohne dass dies subjektiv so erlebt wurde. Nutzer einer App, die Schlafphasen registriert, trauen diesen mehr als Befunden, die von Schlafmedizinern in deren Laboren erhoben werden (Baron, Abbott et al. 2017).

Dies gilt auch für die Smartwatch, die Alarm schlägt, wenn sich das 1-Kanal-EKG bedrohlich zum gespeicherten Referenz-EKG verändert. An einer von Apple initiierten Studien haben sich 2019 fast 420.000 Menschen über acht Monate beteiligt (Perez, Mahaffey et al. 2019). Bei fünf von 1000 Teilnehmern wurden unregelmäßige Herzschläge registriert – es beteiligten sich allerdings deutlich weniger Menschen, die älter als 65 Jahre alt waren. In dieser Gruppe erlebten drei von 100 eine Episode mit Arrhythmien. Das Studiendesign sah vor, dass allen, bei denen das EKG am Handgelenk auffällig wurde, angeboten wurde, mit einem zugesandten Patch ein Langzeit-EKG durchzuführen. Nur jeder fünfte Teilnehmer sandte dies zurück und bei einem Drittel von diesen konnte der Verdacht auf Vorhofflimmern bestätigt werden. In einem kritischen Kommentar wird problematisiert, ob ein Vorhofflimmern, das über lange Beobachtungszeit bei gesunden Menschen registriert wird, ähnlich riskant ist wie eins, das bei einem vom Arzt verordneten Langzeit-EKG entdeckt wird (Campion und Jarcho 2019). Sicher muss hier weiter geforscht werden. Interessant wäre ja auch die Strategie mit einer »pill-in-the-pocket«: nur dann blutverdünnende Medikamente zu nehmen, wenn das Herz wieder anfallsweise unregelmäßig schlägt (Isakadze und Martin 2019).

Einigen von uns sind diese digitalen Zeigefinger suspekt. Sie wollen ihren Körper einfach erleben und nicht vermessen. Solche Menschen verweigern sich eher den von ihnen als digitale Spielereien erlebten Sensoren. Anderen werden diese Sensoren zur Qual. Der Blick auf die digitalen Begleiter wird zwanghaft, die Ermahnungen der App, sich mehr zu bewegen, macht nur schlechtes Gewissen und die ständige Teilnahme in der digitalen Community hält vom wirklichen Leben ab. Wer in der digitalen Blase lebt, läuft Gefahr, weniger Resonanz zu erleben. Der vermessene Mensch lebt schneller und wird schneller erschöpft. Dies wird auch in dem Kapitel zu gesellschaftlichen Veränderungen weiter ausgeführt (▶ Kap. 5).

7. Je mehr sich digitale Strategien in der Medizin durchsetzen, desto wichtiger wird der Hausarzt mit seiner aus der analogen Erfahrung geschöpften Kompetenz, Atmosphären, Beziehungen und persönliche Situationen bewerten zu können

Wenn für den kranken Menschen nach der Suche im »Netz« mehr Fragen als Antworten auftauchen, wenn die Vernetzung mit anderen kranken Menschen eher in die Fänge von geschäftsmachenden Heilsbringern führt, dann ist es gut auf einen Hausarzt zu treffen, dessen Lebenserfahrung sagt, dass wir meistens improvisieren wie beim Jazz, dass wir meistens »auf Sicht« fahren und lernen müssen, uns flexibel auf neue Hindernisse einzustellen (Shaughnessy, Slawson et al. 1998). Hierbei »verunglücken« wir aber auch – oft auch so, dass Menschen zu Patienten werden, oder dass sich Ärzte fragen, ob sie den richtigen Beruf gewählt haben. Dann ist es gut zu wissen, dass es einen empathischen Hausarzt gibt oder einen erfahrenen Kollegen, der bereit ist, ein Stück Weg gemeinsam zu gehen. Im komplexen Leben zeigt sich, ob Hausarztmedizin gelingt.

Der Allgemeinarzt ist Facharzt für komplexe Erkrankungen – er ist selten der Experte für eine bestimmte Krankheit, sondern kennt sich besonders mit Menschen aus, die in komplexen Situationen erkranken. Wie behält ein Hausarzt in komplexen Situationen die Übersicht und mit welchen Strategien schlägt er Lösungen vor? Wir können als Ärzte bewusst dazu beitragen, Komplexität zu reduzieren, also in einer stressigen Situation, in der für den Patienten sowohl im Familienleben wie am Arbeitsplatz große Schwierigkeiten erlebt werden, gemeinsam zu sortieren, was jetzt wichtiger ist oder was überhaupt geändert werden kann.

Eine weitere Strategie ist, die Kompetenz und die Anpassungsfähigkeit der Patienten zu stärken, damit komplexe Situation ausgehalten werden und erst langsam Lösungen gefunden werden können. Digitales Denken, eine auf Algorithmen basierende Auswertung von Daten, kann alle diese Strategien erleichtern, aber auch selbst zum krankmachenden Problem werden.

Gerade in komplexen Situationen, in denen Ursachen und Lösungen noch verborgen sind, ist es hilfreich, wenn Patient und Arzt im gemeinsamen Gespräch nach Spuren suchen, die Symptome verständlicher machen und die Veränderungen möglich machen. Dazu ein Beispiel: Der Patient ist uns schon lange bekannt, er ist vor vielen Jahrzehnten aus Sizilien nach Deutschland gezogen. Er hat immer mal wieder Bauchschmerzen, die ihn an der Arbeit hindern. Auf die Frage, was denn am besten gegen die Schmerzen hilft, antwortet er: »Ich halbiere dann eine Zitrone und genieße ihren Duft – manchmal sind die Schmerzen dann weg.« Wie gut wäre es hier, wenn der Arzt diese individuelle Strategie unterstützt und den Patienten lobt für die kreative, persönliche Lösung – und man gemeinsam entscheidet, erst mal auf weitere Ursachenforschung zu verzichten.

Ein auf Algorithmen basierendes Denken vermittelt, dass wir uns die Welt gefügig und verfügbar machen können nach dem Motto: habe ich nur ausreichend genug Daten, die ich mit selbstlernenden Programmen analysiere, so erkenne ich krankmachende Muster, und dann finde ich im besten Fall auch heilende Strategien. Der Soziologe Hartmut Rosa warnt davor, dass eine solche Grundhaltung dazu führt, dass die Welt stumm und fremd wird und es keinen lebendigen Dialog mehr gibt (Rosa 2018). Es ist eine entfremdete Welt. Eine Welt, die sich nur dynamisch stabilisieren kann, also ständig weiter und tiefer drängt, ständig schneller und ständig effektiver sein will, wird als eine Welt erlebt, die einen nicht zur Ruhe kommen lässt und in der Resonanz schwer möglich ist. In einer beschleunigten Welt verliert man schnell den Anschluss – und erlebt einen »Burn-out«. Als Ausweg werden dann Resonanzoasen gesucht und man findet sie nicht mehr im Alltag, sondern im Wellnesshotel, im Urlaub, oder beim Tai-Chi-Kurs.

Wenn also ein Hausarzt Raum und Zeit schafft für einen Dialog, der selbst wie eine Resonanzoase erlebt wird, dann kann diese Atmosphäre heilend wirken. Dafür muss dann aber auch der passende Rahmen geschaffen werden – die digitale Technik mit ihren Monitoren und Bildern darf nicht in den Mittelpunkt rücken. Nur durch die Einsicht in die Unverfügbarkeit der Welt erleben wir eine lebendige Welt, in der Resonanzbeziehungen möglich sind. Der Begriff der Resonanz wurde fast enthusiastisch aufgegriffen und auch außerhalb der Fachkreise diskutiert (Rosa 2016). Vergessen wurde dabei aber oft, wie klar Rosa Resonanz definiert, und dass das Kriterium der Unverfügbarkeit dabei sehr wichtig ist. Für Rosa ist Resonanz nicht nur eine Metapher für gelingendes Leben, sondern die Fähigkeit zur Resonanz wird für ihn zur Grundlage aller Weltbeziehungen. Resonanz ist für ihn Ausdruck der Leiblichkeit des menschlichen Daseins. Resonanzerlebnisse lassen sich nicht planen oder erzwingen – ähnlich dem Einschlafen, das ist auf Kommando hin auch nicht möglich. Der Körper als Ganzes steht in einer Antwortbeziehung zur Welt, der Körper als Ganzes wird zum Resonanzorgan.

In der Medizingeschichte gibt es viele Beispiele, die zeigen, dass Krankheiten auch als Resonanzstörungen beschrieben werden können. Ein prominentes Beispiel aus der deutschen Geschichte wäre der Neurologe Kurt Goldstein, der bereits in den 1930er Jahren im Falle von Krankheit von einer mangelnden Responsitivität, einer fehlenden Antwortfähigkeit und Antwortbereitschaft des Organismus sprach – und zwar des ganzen Organismus, nicht einzelner Organe (Goldstein 2014).

Es ist eine Stärke guter Hausarztmedizin, die Unverfügbarkeit der Welt und die Komplexität der Weltbeziehung auszuhalten. Dieses »Aushalten« ist anstrengend für Patient und Arzt, gerade in einer Welt, die nach schnellen und eindeutigen Lösungen verlangt. Dieses Aushalten verhindert aber auch rasche Diagnosen und Therapien, die langfristig nicht hilfreich sind. Diese Haltung macht aus der »sprechenden Medizin« eine eher »hörende Medizin«. Für einen hörenden Mediziner ist es dann auch passender die Frage zu stellen, die der Palliativmediziner Borasio seinen Medizinstudenten empfiehlt: »Was sollte ich von Ihnen als einem Menschen wissen, um für Sie ein möglichst guter Arzt zu sein?« (Borasio 2016). »Der Patient sollte im Idealfall mindestens 80 % der Zeit sprechen, nicht der Arzt«, rät Borasio seinen Studenten in Lausanne. Es besteht die Gefahr, dass die digitale Technik Arzt und Patient stumm macht. Der Patient findet vorschnell Antworten, der Arzt lässt die Technik für sich antworten. Für die Hausarztmedizin ist dies eine Chance, eine lebendige Patient-Arzt-Beziehung zu bewahren. Gerade diese Lebendigkeit und Vielfalt macht es so attraktiv, Hausarzt zu sein. Sich auf immer neue Menschen einstellen zu können, schafft Abwechslung im Alltag und der eigene Arbeitsstil ändert sich, anhängig davon, wen man trifft und mit wem man gemeinsam durch das Patient-Arzt-Gespräch tanzt (Sherman 2008). Die Hausarztmedizin lässt sich letztendlich nicht standardisieren (Holman, Beasley et al. 2016).

6.2 Digitalisierung in Zeiten einer Pandemie

Anfang 2020 verbreitete sich ein neuartiges Coronavirus auf der ganzen Welt. Das Gesundheitswesen geriet in vielen Ländern auf der ganzen Welt an den Rand des Zusammenbruchs und viele Menschen mussten frühzeitig sterben. Im Lichte dieser Pandemie sollen die sieben Thesen zur Digitalisierung auf ihre Alltagstauglichkeit überprüft werden.

Die unmittelbaren Interessen der Patienten werden stärker berücksichtigt

Viele Hausarztpraxen haben in der Not erkannt, dass Vieles auch telefonisch und unter Nutzung von Video-Sprechstunden zu klären ist. Es wurde sogar erlaubt, Menschen ohne direkten Kontakt krankzuschreiben. Die Möglichkeit dazu steckt bereits in den meisten Praxisverwaltungssystemen. Hier bleibt zu hoffen, dass dieser Service von den Hausarztpraxen angeboten wird und nicht von überregionalen Anbietern, die direkt mit den Krankenkassen ihre Verträge abschließen.

Expertenwissen wird demokratisiert

Während der Coronakrise verzeichneten die Webseiten des Robert-Koch-Instituts rekordhohe Zugriffe. Der Podcast eines Berliner Virologen vermittelte Expertenwissen verständlich für die meisten Bürger des Landes. Auch wenn Verschwörungstheorien weiter willige Opfer fanden, so stand doch wissenschaftliche, seriöse Berichterstattung hoch im Kurs.

Big Data erkennt Muster

Die kanadische Firma BlueDot warnte bereits am 31.12.2019 vor einer unbekannten Ursache einer neuartigen Lungenentzündung in Wuhan/China. Die Firma wurde nach der SARS Epidemie 2003 gegründet. Um frühzeitig vor einer neuen Erkrankung warnen zu können, werden alle 15 Minuten über 24 Stunden Nachrichten, Gesundheitswarnungen und Blogs in 65 Sprachen auf Muster durchsucht. Der mögliche Weg eines Virus wird durch den Zugriff auf Ticketdaten von weltweit operierenden Fluggesellschaften vorausgesagt. Mit dieser Technik konnte das Unternehmen neun Tage schneller sein als die WHO und auch die Verbreitung vorhersagen. Umso wichtiger: dieses Wissen muss der Allgemeinheit zur Verfügung stehen. Diese Daten gehören in die Hand aller Bürger.

Datengesteuerte Strategien helfen

Gerade bei viralen Erkrankungen funktionieren übersichtliche Flowcharts:

- Kontakt zu Infizierten?
- Welche Symptome?
- Soll getestet werden?
- Indikation für professionelle Hilfe?

Die Charité in Berlin hat mit Hilfe einer gemeinnützigen Organisation (www.data4life.care) eine App entwickelt, die helfen konnte, dringende Fragen der Patienten zu beantworten (https://covapp.charite.de). Die Ambulanzen, Praxen und Gesundheitsämter wurden entlastet, da viele Fragen bereits online beantwortet wurden und diese Antworten auch digital per QR-Leser in die Akte übernommen werden konnte.

Online verfügbar waren auch instruktive Videos, um zu zeigen, wie ein Rachenabstrich korrekt selbst ausgeführt wird.

Komplexe Erkrankungen werden erklärbarer

In Pandemiezeiten schlägt die Stunde der Virologen, die Komplexität wird reduziert auf das Virus und die Fragen: Wie ansteckend? Wie gefährlich und tödlich? Und wann gibt es eine Behandlung oder Impfung? Aber auch hier zeigen die digitalen Stimmen eine große Vielfalt. Die offene Gesellschaft profitiert vom guten Journalismus der großen Zeitungen und den Blogs kritischer Juristen (https://verfassungsblog.de) und Soziologen.

Der digitale Mensch wird vermessen

Das ikonische Bild für eine Pandemie ist das digitale Thermometer, das wie eine Pistole an die Stirn gehalten wird – und die ermittelte Zahl entscheidet über ja oder nein zum Grenzübertritt. In einer pandemischen Situation wird der Zugriff auf digitale Bewegungsdaten wichtig, um einschätzen zu können, wie sich die Infektion verbreitet und ob Gegenmaßnahmen zu ergreifen sind. In asiatischen Ländern wie China und Südkorea regte sich kein Widerstand, wenn vorgeschrieben wurde, eine App auf das eigene Smartphone zu laden. Diese App war dann in der Lage, mit einem einfachen Ampelschema zu signalisieren: Grün – kein Infektionsrisiko; gelb – Vorsicht; rot – keinen Zutritt gewähren, unmittelbar in Quarantäne. Grundlage dieser Warnungen waren GPS-Daten, die es erlauben, alle Menschen miteinander zu verknüpfen. Die Versuchung war auch für Deutschland groß, den Datenschutz dem Seuchenschutz unterzuordnen. Europäische Lösungen zeigen, dass es auch anders geht: mit auf der Bluetooth-Technik beruhenden Lösungen, die einer vertrauenswürdigen Instanz nur dann den Zugriff erlaubt, wenn es notwendig ist und wenn der oder die Betroffene zustimmt. Eine solche »Corona-Warn-App« ist seit Juni 2020 auf dem Markt und soll mit den Angeboten in anderen europäischen Staaten kompatibel werden.

»Beziehungen sind auch schön«

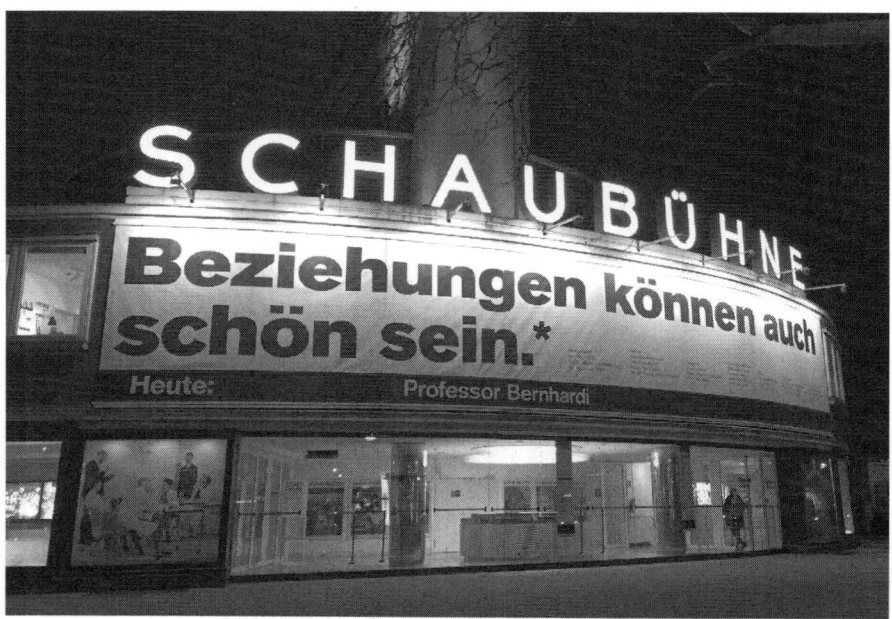

Abb. 6.1: Schaubühne Berlin (mit freundlicher Genehmigung)

Dieser Spruch der Berliner Schaubühne (▶ Abb. 6.1) aus der Zeit vor Corona ist in Zeiten der Pandemie verordneten Kontaktsperren für alle Menschen zu einer lebendigen Erfahrung geworden. Wie wichtig sind doch gemeinsame Erlebnisse im Theater, Kino, Museum oder Konzert und Stadion!

Wie wichtig Gespräche zwischen Patienten und Arzt im geteilten Raum! Menschen sind soziale Wesen.

6.3 Hausärzte gestalten die digitale Zukunft und bewahren die persönliche Patienten-Arzt-Beziehung

Die Digitalisierung gehört seit mehr als 200 Jahren zur modernen Gesellschaft (Nassehi 2019). Digitalisierung schafft Ordnung in einer komplex gewordenen Welt. Gerade in der Medizin hat sie dazu beigetragen, Wissen und Mythos voneinander zu trennen und hat mit der Evidenzbasierten Medizin eine Methode geschaffen, Krankheitsdiagnosen neu zu definieren und geeignete, effektive Therapie vorzuschlagen, aber auch immer wieder kritisch zu reflektieren. Leitlinien und Behandlungspfade werden fortlaufend aktualisiert. Mit der Digitaltechnik wird diese Entwicklung beschleunigt und weiter optimiert (Kamps 2014). Mit Big-Data und künstlicher Intelligenz, also selbstlernenden Algorithmen, können neue und überraschende Muster entdeckt werden. Wenn wir heute manche Diagnosen und Therapien unserer Kollegen vor hundert Jahren belächeln, so müssen wir jetzt erwarten, dass es unsere Kollegen in vielen Situationen bereits in wenigen Jahrzehnten besser wissen und sie uns genauso belächeln. Sie werden Zusammenhänge erkennen, wo wir heute nur spekulieren können, zum Beispiel bei Menschen mit chronischer Müdigkeit, chronischen Schmerzen oder auch bei Krebserkrankungen.

Wie schnell sich die digitale Technik in der Medizin durchsetzt, wird auch von den Ärzten abhängen. Ihre zentrale Position als Herrscher und Verwalter des medizinischen Wissens ist durch die Digitalisierung und digitale Technik bedroht. Damit sie aber nicht weiter vom Spielfeldrand die fortschreitende Digitalisierung der Medizin beobachten, müssen insbesondere die Allgemeinärzte eine Digitalstrategie entwickeln – dies fordern führende Mitglieder der DEGAM bereits 2019 (Scherer, Szecsenyi et al. 2019). Ärzte werden gleichberechtigte Akteure im digitalen Netzwerk der Wissensproduktion und medizinischen Praxis. Ärzte werden weiter wichtig bleiben, wenn es ihnen gelingt zu zeigen, dass »personalisierte Medizin« mehr ist als das, was durch den Blick ins individuelle Genom oder durch die Auswertung von großen Datenmengen als »maßgeschneiderte Medizin« vermittelt wird. In der Hausarztpraxis treffen sich Patienten mit ihrer persönlichen Beziehung zur Welt und Ärzte mit ihrer persönlichen Beziehung zur medizinischen Welt. Die Beziehung, die daraus entsteht, ist dann besonders heilsam, wenn in ihr die Vorteile der digitalen Technik mit den lebendigen Erfahrungen aus der Lebenswelt von Patient und Arzt gepaart werden.

7 Die Hausarztpraxis als Lernort

Die Hausarztpraxis ist ein Lernort für viele Menschen: Hausärztinnen und Hausärzte lernen neue Patienten kennen, medizinische Algorithmen zusammen mit Patienten anzuwenden und diese zu verfeinern. Sie lernen durch Erfolge und Fehler: dazu gehört, mit der eigenen Unsicherheit umzugehen, auf die eigene Intuition zu hören, gemachte Erfahrungen zu hinterfragen, Patientenkonzepte zu berücksichtigen und ihr Wissen auf dem aktuellen Stand zu halten.

Patienten lernen ihren Körper kennen, ihre Beschwerden zu deuten, Geduld zu haben und ihrem Arzt die Dinge so nahezubringen, dass er tut, was sie von ihm erwarten.

Die medizinische Fachangestellte lernt ihren Beruf im dualen System, sie lernt am Modell der Kolleginnen, Dinge so zu tun, dass der Chef nicht schimpft und mit den Patienten so umzugehen, dass die Praxis läuft und alle zufrieden nach Hause gehen. Dabei lernt sie zunehmend, ihre eigenen Kompetenzen einzubringen und sich in einem Team zu integrieren oder zu behaupten (▶ Kap. 11.2).

Jeder bringt seine eigenen Kenntnisse, Erfahrungen, Haltungen, Wünsche und Sorgen mit und ist bestenfalls ein kleines bisschen mit sich selbst weitergekommen, wenn er die Praxis wieder verlässt.

In diesem Kapitel geht es schwerpunktmäßig um die Ärztinnen und Ärzte[18] von morgen und die Frage, welche Rolle ihre Erfahrungen in der Hausarztpraxis für ihre eigene Kompetenz spielt, mit Menschen ärztlich tätig zu werden, unabhängig davon, wo und in welchen Strukturen dies einmal stattfinden wird.

Erfahrene Hausärzte erinnern sich gerne daran, wie sie – mal mit mehr, mal mit weniger Herzklopfen – anvertraute Aufgaben wie den ersten Hausbesuch, die volle Akutsprechstunde oder die erste Reanimation im Wartezimmer gemeistert haben! Ist der Sprung ins kalte Wasser alternativlos? Aus- und Weiterbilder sind oft unsicher: »Kann ich dieser jungen Kollegin schon meine Patienten anvertrauen? Wird sie sich bei Problemen und Unsicherheiten rechtzeitig an mich wenden – aber ohne mich ständig von der Arbeit abzuhalten?« Aber auch Zweifel am eigenen Wissen wie: »Bin ich auf dem aktuellen Stand?« können verunsichern.

Hausärzte haben für diese Aufgaben im Laufe der Jahre einen Erfahrungsschatz erworben, mit dem sie die meisten Situationen in der Praxis gut meistern

---

18 In diesem Kapitel würde konsequentes gendern dazu führen, die Hausärzte (noch) mehrheitlich männlich zu machen und die Lernenden (schon) mehrheitlich weiblich – darauf wurde verzichtet, um Missverständnisse zu vermeiden, wohl wissend, dass die Zukunft der Hausarztmedizin vorwiegend weiblich sein wird.

können. Sie sind Experten auf dem Gebiet der langfristigen Betreuung. Die Rolle als Lehrende ist für viele Hausärzte allerdings ungewohnt und bedarf einer Vorbereitung. Dazu dienen curriculare Rahmenbedingungen, die Festlegung konkreter Lernziele, didaktische Methoden (erklären, demonstrieren, Feedback geben und prüfen), aber auch praktische organisatorische Hinweise zur Umsetzung des Unterrichts in der Praxis.

Jede Ärztin und jeder Arzt verbringt zwischen sechs Wochen und drei Jahren Ihrer Aus- und Weiterbildung in der Hausarztpraxis: Zentraler Berührungspunkt mit der praktischen Hausarztmedizin ist das zweiwöchige Blockpraktikum Allgemeinmedizin gegen Ende des klinischen Studienabschnitts. Vielerorts finden bereits in vorklinischen Abschnitt des Medizinstudiums Hospitationen in Hausarztpraxen statt. Hinzu kommt eine vierwöchige Famulatur in der Primärversorgung, zahlreiche Wahlfächer für Interessierte und ein viermonatiges Wahltertial im praktischen Jahr (PJ). Im Rahmen der allgemeinmedizinischen Weiterbildung finden im Regelfall mindestens zwei Jahre in der Hausarztpraxis statt.

Mit der anstehenden Novelle der Approbationsordnung wird die Ausweitung der Hausarzt-Praktika im Studium diskutiert. Denn der Bedarf gut qualifizierter (nicht nur) allgemeinmedizinischer Lehrpraxen steigt.

In Folgenden wird beschrieben, wie allgemeinmedizinische Aus- und Weitebildung gestaltet werden und hilfreiches Feedback aussehen kann, auf welche curricularen Änderungen die Weiterbilder sich einstellen müssen und welche Rolle die Hausarztmedizin bei der Ausbildung aller Ärztinnen und Ärzte von morgen spielt.

7.1 Lehr- und Lernziele

7.1.1 Worin besteht unser Bildungsauftrag?

»Herr Doktor, ich fühl mich nicht so!« sind Worte, die manchem Anfänger in der Hausarztpraxis am meisten zu schaffen machen. Zumal sich hinter dieser Beschreibung alles von der harmlosen Befindlichkeitsstörung über die Midlife-Crisis bis zur metastasierten Tumorerkrankung verbergen kann. Jeder Bauchschmerz könnte bis zum Beweis des Gegenteils eine übersehener Mesenterialinfarkt sein. Voll mit Detailwissen aus spezialisierter stationärer Patientenversorgung begegnen angehende Allgemeinärzte scheinbar banalen Patientenanliegen und wissen sich und den Patienten erstmal nicht zu helfen. Erlernte Algorithmen und klinische Scores mit prozentualen Wahrscheinlichkeiten greifen oftmals bei den weitgehend unselektierten Patienten in der Primärversorgung nur schlecht. Während die Patientin mit ihrem »Mir bleibt die Luft weg« ihre Sorge über den dementiellen, zu körperlichen Übergriffen neigenden Schwiegervater zur Sprache bringen will, denkt der Medizinstudent darüber nach, ob bei der Patientin mit unklarer Dyspnoe D-Dimere helfen, eine Lungenembolie auszuschließen.

Die Hoffnung, nichts Gravierendes zu übersehen, das Tagespensum zu meistern und wenn möglich, daran zu wachsen, wird durch Sprüche des Weiterbilders wie: »Da musst Du Deine eigenen Erfahrungen machen!«, »Sieh zu, dass das Wartezimmer nicht überläuft!« oder gut gemeinten Ratschlägen wie »Schauen Sie doch in die Leitlinie, wenn Sie nicht weiterwissen!« begleitet.

Ziele hausärztlicher Praktika

Lehrinhalte unterschiedlichster Praktika werden in der Regel in *Logbüchern* hinterlegt. Ihre Abarbeitung erleichtert die Durchführung der Praktika. Denn ein Logbuch enthält eine Reihe von Lernzielen, Themen oder Inhalten, die im Praktikum berücksichtigt werden sollen. Gute Strukturierungshilfen umreißen, in welcher Tiefe bzw. Eigenständigkeit Ausbildungsziele erarbeitet werden sollen und geben Lernenden die Möglichkeit, ihren eigenen Wissensfortschritt zu reflektieren. Es hat sich bewährt, diese Logbücher mit den Studierenden zu Praktikumsbeginn und im Verlauf, z. B. zur Mitte und am Ende des Praktikums, gemeinsam durchzugehen und jeweils individuelle Schwerpunkte festzulegen. Versteckte Ziele (Hafferty 1998), die in diesen Praktika vermittelt, aber in den Logbüchern nicht immer explizit aufgeführt werden, sind:

- das Kennenlernen hausärztlicher Versorgung in der Absicht zu prüfen, ob die Tätigkeit für einen in Frage käme,
- die Begeisterung des Nachwuchses für eine umfassende Medizin,
- der Abbau von Ängsten vor Entscheidungen (▶ Kap. 8.5),
- das Hinterfragen der eigenen Fähigkeiten und Fertigkeiten und
- die Reflexion der eigenen Werte und Einstellungen (▶ Kap. 3).

Um diese Ziele zu erreichen, spielt die Kompetenz zur *Selbstbeobachtung* eine entscheidende Rolle (▶ Kap. 9.3).

Lehrende müssen dem Lernenden erläutern, wie sich die verschiedenen Variablen der Komplexität, die zuvor beschrieben wurden, beim konkreten Patienten in der Praxis darstellen. Lernende brauchen Hilfe, sich bei der faszinierenden Komplexität hausärztlicher Versorgung zurecht zu finden. Bestimmte Faktoren beeinflussen – bewusst oder unbewusst – unsere ärztlichen Entscheidungen, die einem Außenstehenden erläutert werden müssen, wie das folgende Beispiel zeigt.

> Ein Praktikant im hausärztlichen Blockpraktikum schlägt vor, den 45-jährigen Herrn Schröder mit Verdacht auf ambulant erworbene Pneumonie in gutem Allgemeinzustand mit Husten, Fieber und milder Tachypnoe bei stabilem Blutdruck und Puls stationär einzuweisen. Auf die Frage, warum er meint, dass in diesem Fall nicht auch eine ambulante Therapie möglich sei, verweist er auf eine andere Patientin (Frau W.), die der Lehrarzt mit ähnlicher Konstellation am Vortag eingewiesen habe. Dem Lehrarzt wird bewusst, dass er Frau W. am Vortag vor allem deswegen eingewiesen hat, weil ihr Mann nicht in der Lage ist, sie zu Hause zu versorgen. Ihr Sohn hätte es ihm zum Vorwurf gemacht, wenn zuhause etwas passiert wäre.

Im Praktikum werden an der Hochschule oder im Krankenhaus zuvor vermittelte Grundprinzipien (z. B. der CRB 65 Score – Schweregrad einer ambulant erworbenen Pneumonie) auf die allgemeinmedizinische Versorgungsrealität angewendet: Die Frage »Wann muss ich einen Patienten mit Verdacht auf Pneumonie stationär einweisen?« wird zu »Warum weise ich Frau W. ein, Herrn S. aber nicht, obwohl beide den gleichen Punktewert im Risikoscore haben?«.

> Unsere Entscheidungen, welchen Behandlungsvorschlag wir Patienten anbieten, sind nicht immer sach-medizinisch begründet. Damit ein Lernender versteht, warum wir so handeln und wie wir es tun, müssen wir uns dessen bewusst sein und uns erklären. Sonst entsteht der Eindruck, wir würden beliebig »mal so – mal so« handeln.

Grundprinzipien allgemeinmedizinischen Vorgehens

Die Allgemeinmedizin steht vor der besonderen Herausforderung, dass sich die vielfältigen Beschwerden von Patienten verschiedener Altersgruppen meist nicht auf eine isolierte Ursache zurückführen lassen. Sie betreffen unterschiedliche Organsysteme und unter den »üblichen Verdächtigen« befinden sich häufig banale, mitunter aber auch schwerwiegende und seltene Erkrankungen. Fast immer spielen sowohl somatische als auch psychische Faktoren eine Rolle.

Daher sollten lehrende Hausärzte folgende Grundprinzipien allgemeinmedizinischen Vorgehens am konkreten Fall verdeutlichen können:

- *das Prinzip der doppelten Priorisierung:* Differentialdiagnosen werden hinsichtlich deren Häufigkeit (Welche Ursache ist am wahrscheinlichsten?) und Dringlichkeit (Auf welche *»red flags«* muss ich bewusst achten?) bewertet, und unter Berücksichtigung beider Aspekte wird eine sinnvolle *Stufendiagnostik* eingeleitet.
- das *Prinzip des abwartenden Offenhaltens:* Beobachtung von Spontanverläufen nach Ausschluss *abwendbar gefährlicher Verläufe*,
- *die Berücksichtigung der Patientenperspektive,* des aktuellen psychosozialen, besonders des familiären und des lebensgeschichtlichen Kontexts in Krankheitsätiologie, Behandlung und Verarbeitung,
- *das Prinzip der partizipativen Entscheidungsfindung* bei der Abwägung unterschiedlicher, alternativ möglicher Vorgehensweisen in Diagnostik und Therapie.

Der Aspekt der *Priorisierung* und die Konzentration auf das aus Patienten- und Arztperspektive Wesentliche stellt eine besonders komplexe Aufgabe unserer täglichen Versorgung dar. Diese Perspektive ist den Gebietsärzten und Allgemeinmedizinern von morgen zunächst fremd. Lernende kommen aus dem universitätsmedizinischen Versorgungskontext mit stark selektierten Patienten, bei denen alle Möglichkeiten der diagnostischen Abklärung zur Verfügung standen, in den hausärztlichen Kontext mit vergleichsweise unselektierten Patienten und zunächst bescheidenen diagnostischen Möglichkeiten.

In der Hausarztmedizin stehen vielfältige präventive, kurative und palliative Therapieoptionen im medikamentösen und nichtmedikamentösen Bereich zur Verfügung. Dass es in manchen Fällen das Beste ist, *abzuwarten und erstmal nichts zu tun* – »The Art of doing nothing« –, sollten lehrende Hausärzte zum Schutz der Patienten vor Über-, Unter- oder Fehlversorgung (Quartärprävention) thematisieren. Neben der Verhältnismäßigkeit unserer Empfehlungen sollte die Frage gegenüber den Lernenden angeregt werden, ob die ärztlichen Empfehlungen verhältnismäßig und vom Patienten umsetzbar sind.

> Bei der Frage nach Therapieoptionen bei Frau Schulz mit Kopfschmerzen und Grad II Hypertonus referiert ein Student im Praktischen Jahr fehlerfrei die Empfehlungen der aktuellen ESC/ESH-Leitlinie zur arteriellen Hypertonie, primär mit einer Kombinationstherapie zweier Antihypertensiva zu starten. Der Arzt, der die Patientin kennt und vergleichbare Fälle im Kopf hat, erläutert, dass Frau Schulz schon mehrere medikamentöse Therapien nach Lesen des Beipackzettels abgebrochen habe und schlägt vor, der Patientin erstmal ein Blutdrucktagebuch mitzugeben, um die Patientin davon überzeugen zu können, dass die Beschwerden mit erhöhtem Blutdruck zusammenhängen, um ihre Adhärenz zu fördern.

Im Gegensatz zur spezialisierten Medizin steht in der Primärversorgung nicht die 1:1 Zuordnung von Patientenbeschwerden in geschlossenen, ätiologischen Entitäten und gesicherten Diagnosen im Vordergrund. Vielmehr sollen Patientenbeschwerden erstmal wahrgenommen und versucht werden, im Zusammenhang mit der Lebenssituation des Patienten zu verstehen. Dieses Verstehen oder möglicherweise die ärztliche Interpretation sollte dem Patienten mitgeteilt werden. Solche Interpretation oder gar geäußerte Deutung ist auch von der Persönlichkeit und Erfahrung des Arztes abhängig. Dies trägt zu einer dem Fach innewohnenden, immanenten diagnostischen Unsicherheit bei (▶ Kap. 8), die für einige Lernende nur sehr schwer zu ertragen ist. Am praktischen Beispiel kann Lernenden verdeutlicht werden, dass immer weitere Diagnostik in der hausärztlichen Versorgung selten zu einer Lösung führt, diese immanente Unsicherheit des Hausarztberufes zu beseitigen (Donner-Banzhoff et al. 1988). Allein deshalb nicht, weil Überdiagnostik auf Grund des Bayes Theorems[19] besonders häufig zu falsch positiven Befunden führt (Schneider et al. 2006). Diese Gedanken sind wenig bekannt und deren Implikationen für die Versorgung oftmals auch den Versorgern unterschiedlicher Versorgungskontexte nicht bewusst. Sie müssen daher erläutert werden.

---

19 Das Bayes Theorem besagt, dass die Qualität eines Testergebnisses (Nachtestwahrscheinlichkeit) von der Vor-Selektion der Probanden (Vortestwahrscheinlichkeit) abhängt, und selbst gute Tests bei schlecht selektierten Patienten unzuverlässige Ergebnisse liefern.

7.1.2 Erwartungen von Lernenden und Lehrenden

Bevor Studierende in die Praxis kommen, haben sie schon ein Bild von der hausärztlichen Versorgung, das optimaler Weise von engagierten Kolleginnen geprägt wurde. Doch mitunter bestehen bereits Vorurteile über vermeintlich inkompetente Hausärzte, die zunächst ausgeräumt werden müssen.

Viele Studierende erwarten, dass in der Allgemeinmedizin in kurzer Zeit komplexe Sachverhalte auf typische, häufige und nachvollziehbare Grundmuster zurückgeführt werden. Ärzte von morgen wünschen pragmatische Lösungsansätze für häufige Probleme wie zum Beispiel banale Infekte, Übergewicht, Erbrechen, Hautausschlag, Verstopfung und Fieber. Dazu gehören konkrete Behandlungsmuster, die im späteren Berufsalltag umgesetzt werden können. Lehrende Hausärzte stehen dabei vor der besonderen Herausforderung, aus dem Bild von »Ärzten für Banales« eines von Spezialisten für die ganzheitliche bio-psycho-soziale Behandlung von Patienten mit unterschiedlichsten Beschwerden in der hausärztlichen Langzeitbetreuung zu machen. Ärzte in Weiterbildung sind häufig frustriert von der stationären Tätigkeit und kommen mit der Erwartung in die Praxis, endlich Zeit für andere Dinge »drumherum« zu haben, die bislang zu kurz gekommen sind. Manch einer erhofft sich eine einfache Tätigkeit und ist zunächst von der Vielschichtigkeit der Ansprüche und der persönlichen Verantwortung überfordert.

Was in der Aus- und Weiterbildung in der Praxis auf fachlich-inhaltlicher Ebene immer wieder Schwierigkeiten bereitet, ist die Frage, auf welchem Stand die Lernenden abgeholt werden: *Was kann vorausgesetzt werden? Was wurde schon behandelt? Was ist davon hängen geblieben?*

Natürlich sollten sich Lehrende über vorausgegangene, curriculare Inhalte (z. B. Anamnese und Untersuchungskurse mit spezifischen Vorgehensweisen) informieren. Allerdings spielen extracurriculäre Erfahrungen (vorausgegangene Berufsausbildung, Famulaturen) für die Lernenden oft eine entscheidendere Rolle. Im Praktikum selbst kommen Lehrärzte daher nicht umhin, mit Praktikanten ein *Einführungsgespräch* zu führen, in dem sowohl Erwartungen als auch Vorerfahrungen thematisiert werden. Zu einem solchen Einführungsgespräch gehört, wie sich Studierende selbst einschätzen, um die Schwerpunkte für das Praktikum daraus abzuleiten und ggf. Unsicherheiten gezielt anzugehen. Unter- oder überschätzt sich der Studierende? Eine realistische Selbsteinschätzung und Kenntnis der eigenen Grenzen ist eine wichtige Kompetenz. Daher ist es eine unserer wichtigen Aufgaben als Lehrende, den Lernenden den Spiegel vorzuhalten und zu ermöglichen, ihre Selbsteinschätzung mit unserer Fremdeinschätzung abzugleichen.

Das Wissen in der Medizin wandelt sich ständig und immer schneller; d. h. Erkenntnisse, die Hausärzte seinerzeit im Studium oder in der Weiterbildung erworben haben, haben sich im Laufe der Zeit wieder geändert und sind inzwischen »out«. Die neusten Errungenschaften aus der Universitätsmedizin sind (noch) nicht in die Breitenversorgung vorgedrungen – und viele werden es nie tun.

Lernende kommen mit sehr aktuellem aus der spezialisierten Maximalversorgung abgeleiteten Kenntnissen in die Hausarztmedizin und sind überrascht, dass diese hier (noch) keine Rolle zu spielen scheinen. Hausärzte empfinden hingegen mitunter das Wissen der Studierenden als »theoretisch« oder »praxisfern«, während umgekehrt ihr Handeln als »nicht mehr zeitgemäß« fehlverstanden wird. Der Dialog zwischen diesen beiden Positionen kann sowohl für Lehrende als auch für Lernende eine Bereicherung darstellen. Beispielsweise sollte den Lernenden erklärt werden, warum die Verschreibung vieler neuer Medikamente angesichts kleiner Fallzahlen mit gegebenen Krankheitsbildern in der Hausarztpraxis bei einem unübersichtlichen Arzneimittelmarkt nicht vernünftig wäre. Etablierte Standards in der Versorgung wieder zu de-implementieren, stellt sich als besondere Herausforderung dar, der sich auch Weiterbilder und Lehrärzte stellen müssen: Wurde an der Uni erläutert, warum die i.m. Gabe von NSAR obsolet ist, müssen sich Lehrende Studierenden gegenüber gut erklären können, wenn sie im speziellen Patientenfall von der allgemeinen Lehrmeinung abweichen wollen. Lehrende, die sich und ihr Handeln nicht selbst reflektieren können, sind für die Aus- und Weiterbildung ungeeignet.

7.2 Schrittweises Anvertrauen professioneller Tätigkeiten

Der konkrete Gegenstand des Praktikums sind die aktuellen Patienten, die gemeinsam mit dem Lernenden behandelt werden. Dies bedeutet, verschiedene Fragestellungen auf den vorliegenden Fall zu konkretisieren (von der Frage, weshalb der Patient überhaupt heute gekommen ist, über die Frage, welche Diagnostik zielführend ist, ob das empfohlene Medikament verordnungsfähig ist, bis zur Frage, ob und wann der Patient wiedereinbestellt werden sollte). Jeder »Fall« stellt einen Patienten in einem individuellen Kontext dar, der für den Erfolg von diagnostischen und therapeutischen Interventionen berücksichtigt werden muss.

> Die Kunst eines gelungenen Praktikums liegt darin, anhand der aktuellen Patienten diejenigen Aspekte mit Lernenden zu thematisieren, die sowohl für Lernende als auch für die behandelten Patienten gerade besonders relevant sind. Das kann bestenfalls identisch, aber auch diametral entgegengesetzt sein.

Im Grunde ist daher jeder Patient mit seinen aktuellen Anliegen für den Unterricht geeignet – es sei denn, er ist dazu nicht bereit. Eine gut strukturierte Lehrpraxis sollte daher eine Vorselektion der Patienten vornehmen, um deren Bereitschaft zu überprüfen, sich von Studierenden befragen und untersuchen oder »erstmal von der jungen Frau Doktor« behandeln zu lassen. Dies können aufmerksame MFAs übernehmen. Dabei gilt die Faustregel: Je unsicherer die Lernende, desto gutmütiger sollte der Patient sein – dabei geht es sowohl um den Charakter als auch um den Beratungsanlass. Allerdings sollte sich die Praxis um einen ansprechenden »Case Mix« bemühen; mehr als drei Erkältungsinfekte am Stück machen das Praktikum langweilig. Je weiter der Lernfortschritt desto komplexer können Fragestellungen sein, die anhand ein und desselben Patienten diskutiert werden. So kann man mit einigen Studierenden diskutieren, welche NSAR bei Patienten mit KHK und Erkältungsinfekten empfohlen werden, während anderen im gleichen Ausbildungsabschnitt erstmal gezeigt werden sollte, wie man Lymphknoten palpiert.

Der Lernende sollte gemäß seinem Vorwissen aktiv in die Versorgung eingebunden, ohne unter- oder überfordert zu werden. Nach einer kurzen Einarbeitung können ihm rasch »eigene Patienten« anvertraut werden, die er schon unter mehr oder weniger Aufsicht befragen und voruntersuchen kann.

Ein bewährtes Prinzip hierfür ist das schrittweise Anvertrauen professioneller Tätigkeiten. Nach Einweisung in Praxisdokumentation und in der Praxis üblicheren Vorgehensweisen (Einarbeitungsphase) sollen Lernende schrittweise in eine Arztrolle gebracht werden: in der sie einem Patienten gegenübersitzen, diesen befragen, untersuchen, sich Gedanken machen und die Ergebnisse dem verantwortlichen Arzt vorstellen. Bevor sie dies in Eigenverantwortung machen, sollten sie es nach dem Prinzip der »entrustable professional activities« (EPA) in verschiedenen Supervisionsstufen tun. Ziel ist, dass Lernende schrittweise eigene Erfahrungen im Patientenumgang machen, ohne Patienten zu gefährden, und dabei lernen, ihre eigene Kompetenz korrekt einzuschätzen. Neigen sie dazu, sich zu überschätzen, müssen sie enger beaufsichtigt werden, bewältigen sie eine Tätigkeit zuverlässig und verantwortungsvoll, können Lehrende ihnen mehr anvertrauen.

Das Modell kann für einfache Tätigkeiten (Anamnese durchführen, EKG befunden) in frühen Studienabschnitten, komplexe Aufgaben (DMP vorbereiten) oder ganze Versorgungsbereiche (ein Altenheim visitieren, den ärztlichen Notdienst ableisten) angewendet werden. Selbst für die spätere Niederlassung als Fachärztin wird eine Supervision angeboten (Patenprogramm der KV).

Das Modell dient dazu, dass zuvor implizit übertragene Aufgaben explizit und Kompetenzen verdeutlicht werden, die hierbei typischerweise zur Anwendung kommen. Die Beschreibung dessen, was vorausgesetzt wird, hilft, Wesentliches zu besprechen, ohne durch die lange Aufzählung von Teilaspekten das große Ziel aus den Augen zu verlieren (Shaugnessy 2013 und Schick et al. 2019).

> **Der AIW bzw. Studierende**
>
> 1. ist nicht in der Lage, die Tätigkeit durchzuführen.
> 2. kann die Tätigkeit unter direkter Anleitung durchführen (direkte Supervision).
>   a) Gemeinsam mit einer Lehrperson
>   b) Unter Beobachtung durch eine Lehrperson

3. kann die Tätigkeit eigenständig durchführen, wenn Unterstützung durch beaufsichtigende Ärztinnen und Ärzte rasch zur Verfügung steht (indirekte, nahe Supervision).
   a) wird umfassend nachbesprochen und nachgeprüft
   b) wird nachbesprochen und wichtiges nachgeprüft
   c) wichtiges wird nachbesprochen und ggf. punktuell nachgeprüft
4. kann die Tätigkeit eigenständig durchführen, auch wenn Unterstützung durch beaufsichtigende Ärztinnen und Ärzte nicht rasch zur Verfügung steht (indirekte, entfernte Supervision).
   a) regelmäßiges Durchsprechen (Übergabe, Tagesliste durchgehen)
   b) Besprechung nur im Einzelfall (»Konsil« beim Weiterbilder)
5. kann andere bei der Durchführung dieser Tätigkeit anleiten und beaufsichtigen.

7.3 Feedback als Motor für die Aus- und Weiterbildung

7.3.1 Rolle von Feedback

Jeder Lernende braucht Feedback. Prüfungen sind eine Form des Feedbacks. Während Abschlussprüfungen darüber entscheiden, ob ein Schein erworben, eine Approbation erhalten oder eine Facharztbezeichnung geführt werden darf, dienen Feedbackprüfungen dazu, den eigenen Stand des Wissens auf die Probe zu stellen und eine ehrliche Stärken- und Schwächenanalyse durchzuführen.

Prüfungen spornen dazu an, Lücken zu füllen. Sie stimulieren Lernende zum Teil derart zu Leistungen, dass diese mitunter wenig gewillt sind, Dinge zu lernen, die für die kommende Prüfung nicht relevant sind. Daher sollten Lerninhalte, wenn immer möglich, in den Kontext der nächsten Prüfung gestellt werden. Leider eignen sich viele traditionelle Prüfungsverfahren nicht, komplexe Sachverhalte in der Praxis realistisch abzubilden. Workplace Based Assessment (Norcini 2003) bezeichnet die Überprüfung von Ärzten durch Beobachtung am Arbeitsplatz. Es bedient sich unterschiedlicher, im täglichen Arbeitsleben einsetzbarer Methoden. Vorteil ist die direkte Feedbacksituation zu Tätigkeiten, wie sie im Arbeitsalltag vorkommen; Nachteil sind die fehlende Standardisierung (Aufgabenschwierigkeit) und erschwerte Objektivität in der Bewertung, weshalb sich solche Prüfungen besser für ein konstruktives Feedback (Was war gut? Was kann ich nächstes Mal besser machen?) als für eine objektive Benotung eignen. Viele Prüfungsverfahren sind zur Durchführung im laufenden Betrieb in der Praxis eher hinderlich und, wenn man es richtig machen will, leider sehr zeitaufwändig.

Lehrende Hausärzte brauchen über die Prüfungsverfahren hinaus *praktikable Verfahren für ein konstruktives Feedback zwischendurch*. Konstruktives Feedback kann sowohl unstrukturiert/spontan/zwischendurch als auch strukturiert/geplant/standardisiert in der Praxis etabliert werden. Vor dem Praktikum sollte vereinbart werden, wie Feedback in den Praxisablauf eingebettet wird.

7.3.2 Feedback im laufenden Praxisbetrieb

Dies kann zum Beispiel nach verschiedenen, kleinen mündlichen und praktischen Aufgaben erfolgen. Diese werden durch Aufforderungen wie »Zeig mir mal, wie Du bei dem Patienten die Leber palpierst!« oder »Was hältst Du von diesem EKG?« eingeleitet.

Eine andere Möglichkeit sind strukturierende Zwischenfragen, die am Beispiel eines Falles besprochen werden: »An welche Differenzialdiagnosen muss man hier denken?«, »Wie würdest du jetzt weiter vorgehen, wenn Du der behandelnde Hausarzt wärst?« Auch für Rückmeldungen sollten Feedbackregeln beachtet werden, damit der Lernende das Feedback anzunehmen und für sich konstruktiv umsetzen kann. Ein solches Feedback ist häufig spontan und unstrukturiert. Es kommt »just in time«, hinterlässt aber beim Lernenden selten das Gefühl, dass er wirklich etwas kann und gut gemacht hat. Das mag daran liegen, dass Lehrende in gutem Willen dazu neigen, mehr zu kritisieren als zu loben bzw. häufig nur dann intervenieren, wenn ihnen zufällig etwas aufgefallen ist. Die strukturierte Rückmeldung zu Stärken und Schwächen gibt dem Lernenden mehr Sicherheit und hat mehr Verbindlichkeit. Dazu haben sich verschiedene Feedbackmethoden in der Hausarztpraxis bewährt (▶ Kap. 11.3).

7.3.3 Auswahl strukturierter Feedbackmethoden

Bei der *strukturierten Beobachtung* gibt der Lehrende dem Lernenden eine umschriebene Aufgabe von 5–10 Minuten Dauer, während er diesen beobachtet. Eine Checkliste beinhaltet Kriterien, auf die der Lehrende besonders achten sollte. Hierzu zählen z. B. hygienisches Arbeiten, eine strukturierte Vorgehensweise, die Kommunikation mit dem Patienten oder die Effizienz veranlasster Maßnahmen. Anschließend bekommt der Lernende ein Feedback, das sowohl Lob als auch Verbesserungshinweise enthält.

Beobachtungs- und Feedbackbögen existieren für verschiedene Lernniveaus von der Beobachtung isolierter, praktischer Tätigkeiten (z. B. Blut abnehmen), über Anamnese- und Untersuchungstechniken bis zur kompletten Patientenkonsultation.

Für den Fall, dass der Lernende den Patienten zunächst allein versorgt hat und im Anschluss eine Vorstellung beim Lehrarzt erfolgt, kann die *strukturierte Fallbesprechung* nach dem Schema des »one minute preceptor« helfen, generalisierbare Vorgehensweisen zu entwickeln.

1. Geeignete Lehrmomente identifizieren
   a) Akutsprechstunde (»banale Infekte«, Rückenschmerzen…)
   b) Routinetermine (Check-up, DMP, Krebsvorsorge, Reiseberatung …)
   c) Hausbesuchspatienten (Akut/Visite/Follow-up)
   d) Funktionsdiagnostik (Ergo, Lufu, Sono …)

Angemessener Schwierigkeitsindex: der Lernende sollte seine Komfortzone verlassen müssen (Cave: Das bedeutet nicht Überforderung!) Wer macht die Triage?

2. Festlegung: Wie möchten Sie nun weiter vorgehen?

»Wenn ich jetzt nicht hier wäre und Sie sollten den Patienten allein behandeln, wie würden Sie weiter vorgehen?«

3. Stützendes Wissen und Entscheidungsweg prüfen
   a) »Wie sind Sie zu der Entscheidung gelangt?«
   b) »Was sind Ihrer Meinung nach Risiken und Vorteile Ihres Vorgehens?«
   c) »Würde sich Ihr Vorgehen ändern, wenn …?«
4. Allgemeine Regeln/Prinzipien vermitteln, die auf diesen speziellen Fall und auch auf andere Fälle zutreffend sind.
5. Verfestigen, was richtiggemacht wurde, und Optimierungsvorschläge machen
   a) Herausstellen, was richtig und auch gut gemacht wurde – Sicherheit vermitteln!
   b) Fehler korrigieren, Verbesserungsmöglichkeiten und Handlungsalternativen aufzeigen
   c) Tipps geben, was in Zukunft vielleicht hilfreich sein könnte (z. B. Leitlinien)
   d) Konstruktives Feedback geben (Feedbackregeln!)

Neben der Besprechung konkreter Fälle helfen regelmäßige Bilanzgespräche, die bei kurzen Praxisrotationen zumindest zur Halbzeit des Praktikums, bei längeren Rotationen Monats- oder Quartalsweise erfolgen sollten. Verabreden Sie diese Termine zu Beginn der Praktikumszeit und nehmen Sie sich hierfür das Logbuch zu Hilfe.

Für Lernende stellen solche Feedbackgespräche einen essentiellen Bestandteil des Praktikums dar. Auch wenn das medizinische Wissen vorhanden scheint, stoßen Lernende immer wieder an Grenzen des eigenen Wissens und auf Fragen zum Vorgang mit spezifischen Problemen in der Hausarztpraxis. Selbst langjährig im stationären Alltag erfahrene Kollegen müssen den Umgang mit häufigen Problemstellungen in der Hausarztpraxis nochmal von Neuem lernen. Die Versorgungsregeln sind hier anders als im Krankenhaus. Am Ende des Praktikums sollte ein Abschlussgespräch stattfinden, in dem der Lehrende dem Lernenden

Dinge mit auf den Weg geben kann, die für den weiteren Werdegang von entscheidender Bedeutung sein können.

> **Videofeedback**
>
> Zum selbstreflektierenden Feedback helfen videographierte Patientenkonsultationen oder Mitschnitte von Rollenspielen in einer Trainingssituation. Wenn alle Beteiligten ihr Einverständnis dazu geben, hilft die Betrachtung von Videoausschnitten typischer und besonderer Interaktionen dabei, eigenes Verhalten zu analysieren und zu optimieren. Wünschenswert sind dabei die Teilung von Beobachtungen mit einem Peer, die Diskussion mit dem Weiterbilder oder einem externen Trainer.

Das praktische Training von Feedbacktechniken ist Bestandteil von Lehrarztschulungen und Train the Trainer-Angeboten für die Weiterbildung.

7.4 Allgemeinmedizin im Studium

Ausbildung bezeichnet die Phase von Beginn des Medizinstudiums bis zur Approbation nach dem praktischen Jahr. Ein Absolvent soll im Anschluss an das Medizinstudium in der Lage sein, alle Spezialisierungen in der Facharztweiterbildung zu absolvieren. Dabei spielt angesichts der steigenden Spezialisierung das »early priming« in eine spezielle Richtung in letzter Zeit eine zunehmende Rolle.

Der Trend in der Ausbildung geht dabei weg von der lehrerzentrierten Auffassung »Der Lernende ist ein leerer Bottich, der mit Wissen gefüllt werden muss!« hin zu einer Lerner-zentrierten Sichtweise »Vorhandene Kompetenzen müssen erkannt, unterstützt und weiterentwickelt werden«.

> **Kompetenzbegriff**
>
> Die Ärztin oder Arzt muss über die erforderlichen Kenntnisse, Fertigkeiten und Einstellungen verfügen und diese kompetent mit der erforderlichen Motivation in der Versorgung einsetzen können.

Zusätzlich zur Vermittlung essentieller Wissensinhalte aus Sicht verschiedener Fachgebiete soll im Medizinstudium mehr Gewicht auf Methoden, Skills und fachübergreifende Prinzipien gelegt werden, die für jeden Arzt eine zentrale Rolle spielen.

Theoretische Grundkenntnisse werden in späteren Studienabschnitten durch anwendungsbezogenes Wissen ergänzt, das aktiv am Patienten eingesetzt werden kann (sog. Miller-Pyramide; ▶ Abb. 7.1).

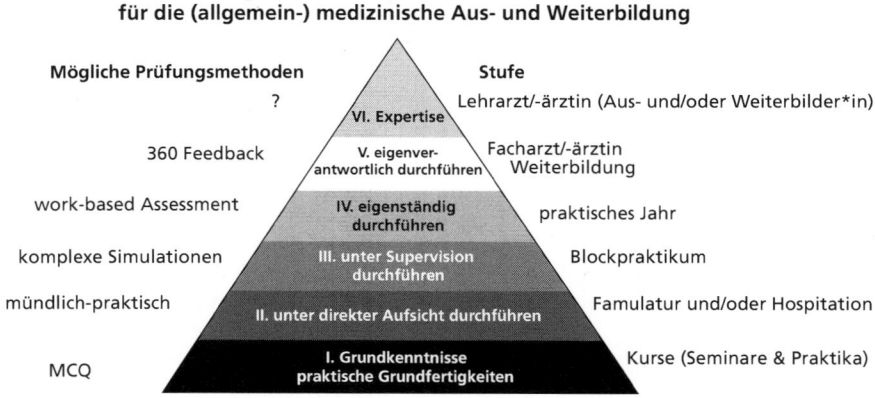

Abb. 7.1: Abgestuftes Kompetenzmodell für die allgemeinmedizinische Aus- und Weiterbildung
(in Anlehnung an Miller 1990)

Auch in Prüfungen wird der Mehrdimensionalität von Lernzielen vermehrt Rechnung getragen. Ein beliebtes Prüfungsformat ist beispielsweise der sog. OSCE (Objective Structured Clinical Examination). Hier müssen Studierende an kleinen Stationen vorgegebene Aufgaben praktisch lösen und werden dabei anhand einer Checkliste bewertet.

Anwendungsbezogenes Lernen fängt schon in den ersten Semestern an. Zwar stellen traditionell nach wie vor grundlagenwissenschaftliche Inhalte (Anatomie, Biologie, Physik, Physiologie, Chemie, Biochemie sowie medizinische Psychologie und Soziologie) den Grundstock für das Medizinstudium dar, der in den ersten Jahren gelehrt und bis zum ersten Staatsexamen, dem ehemaligen Physikum, beherrscht werden muss. Immer mehr finden jedoch früh eingestreute (Hausarzt-)praktika statt, die die Aufgabe haben, den trockenen Vorklinikstoff durch praktische Veranschaulichung am Patienten zu bereichern. Diese Praktika werden durch unterschiedliche praktische und theoretische Einführungen, Seminare, Übungen im Rollenspiel, gegenseitiges Untersuchen und Interaktionstrainings mit Schauspielpatienten vorbereitet und sollen künftig mit der oben beschriebenen Parcoursprüfung geprüft werden.

Um die Mehrdimensionalität von Lernzielen für angehende Ärzte zu verdeutlichen, wurde das CANMed-Modell aus Kanada (Frank JR 2005) für den deutschen Sprachgebrauch adaptiert (▶ Abb. 7.2). Das Modell fand auch Einzug in das kompetenzbasierte Curriculum Allgemeinmedizin der DEGAM (Steinhäuser 2015).[20]

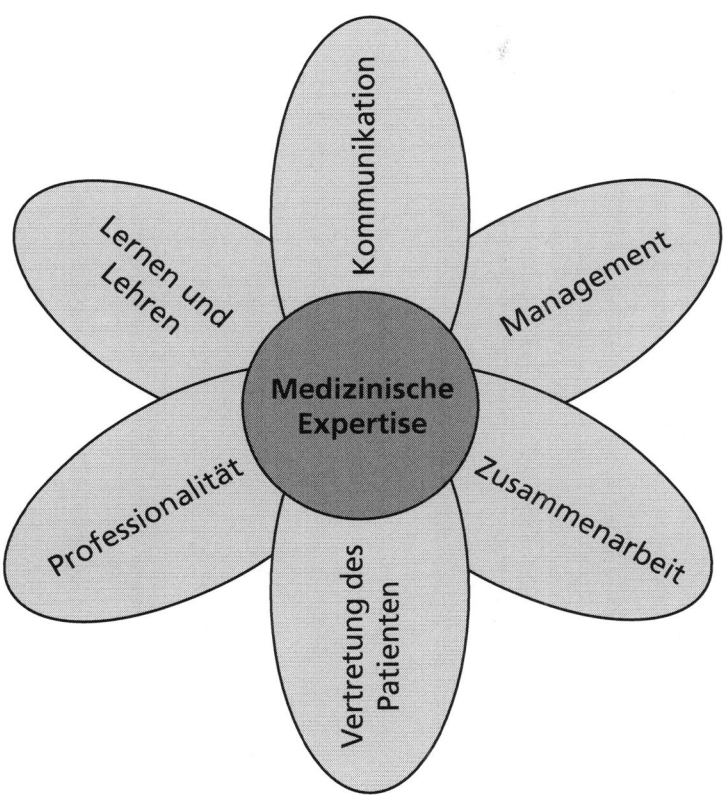

Abb. 7.2: CANMed-Modell (Steinhäuser et al. 2012, mit freundlicher Genehmigung Herr Dr. Marco Roos)

Der Mehrdimensionalität von Rollen des Arztes wurde auch im *Nationalen Kompetenzbasierten Lernzielkatalog Medizin* (www.nklm.de) Rechnung getragen, in dem in Bezug auf diese Rollen Lernziele auf verschiedenen Anwendungsstufen und Kompetenzen definiert werden.

Zur Frage, inwieweit die medizinische Expertise, die im Zentrum des Modelles steht, die anderen Rollen integriert oder davon gesondert zu betrachten ist, bestehen unterschiedliche Wahrnehmungen (vgl. Böhmer 2013). Umstritten bleibt außerdem, inwieweit einzelne Kompetenzbereiche – wie z. B. die kommunikative Kompetenz – isoliert betrachtet und z. B. in Trainings mit Simulationspatienten gesondert von medizinischer Fachkenntnis vermittelt und geprüft wer-

---

20 https://www.degam.de/weiterbildung.html. (Letzter Zugriff am 1.12.2019)

den können. Welche Rolle spielt angesichts so viel konzentrierter Kompetenz die Hausarztmedizin im Studium?

7.4.1 Rolle der Allgemeinmedizin im Medizinstudium

In der praktischen Versorgung der Hausarztpraxis kommen viele zunächst isoliert gelernte und geprüfte Inhalte gemeinsam zur Anwendung. Diese Versorgung bildet die Brücke, die verschiedene isoliert voneinander erlernte Fragmente verbindet. Im Kampf um die Entrümpelung von Studieninhalten und Trennung von Aus- und Weiterbildungsinhalten wird die Relevanz des zu erlernenden Wissens für eine potentielle spätere hausärztliche Tätigkeit mitunter als Korrektiv angewendet, der Überfrachtung des Studiums zu begegnen.

An nahezu allen Standorten wurden mittlerweile Lehrstühle für Allgemeinmedizin eingerichtet, wobei sich die Rolle des Lehrstuhlinhabers gewandelt hat: vom in der Praxis tätigen Facharzt für Allgemeinmedizin, der nebenbei den Lehrstuhl führt, zu hauptamtlichen Professoren, die in erster Linie Lehre und Forschung betreiben und nur zum Teil mit geringem Stellenanteil in der Praxis tätig sind. Die Lehre im Fach Allgemeinmedizin wird durch unterschiedliche Dozierende durchgeführt. Lehrbeauftragte sind niedergelassene Hausärzte und hauptamtlich tätige wissenschaftliche Mitarbeiter, wobei auch letztere nicht immer in der Versorgung tätige Fachärzte für Allgemeinmedizin sind.

Auch der Unterricht im Fach Allgemeinmedizin hat sich gewandelt: weg von der reinen Wissensvermittlung in der Vorlesung mit anschließender Multiple Choice-Klausur hin zu interaktiven Veranstaltungsformen wie Seminaren und Kleingruppenunterricht, in denen das auch in anderen Fächern erlernte Wissen reflektiert und angewendet wird. Ein Kernthema der Allgemeinmedizin bleibt, Ergebnisse und Leitlinienempfehlungen, die aus strukturierten Studien mit hochselektierten Patienten gewonnen wurden, auf individuelle Patienten anzuwenden. Aktuelle Regeln müssen von Lehrenden nicht nur gekannt, sondern deren Entstehung erklärt werden. Mit Lernenden muss nachvollziehbar diskutiert werden, welche Leitlinien-Empfehlungen auf den jeweiligen Patienten angewendet werden können und welche nicht. So gewinnt das Erfahrungswissen zunehmend Bedeutung für die universitäre Ausbildung.

Niedergelassene Allgemeinmediziner beteiligen sich zudem an der fachübergreifenden Vermittlung grundlegender Kompetenzen (z. B. Kommunikation, Untersuchung, Evidenz-basierte Medizin) und in unterschiedlichen Querschnittsbereichen (z. B. Prävention, Palliativmedizin, Medizin des Alterns). Der allgemeinmedizinische Unterricht am Campus soll insbesondere die hausärztlichen Praktika vor- und nachbereiten. Dazu gehört, die mitunter sehr heterogenen Erfahrungen, die Studierende mit der Hausarztmedizin gemacht haben, zu besprechen.

Wie passt das Hausarztpraktikum hier rein?

Nicht nur gehen Hausärzte als Dozenten an die Uni, Studierende werden auch in der Hausarztpraxis unterrichtet. Hausarztpraktika bieten grundsätzlich die Möglichkeit, Wissen und Fertigkeiten, die im Studium oder Krankenhaus erworben wurden, handelnd zu erproben. Allen Praktika in der Medizin ist es gemein, dass aus dem Gegenstand eines Lehrbuchs ein konkreter Mensch wird, auf den bestimmte, möglicherweise typische Aspekte einer Erkrankung zutreffen, andere ebenso typische Krankheitszeichen oder Begleitumstände aber fehlen. Die Hausarztpraxis ist *ein ganz besonderer* Ort für angewandte Medizin im komplexen, biopsycho-sozialen Kontext, da sich hier immer wieder dieselben Patienten mit sehr unterschiedlichen Beratungsanlässen vorstellen. Konstante Größe ist hier die Patient-Arzt- Beziehung, während Beratungsanlässe und Krankheiten unterschiedlicher Organsysteme kommen und gehen. Die Hausarztpraxis ist der Ort, wo sich bisher Gelerntes am intensivsten mit der Lebenswelt von Patienten verweben kann. Hier kann der Umgang mit Patienten mit unterschiedlichsten häufigen Beratungsanlässen geschult werden. Dabei kann der Lernende seine eigenen Fertigkeiten und Kenntnisse in kürzester Zeit bei vielerlei Patienten mit unterschiedlichsten Beratungsanlässen schulen. Soll eine bestimmte Fertigkeit, z. B. die Untersuchung der Schulter, gelernt werden, so sind Praktika in spezialisierten Ambulanzen, z. B. die Schultersprechstunde eines Krankenhauses, sicher zielführender.

Nach wie vor ist das am häufigsten nicht nur in der Allgemeinmedizin durchgeführte Verfahren zur praktischen, medizinischen Aus- und Weiterbildung ein »Learning by Doing«: man konfrontiert den Lernenden mit sich gerade aus dem Versorgungsalltag ergebenden konkreten Fragestellungen und Patienten und diskutiert dabei oder im Anschluss verschiedene, bestenfalls an den aktuellen Wissensstand angepasste Fragestellungen mit angemessenem Schwierigkeitsgrad. Anschließend gibt man dem Lernenden im Idealfall ein seinem Kenntnisstand und dem Erwartungshorizont angemessenes, wertschätzendes und konstruktives *Feedback*.

Eine der zentralen Aufgaben besteht darin, häufige nicht-spezifische Beschwerden wie z. B. Bauchschmerzen, Luftnot oder Stimmungsschwankungen mittels Anamnese und körperlicher Untersuchung zu explorieren und im Weiteren erlernte Algorithmen zur sinnvollen Stufendiagnostik und Therapie am konkreten Fall umzusetzen. Je weiter die Ausbildung fortgeschritten ist, desto komplexer werden die Aufgaben und desto eigenständiger sollten diese erarbeitet werden. Dadurch, dass der Patient seine eigene Sicht der Dinge hat und partizipativ in Entscheidungen mit eingebunden werden soll, steigt die Komplexität der Versorgung.

Hausärzte als Rollenmodell

In Praktika sind erfahrene Hausärzte das Rollenmodell für künftige Ärztinnen und Ärzte. Diese haben neben der Vermittlung sachbezogener Kompetenzen die

Aufgabe, Grundhaltungen und komplexe Fertigkeiten zu vermitteln. Das Setting der 1:1-Lehrsituation ist für Lehrende und Lernende eine besondere Situation, da man sich nicht – wie im Krankenhaus – in einer Gruppe verstecken kann.

Anstatt Lernende ins kalte Wasser zu schmeißen, sollten Lehrende geeignete Patienten zunächst unter direkter Aufsicht, später unter indirekter Supervision, behandeln lassen und wesentliche Aspekte zu diesen Fällen vor- und nachbesprechen. Ihre Einschätzung, welche Aspekte eines Falles sie intensiver mit dem jeweiligen Lernenden besprechen wollen und müssen, können sie durch regelmäßige Feedbackgespräche verfeinern. Besonders hilfreich dabei ist, wenn Studierende während des Studiums wiederholt in der gleichen Praxis sind und dadurch in gleichbleibendem Rahmen ihre eigene professionelle Entwicklung reflektieren können. Dies ermöglicht zudem, Langzeitverläufe mit Patienten aktiv zu erleben und zu spüren, was Beziehungsmedizin bedeutet.

Im Schnitt sollten Lehrärzte besonders zu Beginn eine Stunde am Tag in die Aus- bzw. Weiterbildung neuer Kolleginnen einplanen. Diese Aufgabe können sich in Gemeinschaftspraxen mehrere Kollegen teilen, vorausgesetzt, es ist klar abgesprochen, wer wann »dran« ist. Das kann die Praxiszeit auch für die Lernende bereichern.

Vermittlung von Grundhaltungen

Neben der Vermittlung von Sachkenntnissen (epitheme) und Fertigkeiten (techne) haben Lehrende die Aufgabe, Kolleginnen und Kollegen von Morgen professionelle Grundhaltungen zu vermitteln (phronesis und sophia). Hierzu zählt auch, für Patienten und Angehörige angemessene, zielführende und für beide Seiten angenehme Kommunikationsstile und Umgangsformen zu vermitteln. Diese Kernaufgabe medizinischer Aus- und Weiterbildung kommt angesichts der curricularen Dichte und Fülle sonstiger Inhalte oft zu kurz, ist aber angesichts der rasanten Entwicklung neuer Kenntnisse vielleicht *der* essentielle Lerninhalt zumindest für die Hausarztpraktika.

> Eine Teilnehmerin im Train the Trainer-Kurs für Weiterbilder berichtet darüber, dass eine ÄIW bei der Hospitation in ihrer Sprechstunde ihr Butterbrot ausgepackt und reingebissen habe, während ihre Patientin von Konflikten mit ihrem Ehemann berichtet habe. Die weiterbildende Kollegin war ob solcher Verhaltensweise zunächst sprachlos und fragte, ob sie jetzt auch noch die Aufgabe habe nachzuholen, was in der Kinderstube der Lernenden schiefgelaufen sei.

Wie kann die Vermittlung von Grundhaltungen, in diesem Fall Respekt gegenüber dem Patienten, Höflichkeit und Signalisieren einer zuhörenden Haltung, erfolgen? Zum einen sicher durch die Demonstration und Verstärkung adäquaten Verhaltens als Positivbeispiel; zum anderen durch Ansprechen und gemeinsame Reflexion nicht-optimaler Verhaltensweisen. Das ist konfrontativ, und solche Situationen werden von Lehrenden oft als »schwierig« und »konfliktreich« beschrieben. Die Diskussion solcher Situationen mit Kollegen im Train the Trainer-Seminar hilft dabei, sich der Problematik bewusst zu werden und kommunikative Techniken einzusetzen, die die Situation entschärfen.

> Immer, wenn sich Lehrende für die Verhaltensweisen in ihrer Praxis tätiger oder lernender Mitarbeiterinnen und Mitarbeiter fremdschämen, ist es an der Zeit, dies anzusprechen. Dabei gibt der Hausarzt vor, welcher Ton und Stil in der Praxis herrscht. Er hat »Hausrecht« auch in Hinsicht darauf, was das professionelle Verhalten in der Praxis betrifft. Solche Vorgaben sind in verschiedenen Praxen sehr unterschiedlich.[21] Meist ist es Unbedarftheit und nicht böse Absicht der Lernenden, und sie sind dankbar für konstruktives Feedback zu professionellem Verhalten.

7.4.2 Nachwuchsgewinnung für die Hausarztmedizin?

Viele künftige Hausärzte streben nach wie vor erstmal eine Klinikkarriere an, bevor sie sich ggf. im Laufe der Weiterbildung durch geänderte Lebensumstände für den Hausarztberuf (um-)entscheiden. Aber der Anteil derjenigen, die primär die Allgemeinmedizin wählen, steigt beständig; ebenso der Anteil der Allgemeinärzte, die angestellt arbeiten wollen. Engagierte Hausärzte sind Rollenmodelle dafür, ob sich der Nachwuchs für den Hausarztberuf entscheidet (Meli et al. 2014). Kolleginnen und Kollegen, die sich für den Hausarztberuf in besonderem Maße eignen, wurden meist durch Praktika angesprochen und von Lehrenden dazu ermutigt, eine allgemeinmedizinische Weiterbildung in Erwägung zu ziehen. Die Frage, ob der Hausarztberuf das Richtige für den angehenden Arzt ist, muss dieser für sich selbst entscheiden. Lehrärzte sollten sich darauf konzentrieren, geeignete Kandidatinnen und Kandidaten für den Hausarztberuf zu begeistern. Ihnen kommt die Aufgabe zu, bestehende positive Ansätze zu verstärken und Interessenten Wege aufzuzeigen, wie sie sich auf den Hausarztberuf vorbereiten können. Hierzu gehört es auch, weitere für die allgemeinmedizinische Weiterbildung essentielle Kompetenzen anzusprechen und gezielt zu fördern.[22]

---

21 Einen Einblick in andere Praxen kann man z. B. durch das DEGAM Hospitationsprogramm erhalten, wobei hier der Anteil positiver Eindrücke, die man für die eigene Praxis übernehmen möchte, in der Regel überwiegt.
22 Hinweise auf möglicherweise geeignete Persönlichkeitsmerkmale finden sich bei Patterson et al. 2000.

7.5 Allgemeinmedizinische Weiterbildung

Um aus dem traditionell üblichen *Training on the Job* eine strukturierte Weiterbildung zu machen, besteht auf verschiedenen Ebenen Handlungsbedarf (van Bussche et al. 2018).

7.5.1 Was soll in der Weiterbildung gelernt werden?

In Deutschland besteht der curriculare Rahmen für die Weiterbildung bislang aus einem Katalog von Mindestzeiten und Tätigkeiten, die bis zur Facharztprüfung nachgewiesen werden müssen. Dieser soll künftig durch eine Auflistung von Kompetenzen ersetzt werden, die bis zur Prüfung erworben werden müssen. Die Musterweiterbildungsordnung (Bundesärztekammer 11/2018) unterscheidet hierbei kognitive und Methodenkompetenz (Kenntnisse) sowie Handlungskompetenz (Erfahrungen und Fertigkeiten). Bestanden bisher sehr starr vorgegebene Kataloge von Tätigkeiten, die in der Weiterbildung bescheinigt worden sein müssen, wird darauf in der neuen Musterweiterbildungsordnung verzichtet und diese allenfalls durch »Richtzahlen« ersetzt (z. B. Durchführung von 50 Hausbesuchen in der Weiterbildung). Tragend dafür ist die Erkenntnis, dass Kompetenz für eine große Gruppe von Ärzten zwar mit der Häufigkeit der Durchführung korreliert, im Einzelfall aber nicht gesagt werden kann, wie viele Durchführungen notwendig sind, damit eine Kompetenz beherrscht wird. Der eine Kollege tut sich schwerer bei der Wundnaht, der andere muss sich dafür länger mit der EKG-Auswertung auseinandersetzen. Vorerfahrungen, Lernbedingungen und -bedürfnisse der eigenen Tätigkeit sind in der Weiterbildung sehr viel heterogener als in der Ausbildung. Daher sollten Schulungsmaßnahmen sehr viel individualisierender angeboten werden: Weniger als die Frage, wie viele EKGs ein Kollege ausgewertet hat, ist die Frage von Belang, ob er die Auswertung beherrscht oder um Hilfe fragen kann, wenn er bei der EKG-Auswertung nicht weiterkommt. Der Weiterbilder sollte blinde Flecken und gesonderten Schulungsbedarf – wenn möglich ohne Zeitverlust – erkennen und gezielt beheben können.

Die Frage, wie erworbene Kompetenzen überprüft werden können, ist in Deutschland noch nicht befriedigend beantwortet. Hier sind andere Länder deutlich weiter (Thiessen 2019). In Deutschland wird die allgemeinmedizinische Weiterbildung seit einiger Zeit durch optionale Angebote der Kompetenzzentren Weiterbildung (KW) unterstützt. Strukturierungshilfe geben beispielsweise das kompetenzbasierte Curriculum Allgemeinmedizin (Steinhäuser et al. 2015; www.degam.de/weiterbildung) oder das Manual zur Strukturierung der allgemeinmedizinischen Weiterbildung vom Kompetenzzentrum Weiterbildung Westfalen-Lippe (www.kw-wl.de).

7.5.2 Praktische Weiterbildung

Die Strukturierung der Weiterbildung erfolgte bislang in wenig abgestimmter Form durch verschiedene Weiterbilder in Klinik und Praxis und soll künftig durch erhöhte Selbstverantwortung des Lernenden unterstützt werden. Wesentliches Steuerungselement dafür könnte ein formatives Feedback mit Stärken- und Schwächenanalysen durch unterschiedliche Prüfungsverfahren sein. Hierzu geben die Weiterbildung begleitende Portfolios Hilfestellungen. Diese beinhalten – in Erweiterung des Logbuches – definierte Zwischenschritte, Feedbackelemente und Möglichkeiten der Selbstreflexion über den Lernfortschritt.

Weiterbildungsziele sind in der Regel nur graduell erreichbar. Jeder Arzt wird bei spezifischen Patienten an seine Grenzen kommen und beispielsweise bestimmte EKG-Kurven nicht mit dem individuellen Patientenfall in Einklang bringen können. Das heißt für die Weiterbildung, dass nicht nur die EKG-Auswertung trainiert werden muss, sondern ÄIW ihre Grenzen erkennen lernen und einschätzen können, wann sie wen mit unklaren Befunden in welcher Dringlichkeit an einen Spezialisten weiterleiten müssen. Dabei ist es für ÄIW und ihre Patienten gefährlich, die eigene Kompetenz völlig zu über- oder zu unterschätzen. Eine gute Weiterbildung muss die Erfahrungen des Arztes schulen und ihm das Achten auf »Stimmigkeit« oder »Unstimmigkeit« der eigenen Gedanken zum jeweiligen Patientenfall vermitteln.

7.5.3 Begleitunterricht in der Weiterbildung

Obligater Bestandteil der allgemeinmedizinischen Weiterbildung ist derzeit der für mehrere Facharztweiterbildungen vorgeschriebene 80 Stunden-Kurs der Psychosomatischen Grundversorgung, der zusätzlich zu den beziehungsmedizinischen Inhalten die Möglichkeit bietet, sich mit Kollegen anderer ambulant versorgender Fächer auszutauschen (▶ Kap. 9.4). Darüber hinaus besteht in Deutschland derzeit keine Pflicht zur Wahrnehmung eines verpflichtenden Begleitunterrichtes in der regulären allgemeinmedizinischen Weiterbildung. Man setzt auf Freiwilligkeit.

Von Seiten der Ärztekammern wird ein breit aufgestelltes Fortbildungsprogramm angeboten. Leider sind didaktisch für die Zielgruppe der ÄIW konzipierte Kurse bislang eher rar. Die *Kompetenzzentren Weiterbildung Allgemeinmedizin (KW)* haben daher ein bundesweit abgestimmtes *Seminarprogramm* entwickelt, das den spezifischen Bedürfnissen von ÄIW zum Facharzt für Allgemeinmedizin gerecht werden soll. Das Programm soll ermöglichen, Grundkonzepte bei der Umsetzung von häufigen Fragestellungen zu erwerben und zu vertiefen, und die praktische und klinische Phase der Weiterbildung über fünf Jahre begleiten. Das Seminarprogramm kann ÄIW deshalb besonders ansprechen, weil sie sehr unterschiedliche Lernbedürfnisse, Verständnisfragen und unterschiedliche Stärken und Schwächen haben, die sie in der Klinik und Praxis nicht immer ausgleichen können, da alle Weiterbildungsstellen ebenfalls Stärken und Schwächen haben. Der Austausch von Erfahrungen untereinander und mit erfahrenen Experten tut also not. Die frontale Vermittlung von Algorithmen ist weniger hilfreich, weil sie meist schon bekannt und verfügbar sind. Das konkrete Fallbeispiel sorgt für die fruchtbarsten Diskussionen.

Einige Ärzte in Weiterbildung suchen Schulungen in diagnostischen und therapeutischen skills, während andere die Weiterbildung begleitende Kurse dafür nutzen wollen, persönliche Lücken zu schließen oder sich in bestimmten Bereichen zu spezialisieren. Hinzu kommen spezifische Angebote unterschiedlicher Anbieter zum Thema Qualitätsmanagement, Praxisorganisation und Niederlassung sowie diagnostische Fertigkeiten (z. B. Ultraschall) und spezifische Zusatzbezeichnungen und Schwerpunktinteressen des Lernenden.

7.5.4 Mentoring in der Aus- und Weiterbildung

Neben den medizinischen Fragen zur konkreten Versorgung des Patienten entstehen beim Lernenden in der Aus- und Weiterbildung zwangsläufig Fragen zum Versorgungssystem und zur eigenen Lebensplanung. Diese Fragen im laufenden Praxissetting zu behandeln ist schwierig, da der Lehrende einen gewissen Interessenkonflikt zwischen seiner eigenen Versorgungsaufgabe und der neutralen Beratung des Lernenden hat. Diese und andere Themen werden im begleitenden Mentoring behandelt, das z. B. im Rahmen der Kompetenzzentren Weiterbildung angeboten wird[23].

Mentoring bedeutet, dass ein Kollege mit viel Berufserfahrung zu Fragen, der sich dem AIW im Rahmen seiner Professionalisierung stellen, berät. Bei diesen Fragen kann es sich um medizinische, organisatorische und lebensweltliche Belange handeln. Mentoring bezeichnet eine vertrauensvolle, reziproke Beziehung zwischen Mentor und Mentee, die dazu geeignet ist, Hindernisse, die sich im Rahmen der Zukunftsplanung des Arztes ergeben, zu beseitigen.

Mentoren können dabei Peers, andere Ärzte oder Angehörige anderer Berufsgruppen sein. Es hat sich für das Mentoring in der Weiterbildung als günstig erwiesen, wenn es durch neutrale und geschulte Fachärzte für Allgemeinmedizin durchgeführt wird.

Unterschieden werden kann zwischen Einzel- und Gruppenmentoring, strukturierten Angeboten in festem Setting und spontan stattfindenden Beratungen von erfahrenen Kollegen z. B. am Rande von Fortbildungen, aus denen langjährige vertrauensvolle Beziehungen entstehen können. Häufig ähneln sich die Fragen, die ÄIW im Laufe ihrer Professionalisierung zum Facharzt für Allgemeinmedizin stellen. Viele Fragen betreffen die eigene Rolle (»Was muss ich als AIW beachten?«), die Auswahl der Weiterbildungsstelle (»Welche Kriterien sind *für mich* besonders wichtig?«), Begleitangebote (»Wo finde ich passende Informationen über…?«), spezifische Konfliktsituationen (»Was mache ich, wenn sich meine Ansichten von denen des Weiterbilders unterscheiden?«), die eigene Zukunfts-

---

23 Auch in der Ausbildung und in der Wissenschaft gibt es Mentoring. Hier geht es oftmals darum, das Studium zu strukturieren, Zukunftsperspektiven zu entwickeln oder das wissenschaftliche Profil zu schärfen.

planung (»angestellt oder selbstständig?«) und Familienplanung (»Wann und wie lange sollte ich aussetzen?«). Bei der Beantwortung dieser Fragen hilft dem einen eher der Erfahrungsaustausch mit Freunden und Partnern, dem anderen der mit Peers oder externen Ansprechpartnern, die diese Fragen für sich bereits gelöst haben. Mentoring ist in Zielsetzung und Methodik nicht immer trennscharf von *Coaching* bzw. *Beratung* zu unterscheiden.

7.5.5 Train the Trainer-Angebote

Weiterbildungsbefugte können sich durch unterschiedliche Schulungsmaßnahmen auf ihre Rolle vorbereiten. Train the Trainer-Angebote, die mittlerweile von fast allen Kompetenzzentren für die Allgemeinmedizin angeboten werden, enthalten neben formalen und organisatorischen Hilfen Möglichkeiten zum Erfahrungsaustausch und praktische Trainings zu unterschiedlichen Methoden, die in der Weiterbildung zum Einsatz kommen können. Dazu gehört auch das praktische Üben von wertschätzendem, konstruktivem Feedback an die ÄIW. Verschiedene Zusatzangebote sind im Aufbau. Das Angebot ist bislang freiwillig, diskutiert wird allerdings, die Weiterbildungsbefugnis mittel- oder langfristig mit solchen Schulungsmaßnahmen zu verknüpfen.

7.6 Impulse für die Aus- und Weiterbildung während der Pandemie COVID-19

Während der Covid-19-Pandemie haben digitale Tools auch für die Ausbildung an den Universitäten und für die Weiterbildung von Ärzten mehr Bedeutung und Akzeptanz gewonnen. Sie ersparen Wege, fördern die Konzentration und unterstützen die Work-Life-Balance. Sie sind für viele Unterrichtsanagebote nicht nur eine Notlösung. Dies gilt besonders für Vorlesungen. Doch Webinare können nicht die Vermittlung von Fertigkeiten ersetzen. Vor allem können sie nicht die Lernerfahrungen in einer Patient-Arzt-Beziehung im gemeinsamen Raum ersetzen und auch nicht die Erfahrung eines erlebten Vorbilds, egal ob es positiv oder negativ erlebt wird. Wir können lehren, Mimik und Gestik in der Videosprechstunde besser zu berücksichtigen und Tonfall und Sprachfluss am Telefon mit Stimmungen in Einklang zu bringen. Das ist alles nicht ausreichend, wie wir jetzt wissen können. Auch für alle interaktiven Lehrangebote ist der geteilte Raum oder die geteilte Atmosphäre nicht ausreichend ersetzbar.

7.7 Unterstützungsangebote für die Aus- und Weiterbildung

Erster Ansprechpartner für Praktika von Studierenden ist die aussendende allgemeinmedizinische Abteilung an der jeweiligen Hochschule. Für Fragen zur Weiterbildung ist die lokale Ärztekammer zuständig. Zu Fördermaßnahmen berät die KV. Kompetenzzentren Weiterbildung zum Facharzt für Allgemeinmedizin sind unter www.desam.de zu finden.

Im Rahmen der Fachgesellschaften kümmert sich die DEGAM (www.degam.de) aktiv um die Gestaltung der Aus- und Weiterbildung. Hausärztliche Leitlinien weichen oftmals bewusst von der Perspektive fachspezialisierter Sichtweisen ab, da für den Niedrigprävalenzbereich der Hausarztpraxis andere Regeln und Handlungsempfehlungen gelten als für die Uniklinik. Sie geben den Vertretern des Faches ein neues Selbstbewusstsein. Diese werden im Kurs Allgemeinmedizin vermittelt und deren Inhalte sollten Lehrenden in der Praxis geläufig sein.

Die Gesellschaft für Hochschullehrer in der Allgemeinmedizin (www.gha-info.de) veranstaltet regelmäßig Symposien und didaktische Trainings für Lehrende in der AM. Sie stellt eine Interessenvertretung für alle Lehrenden – gerade der praktisch tätigen Lehrärzte – an den Unis dar.

Junge Allgemeinmediziner, die Verantwortung für ihr Fach übernehmen, haben sich in der JADE (www.jungeallgemeinmedizin.de) engagiert und geben wichtige Impulse für die Zukunft unseres Faches – nicht nur in Forschung und Lehre.

8 Choosing wisely

Bislang haben wir vieles beschrieben, was den hausärztlichen Versorgungsauftrag komplex macht. Nun gehen wir einen Schritt weiter und wollen uns der Frage annähern, wie Hausärzte in diesen komplexen Bedingungen weise Entscheidungen treffen können. In vielen Situationen erscheint es weiser, Unsicherheit auszuhalten. In diesem Kapitel möchten wir die wichtige Initiative »Gemeinsam klug entscheiden« beschreiben, die sich gegen technische Überversorgung richtet. Wir setzen uns mit dem Stellenwert Evidenz basierter Medizin auseinander und stellen vor, wie Sachwissen, Erfahrungswissen und Intuition zusammenspielen. Letztlich ist es nicht der Arzt, der Entscheidungen trifft, sondern der Patient.

8.1 Gemeinsam klug entscheiden

Die Arbeitsgemeinschaft der Wissenschaftlichen Medizinischen Fachgesellschaften (AWMF) startete unter dem Leitsatz »Gemeinsam Klug Entscheiden« eine Qualitätsoffensive[24].

Mit ihr möchte sie wissenschaftlich begründete, fachübergreifende und mit Patientenvertretern abgestimmte Empfehlungen zu wichtigen Gesundheitsfragen in die öffentliche Diskussion bringen. »Gemeinsam Klug Entscheiden« orientiert sich dabei an der bekannten internationalen Initiative »Choosing wisely«, im Rahmen derer sich seit 2011 wissenschaftliche Fachgesellschaften mit dem Thema unnötiger oder sogar schädlicher medizinischer Leistungen beschäftigen.

Die Grundidee von »Choosing Wisely« stammt von dem Arzt und Medizinethiker Howard Brody und entspricht dem Berufsethos vieler Ärzte. Er fordert die Ärzteschaft 2010 im New England Journal of Medicine auf, endlich ihrem Anspruch gerecht zu werden, das Patientenwohl an die erste Stelle zu setzen. Unter dem Dach der Kampagne »Choosing Wisely« haben bislang 70 Fachgesellschaften eigenverantwortlich sogenannte Top-5-Listen mit insgesamt gut 450 Empfehlungen zu Untersuchungen und Behandlungen mit *fragwürdigem* Zusatznutzen ausgemacht (Brownlee 2017). Die Deutsche Gesellschaft für Innere Medizin hat ebenfalls unter Mitwirkung verschiedener weiterer Gesellschaften Emp-

---

24 https://www.klug-entscheiden.com/fileadmin/user_upload/2019_Sammelband_Klug_entschieden.pdf

fehlungen veröffentlicht. Dazu zählen zum Beispiel, keine Antibiotika bei unkomplizierten Atemwegsinfekten einzusetzen, keine bildgebenden Verfahren beim nichtspezifischen Kreuzschmerz bei einer Dauer unter sechs Wochen einzusetzen und ohne typische Anamnesehinweise bei chronisch muskuloskeletalen Schmerzsyndromen keine Borrelien-Serologie durchzuführen.

Auch die Deutsche Gesellschaft für Allgemeinmedizin (DEGAM) hat sich diesem Vorhaben angeschlossen. Die S2e-Leitlinie zum Schutz vor Über- und Unterversorgung wurde 2018 veröffentlicht (Scherer et al. 2018). Die Leitlinie gibt Positivempfehlungen, um Unterversorgung zu vermeiden, und Negativempfehlungen, um Überversorgung zu verhindern. Sie empfiehlt, was Ärzte tun oder lassen sollten auf der Grundlage evidenzbasierten und Erfahrungswissens. In ähnlicher Weise wirkt die DEGAM-Leitlinie Multimorbidität (Scherer et al. 2017). Diese Initiativen sind von großem Wert.

8.2 »Too much medicine«

Im November 2019 lud die Bertelsmann Stiftung zu einer Konferenz in Berlin ein mit der Frage: »Braucht Deutschland mehr choosing wisely?«[25] Es wurden die Ergebnisse von Interviews mit Ärzten und Patienten vorgetragen, die übereinstimmend sagen, »dass ein aktives Handeln oft besser sei als abzuwarten« – was sie mit Nichtstun gleichsetzten. Sie gaben an, eine (Be-)Handlung könne Schuldgefühle reduzieren und als moralische Rechtfertigung dienen: man habe wenigstens alles versucht. Die Haltung, dass jede Therapie besser sei als Abwarten und Nichtstun, wird von den Ergebnissen der Bevölkerungsbefragung gestützt: 56 % der Befragten stimmen der Aussage zu. Diese Haltung von Patienten wie von Ärzten begünstigt, dass in Deutschland eher zu viel als zu wenig diagnostiziert und therapiert wird.

Nach dem Bundesamt für Statistik erhielt 2009 jeder achte Bundesbürger eine CT oder eine MRT. Zwischen 2007 und 2015 stieg die Zahl der CTs um 40 % und die Zahl der MRTs um 60 % (Bundesamt für Strahlenschutz). In 2015 wurden 135 Millionen Röntgenuntersuchung durchgeführt.

2015 wurden in Deutschland 900.000 Koronarangiografien und perkutane Koronarinterventionen (PCI) durchgeführt. Deutschland ist darin Weltmeister geworden, anscheinend unbeeinflusst vom Risiko der Untersuchung und Intervention. In 1,4–3,5 % der Fälle traten schwerwiegende kardiovaskuläre Ereignisse auf (Scherer et al. 2018). In einer sektorenübergreifenden Routinedatenanalyse von Folgeereignissen nach PCI zeigt sich, dass die 30-Tage-Sterblichkeit bei 0,96 % und die 1-Jahres-Sterblichkeit bei 5,4 % bei Patienten ohne Herzinfarkt lag (Jeschke et al. 2013). Hätten alle 900 000 Patienten der Intervention zuge-

---

25 https://www.bertelsmann-stiftung.de/fileadmin/files/BSt/Publikationen/GrauePublikationen/VV-SG_Ueberversorgung_final.pdf

stimmt, wenn sie diese Zahlen gekannt hätten? Hoffentlich wird die Nationale Versorgungsleitlinie Chronische KHK einer ausufernden Diagnostik eine Grenze setzen. Sie empfiehlt, dass die Koronarangiographie nur dann angeboten werden soll, wenn durch eine Revaskularisation Besserung zu erwarten ist.

Überversorgung hat viele Ursachen. Naheliegend sind Lobbyismus und Interesse am finanziellen Gewinn. Auch Ärzte sind daran beteiligt. Doch auch davon nicht beeinflusste Ärzte können, geleitet vom Wunsch nach einer frühen Diagnose auch seltener Erkrankungen, zur Überdiagnostik beitragen. Es gibt vermutlich über 10.000 Diagnosen. Ärzte wollen verunsicherten Patienten z. B. mit funktionellen Beschwerden »kein Unrecht tun«, und es ist überaus schwierig, eine Balance zu finden zwischen dem Wunsch nach sicherer und früher Diagnose und dem Bewahren vor überflüssiger, teils auch schädigender Diagnostik. Anstatt in mehr technische Diagnostik auszuweichen, hilft es, die psychosoziale Anamnese vor, mindestens parallel dazu durchzuführen und den Patienten das eigene, nicht dualistische Krankheitsmodell zu erläutern (▶ Kap. 10.6).[26]

Überversorgung kann auch aus erweiterter Vorsorge und innovativer Bildgebung resultieren. Sie lassen Zufallsbefunde ansteigen, die wiederum abgeklärt werden – mit manchmal zweifelhaftem Wert. So steigt die Morbidität des Prostata-Karzinoms an, während die Mortalität nahezu unverändert bleibt (Glasziou 2017). In dieselbe Richtung wirken veränderte Schwellenwerte wie zum Beispiel beim Diabetes mellitus oder Hypertonus, die bisher Gesunde zu Kranken machen. Überversorgung nimmt zu viele Ressourcen des medizinischen Systems in Anspruch und bläht Sprechzimmer und Wartelisten auf. Dadurch fördert sie Ungleichheit in der medizinischen Behandlung und auch den Ärztemangel.

Die Arbeitsgemeinschaft wissenschaftlicher Fachgesellschaften AWMF, die Leitlinienkommission der DEGAM, das Institut für Qualitätssicherung in der Medizin und Internet-basierte Datenbanken versuchen, Hausärzten schnelle Orientierung im Bereich des kollektiv erarbeiteten Sachwissens zu geben. Wir möchten alle Hausärzte und solche, die es werden wollen, einladen, diese Quellen zu nutzen. Doch allein durch Sachwissen ist der komplexe Vorgang der Entscheidungsfindung zwischen Patienten und Ärzten nicht zu begreifen.

8.3 Sachwissen, Erfahrungswissen, Intuition – wovon sind ärztliche Entscheidungen abhängig?

Sachwissen und Weisheit sind zunächst zwei verschiedene Paar Schuhe. So formuliert Robert Sternberg, führender US-Intelligenzforscher und ehemaliger Prä-

---

26 Gute Hinweise zum Umgang mit Patienten mit funktionellen Körperbeschwerden gibt die gleichnamige AWMF-Leitlinie; eine Zusammenfassung bieten die Bücher: Praxis der Psychosomatischen Grundversorgung (Veit 2018, S. 230 ff), Praxisleitfaden Psychische Erkrankungen (Dietrich et al. 2019) und findet sich in der Zeitschrift Ärztliche Psychotherapie und Psychosomatik (Veit 2015).

sident der American Psychological Association: »Wisdom is much more difficult to develop than the kind of achievement that can be developed and readily tested via multiple-choice tests.« Und Goethe formuliert im Wilhelm Meister die Einsicht: »Die Summe unserer Existenz durch Vernunft dividiert geht nicht rein auf.«

Schon Aristoteles unterschied verschiedene Arten des Wissens: das sachbezogene Fachwissen (epistheme), handwerkliches Wissen (techne), Erfahrungswissen (phronesis) und Weisheit (sophia). Phronesis ließe sich im heutigen medizinischen Zusammenhang als Fähigkeit verstehen, in einer spezifischen Situation mit dem jeweiligen Patienten eine gute Entscheidung zu treffen. Folgen wir seiner Einteilung!

8.3.1 Sachwissen

Die genannten DEGAM-Leitlinien und die Initiative »Choosing wisely« richten sich gegen Lobbyismus, den Einfluss wirtschaftlicher Interessen auf ärztliche Entscheidungsfindung und wollen Ärzten helfen, sich mittels Sachwissens in einer komplexen Situation zu orientieren. Darüber hinaus helfen sie Ärzten, sich gegen Wunschmedizin besser abgrenzen zu können. Der wichtige Schritt in Richtung einer Reflexion der Ergebnisse ärztlichen Handelns ist mit der Entwicklung der *evidenzbasierten Medizin* gegangen worden. Ärztliche Entscheidungen sollen sich an *epidemiologischer, klinischer Empirie orientieren statt an subjektiven Auffassungen* und pathophysiologischer Ursachenforschung aus Laboren. Dieses Ziel evidenzbasierter Medizin wird unterstützt, wenn Hausärzte auch auf ein auf sie zugeschnittenes Feedback setzen, das ihnen spiegelt, ob sie die gesetzten Standards einhalten oder eher nicht.[27]

Doch auch im Bereich des Sachwissens existieren *Grauzonen*. Wissenschaftliche Studien klären anscheinend nicht alles eindeutig. Ohnehin ergeben sich bei multimorbid erkrankten Patienten widersprüchliche Empfehlungen. Darüber hinaus sind Studien nicht immer einfach zu interpretieren. Deshalb benötigen Hausärzte auf jeden Fall einen Wissensbereich, den man »Risikokompetenz« nennen könnte.

Trotz großer Wertschätzung der Anstrengungen um evidenzbasierte Leitlinien sollen hier weitere kritische Anmerkung zur evidenzbasierten Medizin gemacht werden. Es ist ein Irrtum, *ausschließlich* durch große Datenmengen und Statistik zu ausreichenden Lösungen komplexer Anforderungen zu gelangen (Malterud 2001). Schon oberflächliche Betrachtung legt einen solchen Irrtum nahe. Denn auch hochwertige Studien beinhalten immer *Vereinfachung*, bestimmte Gruppen (des Alters oder des Geschlechts oder der Hautfarbe) oder Patienten mit anderen begleitenden Krankheiten werden ausgeschlossen oder nicht adäquat berücksich-

---

[27] Inzwischen gibt es entweder die Möglichkeit die Möglichkeit die DMPs und die damit verbundenen Feedbackberichte tatsächlich im Sinne der Selbstreflexion zu nutzen, oder zu versuchen, über eine eigenständige Datensammlung und deren Analyse statistische Beschreibungen der eigenen Arbeit zu erstellen.

tigt. Viele Fragen werden nicht behandelt, weil sie *nicht finanziell gefördert* werden.
  Durch *Mangel an qualitativer Forschung* finden Erfahrungswissen und der sorgfältig analysierte Einzelfall nur unzureichend Eingang in wissenschaftliche Evidenz. Folglich werden in Leitlinien manche Fragen weggelassen, weil es dazu keine Studien gibt (Abholz 2017). Bedauerlich, weil von aggregierten Daten auf den individuellen Einzelfall rückzuschließen, ein Balanceakt in der hausärztlichen Praxis ist, der weiterer Forschung bedürfte. Auch der Einzelfall und seine sorgfältige Analyse kann Evidenz oder zumindest Auffälligkeiten liefern, die weiter überprüft werden können. Geschichtswissenschaftliche Forschung geht überwiegend diesen Weg, in der Medizin hatte die Psychoanalyse und gegenwärtig linguistische Forschung mittels Sprach-Analyse beobachteter und aufgezeichneter Patient-Arzt-Gespräche diesen Weg beschritten. Das evidenzbasierte Wissen hat Mängel, die sich daraus ergeben, wie es derzeit gewonnen wird.
  Darüber hinaus: ärztliche Entscheidungen sind nicht immer nur auf Sachwissen gegründet. Zumindest sind sie nicht immer *rational*, wenn wir einer Unterteilung in Vernunft, Seele und Körper folgen, wie sie sich im 18. Jahrhundert in unserer westlichen Denkweise etabliert hat. Wie bereits im Kapitel über die Gefühle der Ärzte hervorgehoben, führen zum Beispiel negative Stimmungen zu mehr technischer Diagnostik und Verschreibung von mehr Medikamenten (▶ Kap. 4). Unumstritten beeinflussen Gefühle ärztliche Entscheidungen. Aber nicht nur Gefühle tun das. Manche verweisen auf das Erfahrungswissen, was nicht ganz dasselbe ist wie Intuition.

8.3.2 Erfahrungswissen

Erfahrungswissen[28] *ist mit Handeln unter Bedingungen der Unsicherheit verbunden, mit dem Einzelding und Begriffen wie Kreativität, Intuition und Kunst.*
  Wie konnte es passieren, dass in der Moderne die Bedeutung des Erfahrungswissens gegenüber dem Daten-basierten Wissen in den Hintergrund geriet? Begonnen hat es in der Neuzeit mit der Philosophie von Descartes. Er schuf eine Kluft zwischen Subjekt und seiner Umwelt, einen *Dualismus von subjektiver Welt und der Welt der objektiven Dinge*, die beide durch eine Brücke der schlussfolgernden Vernunft verbunden seien. In seiner Nachfolge wurde zur Brücke über diese Kluft der naturwissenschaftliche Empirismus, der sich auf die Suche nach den letzten Einzelelementen aufmachte, aus denen sich die phänomenale Vielfalt zusammensetzt. Dieser Weg gipfelte in der Physiologie des 19. Jahrhunderts, die den lebendigen Menschen auf eine analytische Mechanik reduzierte.
  Im 20. Jahrhundert hat insbesondere die Physik den Beweis geliefert, dass forschendes Subjekt und sein Forschungsgegenstand nicht voneinander zu trennen sind (Heisenberg, Der Teil und das Ganze). Lineare Beziehungen – B resultiert

---

28 Der Begriff Erfahrungswissen wurde im letzten Jahrhundert von dem US-amerikanischen Philosophen und Pädagogen John Dewey und in Europa von Hans Georg Gadamer in »Wahrheit und Methode« geprägt.

aus A – sind eher selten, auch wenn unsere Alltagslebenswelt solche Analogie nahelegt; doch dynamische Systeme mit kreiskausalen Wechselwirkungen sind die Regel. Die Medizin hatte sich davon anscheinend nicht ausreichend beeinflussen lassen. Ausnahmen wie z. B. den deutsch-jüdischen Physiologen Kurt Goldberg hat der Nationalsozialismus auszuradieren versucht, ebenso wie großartige Ärzte in der Zeit vor dem 2. Weltkrieg, die komplexer dachten und handelten. Wir sollten uns des Bruchs bewusst sein, den der Nationalsozialismus auf die Entwicklung medizinischen Denkens in Europa bewirkt hat.

Erfahrungswissen (subjektiv) versus Sachwissen (objektiv)

Dieser scheinbare Gegensatz gründet in der Trennung von Subjekt und Objekt in der Philosophie Descartes. Doch die Trennung zwischen Subjekt und Objekt existiert nur in unserem von Denktraditionen geprägten Kopf. Hinter Evidenzbasierung und ihrem Versuch, *das Subjektive im begreifenden Erkennen auszuschließen, kann sich gerade das Subjektive verbergen, weil es erst gar nicht zum Gegenstand der Betrachtung und Reflexion gemacht wird.* Selbst große Datenmengen und die Möglichkeit, daraus Muster zu erkennen (Künstliche Intelligenz), merzt das Subjektive im Erkennen nicht aus und *täuscht Eindeutigkeit vor*. Denn es machen immer Menschen Vorgaben für die Mustererkennung, und ihre Vorgaben sind kulturell geprägt. Diese skizzierte, philosophisch mächtige Richtung unterstellt fälschlich, dass im vernünftigen Denken die »Wirklichkeit« sich unverfälscht erfassen lässt, in unserem Fall unter Diagnosen. Folglich begegnen wir Hausärzte immer wieder dem Vorwurf mangelnden Sachwissens und der Aufforderung, dass mehr Sachwissen hilft, die wachsende Unbestimmtheit in einer komplexen Welt zu reduzieren.

Erfahrungswissen steht nicht im Gegensatz zur Vernunft. Das Denken – verstanden als Fähigkeit, *Unterschiede zu erfassen* – wird auch hierfür gebraucht. Diese Definition des Denkens greift auf Aristoteles zurück.[29] Erfahrungswissen kann nicht in die Sphäre eines irgendwie gearteten »Bauchgefühls« verwiesen werden, und Sachwissen kann nicht allein die Sphäre der Vernunft beanspruchen. Erfahrungswissen ist nicht zwangsläufiges Ergebnis praktischer Tätigkeit. Es geht auch auf Aristoteles zurück, dass »Praxis« nicht dem Erwerb handwerklicher Fähigkeiten (techne) gleichzusetzen ist. Techniken der Gesprächsführung zu beherrschen zählt zu den *handwerklichen* Kompetenzen des Arztes.

> Erfahrungswissen wird nicht mühelos aus Jahren der beruflichen Praxis gewonnen, sondern aus einer *reflektierenden* Praxis und Sachwissen. Es ist rational in dem Sinn einer Denktradition, die zwischen Vernunft und Seele oder zwischen Subjektivem und der Welt der objektiven Dinge keine künstlichen Klüfte schaffen muss.

---

29 Zum Unterschied zwischen der altgriechischen Unterscheidungsphilosophie und Repräsentationsphilosophien der Moderne siehe A. Schmitt 2003, S. 232-269.

Aus Hunderten von Balintgruppen weiß die Autorin, dass Sachwissen allein nicht hilft, gute Entscheidungen zu treffen. Umgekehrt soll das Merkmal der Allgemeinmedizin, Umgang mit Unsicherheit, kein Deckmantel für zu geringes Sachwissen sein. Erfahrungswissen einzubeziehen – diesen Weg hat die Allgemeinmedizin in ihren Konzepten zur universitären Ausbildung und in der Weiterbildung bereits beschritten. Diesen Weg geht auch die Leitlinienkommission der DEGAM, und es ist oft gelungen, unterschiedliche Perspektiven bei der Entwicklung von Leitlinien und Praxisempfehlungen zu integrieren.

8.3.3 Was ist Intuition?

Es wird von Intuition gesprochen, wenn *unbewusst* bleibende Elemente in die Entscheidung einfließen und als Gedankenblitz oder Assoziationen in unserem Bewusstsein auftauchen. Intuition ist anscheinend ein von Menschen beschrittener Weg, um mit Komplexität umzugehen. Intuitives Denken benutzt dazu vereinfachende Heuristiken (Faustregeln) (Gigerenzer 2013). Intuitives Denken ist geprägt von Vorerfahrungen des jeweiligen Individuums in seiner jeweiligen Lebenswelt. In diesem Sinn ist es auf jeden Fall vernünftig. Dies widerspricht zunächst einer auf westlichen Philosophien des 18. Jahrhunderts gegründeten Alltags-Auffassung, dass Denken ausschließlich mit Bewusstsein verbunden sei. Bewusstsein kann hinzukommen oder auch nicht. Auch intuitives Denken erfasst Unterschiede und Bestimmtheiten, mögen sie nun bewusstwerden oder unbewusst bleiben. Unsere Fähigkeit, Gesichtsausdrücke unbewusst einschätzen zu können und darauf zu reagieren, ist weder primär rational oder irrational. Es ist effizient oder nicht effizient und kann sogar durch Lernen verbessert werden.

Aber intuitives Denken ist auch sehr anfällig für *Verzerrungen*. Es ist zum Beispiel von der Leichtigkeit abhängig, mit der Erinnerungen in unserem bewussten Denken aufgerufen werden können. Es ist abhängig von Bildern, die von außen auf uns einwirken, was sich Werbung zum Beispiel zu Nutze macht, und uns gegenüber dem Offensichtlichen blind macht und abhängig von vielen weiteren kognitiven Verzerrungen (Kahnemann 2012). Hungry und müde am Ende der Sprechstunde werden auch von Ärzten andere Entscheidungen getroffen als mit vollem Bauch oder noch ausgeruht an ihrem Beginn.

Die Begriffspaare rational versus irrational, bewusst versus unbewusst, impulsiv versus reflexiv sind also keine Hilfe, um ärztliche Entscheidungsfindung im Hinblick auf Effizienz zu beurteilen. Kritisch sind in diesem Zusammenhang Auffassungen zu betrachten, die diesen Begriffspaaren unterschiedliche *neurophysiologische Systeme* unterlegen wollen.

Intuition ist nicht besser oder schlechter als das Nachschlagen in Leitlinien oder Lehrbüchern. Das Sachwissen ist in die Intuition und das Erfahrungswissen eingeflossen. Wir möchten auf keinen Fall »Blink- oder Bauchentscheidungen« das Wort reden. Doch weil das Unbewusste das Bewusstsein mit Inhalten versorgt, ist es für Ärzte auf jeden Fall ratsam, vor Entscheidungen innezuhalten und ihre Intuition bewusst zu überdenken. Auch der Nobelpreisträger Kahnemann rät zum »Auf die Bremse treten« in Entscheidungsprozessen (Kahnemann 2012).

8.4 Wie Weisheit gewinnen?

8.4.1 Die Antworten philosophischer Richtungen und der Beziehungsmedizin

Wenn richtige Entscheidung zu treffen nicht nur Folge der Anwendung medizinischen Sachwissens ist, kann es als ein hermeneutisches Unterfangen betrachtet werden. Die *Hermeneutik*, entwickelt aus der Philosophie der Phänomenologie von Martin Heidegger, schlägt vor, Patient und Arzt als gemeinsame Interpreten einer Situation zu betrachten, deren Sichtweisen oder Lebenswelt-Horizonte in einem Gespräch abgeglichen werden sollten. Wer jeweils interpretiert, wird im Verlauf eines Gesprächs wechseln. Das stellt an die ärztlichen Interpreten die Anforderung zu beachten, dass das Verhältnis der Gesprächspartner asymmetrisch ist: Der Patient ist in einer eher abhängigen, hilflosen Situation, der Arzt in einer ihm gewohnten Situation. Vom Arzt würde dies erfordern, die Lebenswelten seiner Patienten und wie sie entstanden sind zu erfragen (biografische Anamnese) und sich darin einzufühlen (Empathie). Wirklich »Da-sein« und »Zuhören« sind dafür wichtige Haltungen, und solch ärztliches Verhalten wäre vernünftig. Darüber hinaus ist es vernünftig, die Ziele der Patientinnen zu kennen, wenn Horizonte angeglichen werden sollen.

Für die Interventionen im Dialog (Sprache) machen wir im Kapitel 10 zur Kommunikation Vorschläge, *wie* eine tragfähige Brücke zwischen den Interpreten gebaut werden kann (▶ Kap. 10).

Immer, wenn Menschen miteinander sprechen, wird dieses Gespräch auch durch unbewusste Motive beeinflusst. *Psychodynamische Modelle* sind hilfreich, diese *unbewussten Motive* der Interpreten in den Szenen im Sprechzimmer zu erkennen. Für den Arzt kann es wichtig sein, diese Motive zu beachten. Denn Interaktionsmuster zwischen Patienten und Arzt beeinflussen auch seine diagnostische Entscheidungsfindung. Die immer dramatisch auftretende, nicht zu vereinbarten Terminen erscheinende, emotional überbordend auftretende Patientin mit Bauchschmerzen oder Juckreiz oder Schmerzen im Bewegungsapparat, die sich bereits in Internetforen aufgehalten hat, und dem Arzt Histamin- und Nahrungsmittelunverträglichkeiten, Borreliose-Titer oder im Zusammenhang mit früheren Moden das Amalgam in den Zähnen oder das Formaldehyd in den Möbeln als mögliche Ursache ihrer Beschwerden präsentieren will, hat eine manipulative Kraft. Auf jeden Fall fordert sie umfassende und wiederholte technische Diagnostik ein. Ärzte können sich in dieser Situation hilflos fühlen und geben aus dieser Hilflosigkeit der Forderung nach nicht leitliniengerechter Diagnostik nach. Aber auch Unterversorgung kann die Reaktionen auf solch beschriebenes, patientenseitiges Verhalten sein: »Ach, die schon wieder!« Warnsymptome können übersehen werden (▶ Kap. 9.2).

Kontemplation oder Selbstbeobachtung und -reflexion oder in Perspektivdifferenzen einüben (Nashemi 2018) sind verschiedene Begriffe für dieselbe Intention. Auch die *achtsamkeitsbasierte Medizin* (Jon Kabat Zinn), vom Zen-Buddhismus inspiriert, weist in diese Richtung. Im stressigen Alltag kann es schwierig sein, dem eigenen Nachdenken Raum und Zeit zu geben oder zu üben, sich selbst zu beobachten und zu reflektieren. Dabei sind es gerade die Unterschiede, wie Patient und Arzt die Welt sehen, die das Gespräch kreativ machen.

8.4.2 Fallbeispiele aus der hausärztlichen Praxis

»Schön, dass Sie sofort gekommen sind!« Sofortiger Hausbesuch bei Patientin mit akutem Kopfschmerz

Ein Patient bittet telefonisch um Hilfe für seine Frau, die akute Kopfschmerzen habe. In der Praxis besteht die Regel, dass jeder dringend angeforderter Hausbesuch sofort telefonisch mit der betreffenden Ärztin verbunden wird. In der Praxis herrscht an diesem Morgen großer Andrang. Zusätzlich zum zeitlichen Druck wartender Patienten ist eine Praktikantin im Rahmen des Blockpraktikums Allgemeinmedizin anwesend, die von der Hausärztin betreut werden soll. Die medizinische Fachangestellte teilt der Hausärztin mit, dass der Ehemann der Patientin am Morgen bereits in der Praxis war, aber angesichts der Warteschlange an der Anmeldung wieder nachhause zurückgekehrt sei. Die erste Reaktion der Hausärztin bei Übernahme des Telefonhörers zwischen zwei Patientenkontakten, einem Packen zur Unterschrift vorliegender Rezepte, ist das Gefühl: »Auch das noch!«. Der nächste Gedanke: »Atme durch und konzentriere Dich! Mache jetzt keine Fehler!« Der Patient am Telefon beschreibt, dass seine Frau unter starken Kopfschmerzen leide, die in der Nacht angefangen haben. Sie könne nicht zur Arbeit gehen. Ehemann und seine Frau waren der Hausärztin gut bekannt. Niemals haben sie Ansprüche gestellt, sind immer zurückhaltend, bescheiden und benutzen nur wenige Worte. Wenn sie jetzt so etwas für sie außergewöhnliches wie einen sofortigen Hausbesuch nahelegen, dann muss es etwas als bedrohlich Erlebtes sein. Sie entschließt sich zu einem sofortigen Hausbesuch aus der Sprechstunde heraus. In der Wohnung trifft sie auf eine Patientin mit allen Ausdrücken eines belastenden Schmerzes. Neben dem Sofa, auf dem sie liegt, steht ein Eimer mit Wasser offensichtlich aus dem Grund, weil sie Erbrechen fürchtet. Während der knappen Anamnese steigt die Erinnerung an einen weit zurückliegenden Patientenfall in ihr Bewusstsein: plötzlich auftretender Kopfschmerz-Erbrechen-Subarachnoidalblutung und damit verbunden die Liste der red-flags bei akutem Kopfschmerz. Sie weist die Patientin sofort in die Neurologie des örtlichen Krankenhauses ein unter dem Verdacht einer Subarachnoidalblutung. Später erfährt sie, dass sich die Verdachtsdiagnose bestätigt und die Patientin ohne bleibende Folgen in einer neurochirurgischen Abteilung behandelt werden konnte. Übrigens hat diese Patientin, als sie sich später nach dem Krankenhausaufenthalt in der Sprechstunde vorgestellt hatt, nicht das Wissen der Hausärztin gelobt, sondern sich bedankt, dass sie so wichtig war, dass die Hausärztin sofort gekommen ist.

Wie kam es in diesem Fall zu einer richtigen Entscheidungsfindung?
Es war eine Kombination aus Vielem:

- allen Mitarbeitern in der Praxis transparente Regeln zum Umgang mit dringend angeforderten Hausbesuchen,
- Sachwissen über red-flags bei akutem Kopfschmerz,
- Erfahrungswissen, das zur Assoziation mit einem vergangenen Fall führte,
- die Fähigkeit zum Innehalten und Da-Sein auch in Stresssituationen
- und Vergegenwärtigung von Verhaltensmustern des Patienten in einer langanhaltenden Beziehung, in diesem Fall eines äußerst zurückhaltend und eben nicht dramatisierenden, emotional manipulativen Patienten.

In diesem Fall spielten Sachwissen, Erfahrungswissen, Intuition, bewusste Reflexion eigener Gefühle und beziehungsmedizinische Aspekte zusammen, um die Entscheidung zu treffen, den Hausbesuch durchzuführen. Eine weitere Voraussetzung waren »Spielregeln« der Praxis, wie sie in einem gemeinsamen Prozess des Teams gewonnen wurden (siehe Praxis als lernende Organisation).

Hier ein Beispiel, bei dem einer ärztlichen Intuition nicht nachgegangen wurde, und es erst äußerer Anstöße und gemeinsames Nachdenken mit anderen bedurfte, um einen besseren Behandlungsweg zu finden.

Junger Patient mit Karzinom-Erkrankungen in Vorgeschichte – Angst trifft auf Fehldiagnose einer seltenen Erkrankung

Ein junger Patient, verheiratet, mit einem Kind, mit Rente auf Zeit wegen zwei schwerwiegender Karzinomerkrankungen und einem Immunmangelsyndrom, wird über Jahre von mir betreut. Wegen des Immunmangelsyndroms erhält der Patient regelmäßig Immunglobulin-Infusionen durch die hämatologisch-onkologische Ambulanz eines örtlichen Krankenhauses. Ich unterstütze diese Therapie, obwohl ich misstrauisch gegenüber der Diagnose des Immunmangelsyndroms und eher an eine Somatisierungsstörung denke; doch ich verfolge diesen Gedanken über Jahre nicht weiter. Ich bin beeinflusst durch eigene familiäre Erfahrungen mit dem Krankheitsbild eines genetischen bedingten Immunmangelsyndroms. Der Patient wird bevorzugt in der Praxis behandelt, muss wegen der Infektionsgefahr nicht ins Wartezimmer, und auch bei Verlängerung des Rentenbegehrens übernehme ich die Diagnose des Immunmangelsyndroms. Das währt, bis ein neuer Arzt der hämatologisch onkologischen Abteilung die Infusionen mit Immunglobulinen absetzt – eine sehr teure Therapie –, die in seinen Augen nicht indiziert ist. Die Besprechung dieses Falls in einer Balint-Gruppe bringt mich dazu, mit dem Kollegen im Krankenhaus zu telefonieren, seine Einschätzung und zugrundeliegende Befunde zu erfahren und den Patienten mit der veränderten Sichtweise auch aus hausärztlicher Sicht zu konfrontieren. Für ihn hatte diese Diagnose sein bisheriges Leben und das seiner Familie gestaltet. Brücken bauend erkläre ich, dass die Aufhebung der Diagnose eines genetischen Immunmangelsyndroms auch für sein Kind erleichternd ist. Unsere Praxis würde weiterhin ein regelmäßiger Ansprechpartner bleiben, um Unsicherheiten zu klären. Ich könne gut verstehen, dass er seine unterschiedlichen körperlichen Beschwerden aus einer Angst vor einer möglichen Krebserkrankung bewertet.

8.4.3 Die Einbeziehung der Patientenperspektive: »Was würden Sie denn an meiner Stelle tun?«

In komplexen Situationen zu entscheiden, ist nicht einfach. Wird es einfacher, wenn wir den Patienten an diesen Entscheidungen beteiligen? Manche Ärzte ziehen sich dahinter zurück: »Ich habe alle Fakten vermittelt! Was der Patient damit macht, ist sein Bier!« Ein solcher Arzt schiebt alle Verantwortung auf den Patienten und würde partizipative Entscheidungsfindung zu einer Farce oder einer rein formellen Autonomie machen und letztlich den Patienten allein lassen.

Die Frage »Was würden Sie an meiner Stelle tun?« verweist darauf, dass Patienten wissen, dass Lobbyismus ärztliche Forschung und ärztliche Ratschläge beeinflussen kann. Viele wissen, wie zum Beispiel die Zuckerindustrie Ärzte beeinflusst hat, Fette in der Ernährung zum entscheidenden Risikofaktor chronischer Krankheiten zu erklären. Diese Ärzte haben davon profitiert und eine ganze Generation von Ärzten dazu gebracht, in diese Richtung Ernährungsvorschläge zu erteilen wie die Empfehlung zu Light-Produkten und fettreduzierter Margarine statt Butter. Die patientenseitige Frage: »Was würden Sie denn an meiner Stelle tun?« belegt, dass Patienten von ihrem Arzt einen Rat wollen, der nicht beeinflusst ist von persönlichen, finanziellen Interessen oder vom Interesse am eigenen Renommee und Aufstiegschancen und auch nicht von gegenwärtig herrschenden »Moden«. Der Wunsch nach einer guten Mutter oder einem guten Vater mag hierbei auch eine Rolle spielen. Hausärzte können die genannte Frage wahrscheinlich unvoreingenommener beantworten als Ärzte im stationären Sektor, weil sie als weniger abhängig gelten und an einer langfristigen, vertrauensvollen Beziehung zu ihrem Gegenüber interessiert sind. Die Frage beinhaltet den Wunsch nach einem Arzt, der in der Lage ist, *Lebenskunst und Fachkunst* in Übereinstimmung zu bringen. Eine Antwort ergibt nicht nur aus dem Sachwissen; und auch nicht aus einer paternalistischen Haltung, dass es der Arzt es schon am besten wisse. Ein Umgang mit dieser Frage bedarf einer fürsorglichen Haltung, die die *Beweggründe des Patienten* für das Für oder das Wider verstehen will und vielleicht auch konfrontierend deutet.

Doch selbst, wenn evidenzbasiertes Sachwissen beachtet wird, Erfahrungswissen und beziehungsmedizinische Aspekte reflektiert und die Patientenwünsche kooperativ einbezogen werden, wird eine Unsicherheit im Entscheidungsprozess bleiben.

8.5 Entscheidungen unter Bedingungen der Unsicherheit

Ein Patient geht zum Arzt, weil er unsicher ist, was seine Symptome verursacht und wie gefährlich seine Symptome sind. Er erhofft sich vom Arzt, dass dieser ihm seine Unsicherheit nimmt – durch eine klare Diagnose, eine passende Therapie oder einfach auch durch die Versicherung, dass ihm nichts Schlimmes fehlt und er bald wieder gesund ist.

Wenn der Arzt ehrlich ist, müsste er in vielen Situationen sagen, dass auch er unsicher ist, dass es nicht möglich ist, eine eindeutige Diagnose zu stellen, unterschiedliche Therapien möglich sind oder es schwierig ist, in die Zukunft zu schauen. Bei komplexen Erkrankungen wird es wahrscheinlicher, dass eine solche – vielleicht irritierende – Antwort angemessen ist. Wer in komplexen Situation Sicherheit verspricht, der verspricht meist zu viel.

Vielleicht kann eine vertrauensvolle Atmosphäre, die Patient und Arzt gemeinsam über viele Jahre geschaffen haben, dazu betragen, Unsicherheit auch als konstruktiv und etwas Lebendiges zu erleben? Wenn »alles mit allem zusammenhängt«, wie uns moderne Wissenschaften lehren, dann gilt auch in der Medizin, dass wir uns entweder bemühen müssen, diese Komplexität zu reduzieren und kontrollierbar zu machen oder aber Wege zu finden, diese Komplexität mit der zugehörigen Unsicherheit auszuhalten. Die zweite Alternative fordert den Dialog zwischen Patienten und Arzt in besonderer Weise. Die Suche nach einer gemeinsamen Sicht ist eine Domäne allgemeinmedizinischer Praxis (Malterud, Guassora et al. 2017).

8.5.1 Matrix der Unsicherheit

Der britische Organisationstheoretiker Ralph Stacey hat komplexe Situation anschaulich gemacht in einem Diagramm mit den Achsen mehr oder weniger Übereinstimmung und mehr oder weniger Sicherheit (Plsek und Greenhalgh 2001). In der einfachen Zone sind sich zwei Menschen einig, und die zu treffende Entscheidung gilt objektiv als sicher. Komplizierter wird es, wenn die Übereinstimmung und die Sicherheit abnehmen. Für komplexe Entscheidungen ist es typisch, dass über den Grad der Übereinstimmung und der Sicherheit verhandelt werden muss. Dieses Diagramm wurde für die allgemeinmedizinische Situationen angepasst (Kamps und Harms 2011) und in einer Vierfeldertafel dargestellt (▶ Abb. 8.1).

In der einfachen Zone (1) erscheint es einfach: medizinische Leitlinien geben Sicherheit; Patient und Arzt sind einer Meinung: »Ja, bitte gegen Tetanus impfen!«; oder es macht Sinn beim grippalen Infekt für einige Tage nicht zur Arbeit zu gehen; die akuten Kopfschmerzen werden durch das Schmerzmittel rasch und effektiv gelindert. Der nachdenkliche Arzt fragt sich trotzdem, ob die Übereinstimmung mit dem Patienten seiner Autorität geschuldet ist oder ob die klare

8.5 Entscheidungen unter Bedingungen der Unsicherheit

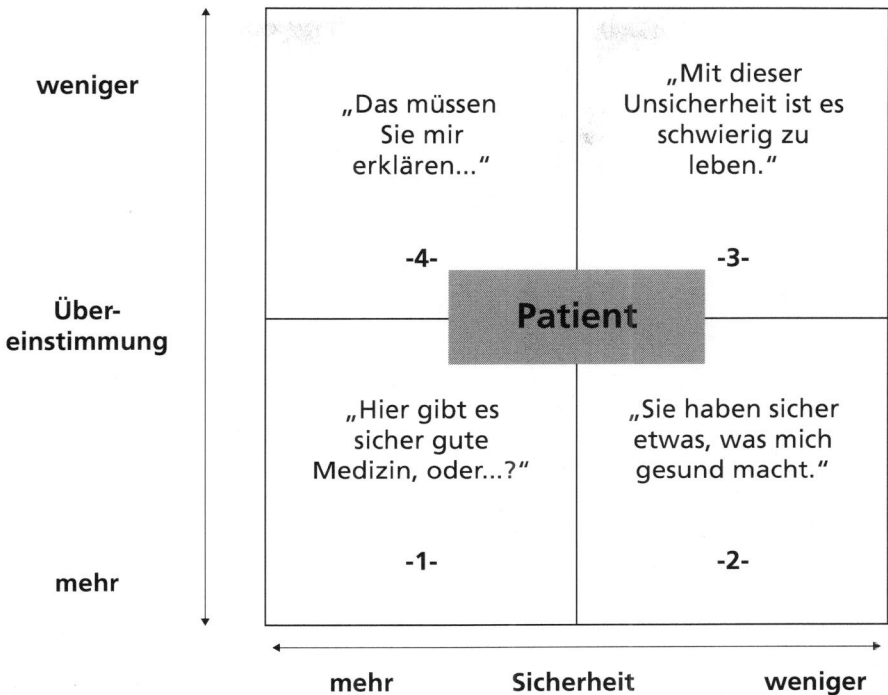

Abb. 8.1: Umgang mit Unsicherheit

Diagnosestellung und Therapieempfehlung doch zu voreilig war und bald schon revidiert werden muss.

Menschen gehen zum Arzt ihres Vertrauens. Auch wenn dieses Vertrauen nicht uneingeschränkt ist und durch kritische Berichte die Macht der »Halbgötter in Weiß« eingeschränkt wurde: Ärzte sind weiter eine hoch angesehene Berufsgruppe, und Patienten können zurecht erwarten, dass der Hausarzt auch in unsicheren Situationen entscheiden kann und dem Patienten ein Stück Unsicherheit nehmen kann. Diese Situationen der geteilten Übereinstimmung (2) können heilend wirken. In einer von naturwissenschaftlichen Methoden beherrschten Medizin wird diese Heilung gerne als Placebo-Wirkung beschrieben. Es wäre aber auch angemessen zu sagen, dass Patient und Arzt gemeinsam eine Atmosphäre schaffen, die den Patienten etwas zuversichtlicher in die Zukunft schauen lässt.

Besonders schwierig wird es, wenn der Patient signalisiert, dass er mit den Vorschlägen des Arztes nicht einverstanden ist, und der Arzt gleichzeitig spiegelt, dass er seine Vorschläge auf unsicherem Grund macht (3). In der allgemeinmedizinischen Praxis kommt dies häufig vor und schreckt viele Medizinstudenten ab, sich dieser herausfordernden Arbeit eines Hausarztes zu stellen. Häufig kann der Arzt nur die Rolle des Zeugen übernehmen. Er kann die chronische Krankheit nicht mehr heilen. Er stellt die Suche nach weiteren möglichen Ursachen für den lästigen Schwindel ein. Er findet sich – wie der Patient – mit der vertrackten und krankmachenden Familiensituation des Patienten ab und wird dann zum geduldigen Zuhörer in belastenden Situationen.

Es ist keine Komfortzone – der Patient sucht weiter nach Linderung seiner Beschwerden, dem Arzt fehlt die eindeutige medizinische Antwort. Die Versuchung liegt nahe, diese unbehagliche Situation zu verlassen. Der Patient sucht sich einen anderen Arzt, der sich als Spezialist für das besondere Problem ausgibt. Oder der Patient drängt seinen Arzt, auch die unwahrscheinliche Spur mit neuer Diagnostik zu verfolgen. Auch der Arzt sucht nach Auswegen. Er entscheidet sich dafür, die anstrengende Rolle des Zeugen zu verlassen und wird entweder Lehrer oder Heiler. Er versucht entweder, den Patienten von einer Diagnose und Therapie zu überzeugen, die ihm sicher genug vorkommt, oder er löst die Erwartung des Patienten nach einer bestimmten Diagnose oder Therapie ein. Hier öffnet sich ein weites Feld naturheilkundlicher Verfahren, die gesellschaftlich anerkannt oder begehrt sind wie Homöopathie oder chinesische Traditionsmedizin.

Ohne an dieser Stelle die Diskussion zu führen, ob diese Methoden die Kriterien einer evidenzbasierten Medizin erfüllen. Oft wird angeführt: es schadet nicht, also kann es doch probiert werden. Von den wenigsten Ärzten wird der Weg zum Lehrer oder Heiler als Flucht erlebt – weg von der belastenden und schwierigen Rolle des Zeugen. Je öfter er aus dieser Rolle flüchtet, desto weniger Erfahrung wird er sammeln, wie dankbar diese Rolle sein kann. Wenn sich Patient und Arzt als Zeugen eines schwierigen Lebens begegnen, dann kann diese Begegnung achtsamer, langsamer und nachhaltiger werden.

Eine nächste Situation: für den Mediziner erscheint die Lage relativ eindeutig, der Patient dagegen kann diese Sicherheit (noch) nicht teilen (4). Hier reicht im günstigsten Fall mehr Information über die eindeutigen Vorteile einer Impfung, über die dringende Indikation zu operieren oder darüber, dass es erst mal Sinn macht abzuwarten, wie der Körper selbst mit den Symptomen zurechtkommt – ohne weiteres Zutun des Arztes. »Abwartendes Offenhalten« ist eine allgemeinmedizinische Kompetenz oder Tugend, die in einer Welt bedroht ist, in der aktives Handeln eher bewundert wird.

8.5.2 Gute Allgemeinmedizin ist nachhaltige Medizin

Menschen suchen sich die Ärzte, die zu ihnen passen. Bereits 1992 konnte die Gruppe um den niederländischen Allgemeinmediziner Huygen (Huygen et al. 1992) zeigen, dass die Arbeitsweise eines Hausarztes Einfluss darauf hatte, wie häufig Patientinnen den Arzt aufsuchten, wie zufrieden sie mit ihrer Gesundheit waren und sogar, wie häufig ihnen die Gebärmutter entfernt wurde, ohne dass eine Krebserkrankung vorlag. Bei der Studie wurden 75 Hausärzte zwei Tage lang von erfahrenen Ärzten in der Praxis begleitet und danach in drei Gruppen eingeteilt: *Integrativ arbeitende* Ärzte, die sehr patienten-orientiert arbeiteten, zielgerichtet diagnostische Maßnahmen veranlassten, seltener zu Fachärzten überwiesen und kaum unspezifisch wirkende Medikamente verschrieben. Die zweite Gruppe an Ärzten war eher interventionistisch: veranlassten oft unnötige diagnostische Maßnahmen oder Überweisungen ohne zwingenden Grund. Die dritte Gruppe war durch einen minimal diagnostischen Stil charakterisiert. Die letzten beiden Gruppen verordneten auch häufig Medikamente, die, so würde man heute sagen, nicht leitliniengerecht waren. Patienten, deren Hausarzt unnötige Überweisungen und Verschreibungen vermied, waren zufriedener, hatten realistischere Erwartungen an das Gesundheitswesen und wussten eher, was sie selber verantworten konnten, gingen seltener zum Arzt und hatten insgesamt weniger Symptome – im Gegensatz zu den Patienten, die einen Hausarzt hatten, der entweder durch viel oder durch wenig diagnostischen Eifer auffiel und entsprechend viel oder wenig an andere Spezialisten überwies.

Unsicherheit gehört zur allgemeinmedizinischen Praxis, weil jede Geschichte eines kranken Menschen interpretiert werden muss und selten eindeutig ist (siehe weiter oben Ausführungen zur Hermeneutik). Auf Seiten der Ärzte führt auch Sachwissen, wie schon weiter oben beschrieben, nicht immer zu eindeutigen Lösungen. Auch Diagnosen wandeln sich im gesellschaftlichen Kontext, manche werden modisch, manche unmodern. Auch Ärzte bringen eigene Unsicherheit mit, vor allem, um Fehler zu vermeiden. Patientenseitig fordern Menschen mit komplexen und nicht-spezifischen und funktionellen Körperbeschwerden das herrschende dualistische Krankheitsmodell heraus.

Deshalb fragten auch Forscher der Medizinischen Hochschule in Harvard in einem Editorial der angesehenen Zeitschrift New England Journal of Medicine 2016 (Simpkin und Schwartzstein 2016): »Besteht die nächste medizinische Revolution darin, dass wir gemeinsam mit unseren Patient*innen Unsicherheit aushalten?« Sie zitieren in der Einleitung den Arzt und Dichter John Keats, der 1817 formulierte[30]: »Sofort war mir klar, welche Qualität einen Mann, der was erreichen will, hervorbrachte […] wenn er in der Lage ist, Unsicherheit, Geheimnisse und Zweifel auszuhalten, ohne gereizt nach Tatsachen und Gründen zu suchen.« An dieser Stelle kann man gerne einwenden, dass das medizinische Wissen zu Beginn des 19. Jahrhunderts den Medizinern auch keine große Wahl ließ: ein paar Jahrzehnte bevor der Arzt John Snow die moderne Epidemiologie begründete, als er, ohne den Erreger zu kennen, den Ursachen einer Cholera-Epidemie in London auf die Spur kam. Vielleicht sollten wir uns aber doch ab und zu demütig fragen, wie wohl unsere Kollegen in hundert Jahren über unsere heutigen Diagnosen und Therapien urteilen werden? Die moderne medizinische Kultur gibt dem Zweifel wenig Platz. Wir suchen nach Evidenz und suggerieren mit unseren Checklisten und Leitlinien mehr Sicherheit als es die Situation einer Hausarztpraxis zulässt: hier müssen wir immer balancieren zwischen dem Einzelnen und der statistischen Wahrscheinlichkeit einer Diagnose.

---

30 »At once it stuck me what quality went to form a Man of Achievement… when a man is capable of being in uncertainty, mysteries, doubts, without any irritable reaching after fact and reason.«

8.5.3 Gute Allgemeinmedizin kann mit Unsicherheit umgehen

Wie Ärzte mit Unsicherheit umgehen können, wird zu einer Kernkompetenz besonders der Hausärzte. Sie können sich einer schwarz-weißen Medizin verwehren und sich stattdessen auf die vielen Grauschattierungen einlassen. Der Hausarzt ist dafür verantwortlich, diese Grauschattierungen deutlich zu machen. In jedem Gespräch zwischen Patienten und Arzt geht es darum, die Tagesordnung des Patienten (meine Symptome, meine Befürchtungen) mit der Tagesordnung des Arztes (was kann das für eine Krankheit sein? welche Therapie würde passen?) gemeinsam zu verhandeln. Das Gespräch ist manchmal patientenzentriert und manchmal krankheitszentriert. Jeder Konflikt zwischen diesen Sichtweisen kann thematisiert und verhandelt werden. Letztlich geht es dann um eine gemeinsame Entscheidungsfindung.

Dies kann nur gelingen, wenn wir die diagnostischen und therapeutischen Prozesse in der Hausarztpraxis als Handlungen verstehen, die wir ständig reflektieren und interpretieren müssen. In einem viel beachteten Artikel (Malterud et al. 2019) verweist das dänisch-norwegische Forscherteam auf den kanadischen Theologen Bernard Lonergan (1904–1984) und seine Theorie der Wissensproduktion (Lonergan 1992). Seine Theorie wurde von verschiedenen Disziplinen aufgegriffen und als universell erachtet (Engebretsen et al. 2015). Grundlegend ist die Dynamik in dem Dreisprung von erfahren (1), verstehen (2) und schließlich zum bewerten (3). Konkreter: zuerst bekommen wir Antworten auf unsere Fragen oder sammeln Daten aus unseren Untersuchungen (1), danach generieren wir Ideen, Konzepte oder neue Fragen (2), um schließlich Stellung zu nehmen, ob diese Ideen und Konzepte passen und der Situation angemessen sind (3). Die norwegische Allgemeinmedizinerin Kirsti Malterud macht diese Dynamik sehr anschaulich in einer fiktiven Fallbeschreibung (modifiziert nach Malterud et al. 2019).

Er kam mit Verstopfung – eine erfolgreiche Spurensuche

Ein 63-jähriger Patient kommt in ihre Sprechstunde. Sie kennt ihn schon viele Jahre. In der Konsultation, die 13 Minuten dauert, klagt er primär über Verstopfung, die er kurzangebunden beschreibt, zeigt ein schmerzendes Hühnerauge am Fuß, berichtet von Kopfschmerzen. Schon am Beginn der Konsultation ist der erste Eindruck, dass der Patient anders ist als sonst und ungewöhnlich unruhig wirkt. Sie klärt durch Nachfragen und kurze körperliche Untersuchung die präsentierten Beschwerden in Bezug auf gefährliche Verläufe ab. »Worauf lege ich heute den Schwerpunkt?«, ist ihre Frage. Anknüpfend an die Verstopfung stellt sie Fragen zur allgemeinen Lebensführung. Beiläufig erwähnt Peter, dass ein Freund neulich verstorben sei und er seitdem nicht mehr seine täglichen Spaziergänge gemacht habe. Dieser Kommentar führt Kirsti dazu, sich auf die Stimmung des Patienten zu konzentrieren. Ist er depressiv? Wenige Nachfragen klären, dass sie auf der falschen Fährte ist. Irgendetwas muss mit dem Spazierengehen verbunden sein. Sie fragt genauer nach, und Peter berichtet von auftretenden Perioden der

Schwäche, die begleitet sind von unregelmäßigen Herzschlägen. Das alarmiert Kirsti, eine Herzrhythmusstörung zu verifizieren, was sich durch technische Untersuchung bestätigt.

Das Gespräch zwischen Patient und Hausärztin folgt keiner induktiven oder deduktiven Systematik – es ist ein »Denken der Spur«, immer wechselnd zwischen Aufmerksamkeit (1), kritischen Nachfragen auch gegenüber eigenen Vermutungen (2) und schließlich hin zu einer gemeinsamen Entscheidungsfindung (3), welche Spur jetzt wichtig zu verfolgen ist. Dabei werden einige Spuren verworfen oder erst mal hintenangestellt. Die Situation wird dadurch beeinflusst, dass die Ärztin den Patienten schon lange kennt, mit möglichen Alarmsignalen gut vertraut ist, und er in der aktuellen Situation ungewöhnlich unruhig wirkt. Dies erhöht ihre Aufmerksamkeit und Neugier. Das Ergebnis der beschriebenen Konsultation führt zu weiteren Untersuchungen des Herzens – eine Spur, die anfangs weder vom Patienten noch von der Ärztin erwartet wurde. Und es war mehr als ein »Bauchgefühl«, das zu dieser Spur geführt hat – eher die Kombination von »Verstehen« und Reflexion. Auf diese Weise kann die »black box« der Intuition ausgepackt werden und lernbar werden. Damit dieser Prozess fruchtbar werden kann, müssen Ärzte und Patienten ermutigt werden, liebgewordene Erklärungen zu verlassen und sich auch auf Überraschendes einzulassen. Eine selbstkritische und reflektierende Haltung lässt schneller erkennen, dass man »auf den falschen Baum geklettert ist« (Engebretsen et al. 2015).

8.6 Partizipative Entscheidungsfindung

8.6.1 Der ethische Grundsatz der Partizipation

Partizipative Entscheidungsfindung ist zu einem ethischen Grundsatz in der Medizin geworden. Die Grundlage dafür hat die Rechtsprechung gelegt, die beinhaltete, dass ärztliche Fürsorge eine Grenze im Selbstbestimmungsrecht der Patienten hat. Eine Fehlannahme über partizipative Entscheidungsfindung wäre, dass am Ende des Prozesses eine gemeinsame Entscheidung stehen müsse oder noch fehlerhafter, dass nur im Fall mehrerer Behandlungsoptionen der Patient allein die Entscheidungshoheit hat. Es ist immer der Patient, der die Entscheidung trifft. Nicht selten wird seine Entscheidung nicht vom Arzt geteilt, und Ärzte müssen sich darauf einstellen, eine Entscheidung ihres Patienten auszuhalten, die sie nicht für richtig halten.

Unsicherheit am Ende des Lebens – Angehörige können dem Hausarzt nicht folgen

Ein über 80-jähriger Türke, der in den 1950er Jahren ins Ruhrgebiet gekommen ist, hier eine Familie mit Kindern gegründet hat und seit seiner Berentung zeitweise in seiner Heimat lebt, verliert stark an Gewicht, hat keinen Appetit und sein Allgemeinzustand ist schlecht. Seine Kinder, die Patienten der Hausärztin sind, bringen ihren Vater als Notfall in die Praxis, in der dieser bisher nicht Patient war. Die orientierende Ultraschalluntersuchung ist unauffällig. Die Blutuntersuchung zeigt einen Blutzuckerwert von über 400 mg/dl. Allein die herrschende Hitze macht eine sofortige stationäre Einweisung erforderlich. Während der folgenden stationären Aufenthalte wird der Blutzucker eingestellt, eine Darmspiegelung und eine CT des Oberbauches durchgeführt, die eine suspekte Formation im Pankreas Corpus zeigt. Eine Endo-Sonographie mit Punktion dieser Region schließt sich an. Die Histologie zeigt kein pathologisches Ergebnis. Die Angehörigen ziehen die Hausärztin zurate. Denn die Ärzte des Krankenhauses könnten nicht mit letzter Sicherheit eine bösartige Veränderung im Pankreas ausschließen. Größere Sicherheit könne nur eine chirurgische Laparoskopie bieten. Selbst wenn sich eine maligne Läsion beweisen ließe, würden die Angehörigen eine Operation eines Pankreas Karzinoms nicht wollen und dieser nicht zustimmen. Die Hausärztin plädiert dafür, die Unsicherheit auszuhalten und abzuwarten. Aber die Angehörigen wollen Sicherheit – auch für ihre Planungen zur Versorgung des Vaters. Die Hausärztin kennt sie seit langem als Patienten, die immer von schlimmen Befürchtungen bestimmt sind und ängstlich reagieren. Sie verweist darauf, dass sie Angst und Unsicherheit bei ihnen kenne und ihre Überlegungen nachvollziehen könne. Dennoch bliebe sie bei ihrer Meinung, in diesem Fall abzuwarten. Die Angehörigen folgen nicht dem hausärztlichen Rat. Bedauerlicherweise fand kein Austausch zwischen der Hausärztin und den Ärzten im Krankenhaus statt.

Partizipative Entscheidungsfindung beinhaltet mehr als die Feststellung, dass der Patient die Entscheidung trifft. Sie beschreibt einen Prozess zwischen mehreren Interaktionspartnern, der eine kooperative Beziehungsgestaltung seitens des Arztes zur Voraussetzung hat. Hier sind ärztliche Haltungen gefragt: Respekt vor dem Patienten, seine Zielsetzungen verstehen wollen und dem Patienten zu helfen, diese zu hinterfragen. Wie im obigen Beispiel muss der Arzt manchmal Differenzen aushalten und versuchen, die Balance zu finden.

Respekt vor dem Patienten bedeutet nicht, mit der ärztlichen Auffassung hinterm Berg zu bleiben. Wenn der Arzt sich in seiner Empfehlung sicher ist, der Patient hinlänglich informiert ist und ihm dennoch nicht folgen will, sollte der Arzt klären, was dafür die patientenseitigen Beweggründe sind. Fühlt sich der Patient überfordert? Ein Patient zum Beispiel lehnte eine stationäre psychosomatische Rehabilitation ab, weil er sich die dafür nötige Kleidung nicht leisten konnte. Bei manchen Patienten ist eine konfrontative Grenzsetzung erforderlich und hilfreich, wenn eine vertrauensvolle Beziehung gegeben ist.

8.6 Partizipative Entscheidungsfindung

Ein Blumenstrauß – ein Fall erfolgreicher Grenzsetzung

Eine über 60-jährige Patientin kommt mit Blumenstrauß zum Abschiedsgespräch mit der die Praxis aufgebenden Hausärztin. Sie wolle sich insbesondere dafür bedanken, dass sie vor 14 Jahren zu ihr gesagt habe: »Jetzt rede ich mit Ihnen nicht mehr weiter!« Sie hatte damals Alarmsymptome für ein Dickdarmkarzinom und war hin- und her gerissen, ob sie eine Koloskopie durchführen solle. Zwischen Patientin und Ärztin bestand schon eine längere vertrauensvolle Beziehung mit viel Zuhören und Verständnis der Hausärztin gegenüber einer ängstlich besorgten, alles kontrollieren wollenden Patientin. Anscheinend war diese Grenzsetzung, von Sorge getragen, für sie ausreichend, um die Koloskopie durchführen zu lassen. Es wurde ein Rektumkarzinom diagnostiziert, das dann erfolgreich operiert werden konnte.

Selbstverständlich ist es das gute Recht eines Arztes, am Ende eines Prozesses der Entscheidungsfindung zu sagen: »Das mache ich nicht mit.« Er sollte sich jedoch gut überlegen, wann er eine Entscheidung des Patienten mit Beziehungsabbruch beantwortet. Möglicherweise empfindet er die Patientenentscheidung als persönliche Kränkung: »Dieser Patient schätzt mich nicht!« und reagiert deshalb so deutlich abgrenzend.

Hinter die Auffassung »Der Patient entscheidet!« kann ein Hausarzt sich auch zurückziehen, besonders dann, wenn mehrere Behandlungsoptionen gleichwertig nebeneinanderstehen, und er selbst über den richtigen Weg unsicher ist. Manchmal ist es nicht eigene Unsicherheit, sondern der Arzt ist vielleicht unwillig, patientenseitige Beweggründe zu erfragen oder durch die Weitschweiffähigkeit oder Uneinsichtigkeit eines Patienten genervt oder wagt es nicht, konfrontativ zu sein. Jedenfalls kann Patientenautonomie vorgeschoben werden. Wer allein die Informationen über Faktenwissen gegenüber dem Patienten zur ärztlichen Aufgabe im Prozess der Entscheidungsfindung macht, läuft Gefahr, den Patienten allein zu lassen und ihm die Lösung eines Problems zu überlassen.

Schon an anderen Stellen weisen wir darauf hin, dass die Patient-Arzt-Beziehung asymmetrisch ist und ein Macht-Ungleichgewicht existiert. Das Ungleichgewicht in dieser Beziehung beruht nicht zuletzt darauf, dass der Arzt der Wissensexperte ist und das handwerkliche Können besitzt, dagegen der Patient sich in einer unsicheren, bedürftigen oder hilflosen Situation befindet, manchmal sogar erschüttert ist. Besonders anschaulich wird dies in Notfallsituationen. Niemand würde in der oben beschriebene Notfallsituation beginnen, Patientenpräferenzen zu klären. Die Asymmetrie in der Beziehung lässt sich *nicht nur* durch eine möglichst sachgerechte, verständliche, bildhafte Informationsvermittlung aufheben. Angesichts der wachsenden Möglichkeiten der Patienteninformation im Internet machen Hausärzte sich überflüssig, wenn sie ihre Bedeutung darauf reduzierten. Manche Patienten mit Colitis ulcerosa zum Beispiel sind durch Internetforen und Selbsthilfegruppen besser über aktuelle Behandlungsoptionen informiert als viele Hausärzte. Dennoch suchen sie im Hausarzt neben dem kundigen Experten den guten Elternteil, der Vertrauen ermöglicht, Sicherheit und Stabilität vermittelt, Unsicherheit erträgt und eine positive Perspektive im Um-

135

gang mit der Krankheit aufrechterhält. Der Hausarzt kann sich darüber hinaus als jemand anbieten, der hilft, dysfunktionale Auffassungen zu klären, die in die Entscheidungsfindung des Patienten einfließen mögen.

8.6.2 Vermittlung von Sachwissen – wie?

Wenn Ärzte Patienten bei ihren Entscheidungen helfen wollen, ist es zunächst wichtig, Fakten und Sachwissen zu vermitteln. Wie dieses am besten vermittelt wird, soll im Folgenden geschildert werden.

Einladung und Vermittlung von Behandlungsoptionen

Zunächst soll dem Patienten ausdrücklich mitgeteilt werden, dass eine Entscheidung ansteht und er eingeladen wird, diese Entscheidung gemeinsam zu treffen. Bei der Beschreibung von diagnostischen Optionen und Behandlungsoptionen sollen Arzt und Patient sich folgende Fragen stellen:

- Was passiert, wenn wir warten und beobachten?
- Welche Optionen gibt es überhaupt?
- Was sind die Vor- und Nachteile?
- Wie gewichten sich die Vor- und Nachteile in diesem Fall?
- Sind die Informationen ausreichend?

Bei der Kommunikation von Risiken und Nebenwirkungen sollte das absolute Risiko benannt werden. Angaben von Prozentzahlen beeinflussen den Patienten eher dazu, ärztlichen Ratschlägen zu folgen. »Was sind schon 0,01 %?«, mag der Patient sich fragen. Dieselbe inhaltliche Aussage, Einer von Zehntausend, lässt diesen Einen dagegen lebendig werden und wirkt daher abschreckend (Kahnemann 2012).

Negative suggestive Kommunikation vermeiden

Ärzte können ihren Patienten in ihren Aufklärungsgesprächen leichthin negative Suggestionen geben. Einem jungen Patienten gegenüber, bei dem gerade ein Morbus Parkinson diagnostiziert worden war, fiel in wohlmeinender Absicht die Bemerkung: »Noch geht es Ihnen doch gut!« Die Gesichtszüge des Patienten zeigten sein Erschrecken. In ähnlicher Weise wirken Aussagen wie: »Sie brauchen keine Angst zu haben.« Das Wort »Angst« wird hängen bleiben. Nebenwirkungen eines Medikaments sollten deshalb niemals mit einer personalen Zuordnung mitgeteilt werden wie zum Beispiel: »Sie könnten davon dick werden. Sie könnten Übelkeit und Kopfschmerzen empfinden.« Stattdessen sollten Formulierungen bevorzugt werden wie: »Andere Patienten haben darüber berichtet, dass ...«

Geeignetes Informationsmaterial

In hausärztlichen Praxen findet sich häufig von der pharmazeutischen Industrie gesponsertes Informationsmaterial. Das sollte verbannt werden. Stattdessen können die *Patienteninformationen* der Arbeitsgemeinschaft medizinischer Fachgesellschaften und der deutschen Gesellschaft für Allgemeinmedizin benutzt werden. Auch die Bundeszentrale für gesundheitliche Aufklärung stellt gutes Informationsmaterial zur Verfügung. Auf jeden Fall sollte dafür Sorge getragen werden, dass anschauliches Informationsmaterial wie anatomische Modelle, Anatomieatlanten und Ähnliches zur Verfügung stehen. Wie schon erwähnt, wäre Informationsmaterial in einfacher Sprache hilfreich (▶ Kap. 5.2.3).[31]

Selbstverständlich sollten Hausärzte die Risiken kennen, die mit diagnostischen Entscheidungen und solchen über Behandlungen verbunden sind. Sie sollten diese auch verständlich vermitteln können. Dafür liefern Risikorechner wie »Arriba« eine gute Möglichkeit. Dieses Programm hilft Patienten wie Ärzten in anschaulicher Weise im individuellen Fall zu bewerten, ob ein Fett senkendes Medikament eingenommen werden soll und/oder vorrangig Nikotinverzicht zu bevorzugen ist oder andere Maßnahmen gewählt werden, um das individuelle Risiko zu minimieren. Mehr solcher Angebote würden gebraucht.

Achten Sie auf die Bilder, die Sie im Patienten hervorrufen

Vermeiden Sie Beschreibungen wie »steiniger Weg«, »hohe Hürden« und ähnliches. Ohnehin sollten Sie bedrohliche, auf den einzelnen Patienten bezogene Bilder wie »Sonst werden Sie noch im Rollstuhl enden!« unterlassen; auch wenn Sie die gute Absicht verfolgen, den Patienten von einem schädlichen Weg abzubringen. Die Vorstellungskraft der Patienten ist mächtig und kann sie ermutigen oder lähmen. Allein die Placebo-Forschung liefert Beweise für die Macht der Vorstellungskraft. Achten Sie also darauf, ermutigende Assoziationen im Patienten zu wecken.

Aktiv erforschen, was die Beweggründe des Patienten sind, sich so oder so zu entscheiden

Bislang hatte im Prozess der partizipativen Entscheidungsfindung der Arzt die größeren Gesprächsanteile. Dies sollte jetzt wechseln. Eine fürsorgliche Einstellung des Arztes sollte damit verbunden sein, die Ziele des Patienten zu erfragen. Nicht nur um sie selbst zu kennen und zu berücksichtigen, sondern auch, um dem *Patienten zu größerer Klarheit zu verhelfen*. Wie kann er Ziele des Patienten

---

31 Die Bundeszentrale für gesundheitliche Aufklärung bietet zu einer Reihe von Themen Basisbroschüren für Bürgerinnen und Bürger aus anderen Herkunftsländern in insgesamt ca. 30 Sprachen an. https://www.infodienst.bzga.de/migration-flucht-und-gesundheit/materialien/medien-der-bzga-im-migrationsbereich/

und seine Ambivalenzen dazu erfragen, ohne die Antwort: »Ich will gesund werden, ich will keine Schmerzen mehr haben!« zu erhalten?

Er kann:

- Gefühle ansprechen: »Ich erlebe Sie sehr verunsichert, zerrissen«,
- zukunftsorientierte Fragen stellen: »Was wäre, wenn Sie diese Beschwerden nicht hätten?«,
- zirkuläre Fragen stellen: »Wie würden andere (Mutter, Vater, Partner, Kinder, Arbeitskollegen) Ihre Entscheidung beurteilen, und was hätten sie davon?«
- und Ambivalenzen ansprechen: »Was spricht dagegen, jetzt schon diesen Weg zu beschreiten?«, »Was spricht dagegen abzuwarten?«.

Ressourcenorientierte Interventionen

Während und besonders am Ende eines solchen Gesprächs sollte der Arzt *zusammenfassen*, was er verstanden hat. Darüber hinaus sollte er herausstreichen, was der Patient bereits geleistet, in seinem Leben an Schwierigem bewältigt oder wo er Mut und Stärke bewiesen hat.

Leitlinien und Algorithmen stellen hilfreiches Sachwissen bereit. Für wichtige Beratungsanlässe der hausärztlichen Praxis wurden Leitlinien geschaffen. Sinnvolle Algorithmen existieren bereits. Zukünftig werden wir mehr als bisher Datenbanken und künstliche Intelligenz zur Erweiterung des Sachwissens nutzen können.

Weisheit zu berücksichtigen im Sinne von »Choosing wisely« würde bedeuten, Interaktionsmustern zwischen Patienten und Arzt Bedeutung beizumessen und in das Nachdenken über sich selber miteinzubeziehen. Es würde bedeuten, die Einhaltung gewünschter Standards im eigenen Handeln zu überprüfen und eine sich sorgende und gleichzeitig kooperative Haltung zu pflegen. Es würde bedeuten, sich selbst und dem Patienten Zeit zu geben, Unsicherheit auszuhalten.

Der Entwicklung von Weisheit von Ärzten in Aus- und Weiterbildung Raum zu geben, wäre folgerichtig. Die Berücksichtigung von Beziehungsmustern in der Weiterbildung zur Psychosomatischen Grundversorgung wird bereits beschritten und war schon immer Bestandteil medizinischer Arbeitsweise (Balintgruppen). Sich mit Philosophie zu beschäftigen und Erfahrungen von »Kultur« in einem weiten Rahmen Raum zu geben und »Kontemplation« anzuregen, sollte ebenfalls ein Anliegen medizinischer Aus- und Weiterbildung sein.

9 Umgang mit Komplexität: Das Konzept der Beziehungsmodi

Eine beziehungsmedizinisch basierte Ausrichtung wird die Bedeutung der Allgemeinmedizin und der Hausärzte in der Versorgung stärken. Es wäre ein Pfund, mit dem wir wuchern könnten. Beziehungsmedizinische Orientierung hat in der Allgemeinmedizin über die Jahrzehnte hin durch Erfahrungswissen Einfluss gewonnen. Erfahrung hat die frühen Allgemeinmediziner zu einer ganzheitlichen Sicht auf den Patienten geleitet und dazu, überhaupt der Widerstandskraft von Patienten Bedeutung beizumessen. Unterstützung fanden sie in der deutschen Psychosomatik. International können sie sich heute mit dem Konzept der patientenzentrierten Medizin verbinden. Wird der beziehungsmedizinische Kontext aufgegeben, wird die Allgemeinmedizin viel ihrer Anziehungskraft verlieren. Diesem Druck ist sie derzeit ausgesetzt, weil Allgemeinmediziner sich angesichts der Versorgungsaufgaben zeitlich überfordert erleben, neuere Versorgungsstrukturen langandauernde, personale Beziehungen erschweren und digitale Konzepte sich als Lösungen des Ärztemangels positionieren.

9.1 Komplexität weckt den Wunsch nach Vereinfachung

Eine Vereinfachung bietet das Konzept der Beziehungsmodi. Es ist der Versuch, das Denken, Fühlen und das Verhalten in Beziehungen eines Individuums zu systematisieren und in der Komplexität Muster erkennbar zu machen. Dazu hat es bereits verschiedene Versuche gegeben (Riemann 1985) bis hin zu Modellen, die Persönlichkeitsprofilen von Dating-Agenturen zugrunde liegen. Das hier präsentierte Modell lässt sich auf psychodynamisches Denken zurückführen[32]. Wie jede Vereinfachung birgt es den Fehler, den Einzelnen in seiner Vielfalt zu redu-

---

[32] Das Konzept der Beziehungsmodi orientiert sich an neueren beziehungsfokussierten psychodynamischen Modellen. Es berücksichtigt die grundlegenden Konflikte des Individuums in seiner Entwicklung und mehr noch, es berücksichtigt die Strategien, die das jeweilige Individuum entwickelt, um diesen Konflikten und dem Bedrohlichen oder Unheimlichen entweder auszuweichen oder sich darauf einzulassen. Es berücksichtigt die leitenden Gefühle, die mit solchem Denken und Verhalten einhergehen. Es ermöglicht daher einen Bezug zu dem Wissen der Neurowissenschaften über grundlegende Motivationssysteme des Menschen. Das Konzept der Beziehungsmodi beruht da-

zieren. Sein großer Vorteil ist es, dass es Hausärzten einen Kompass liefert, dem Erleben anderer und ihrer selbst Orientierung zu geben und Muster zu erkennen (► Abb. 9.1).

Wie bereits dargelegt, können die ärztlichen Gefühle der Hilflosigkeit, der Unsicherheit, des Mitleids, des Ärgers und der Empörung und der Scham die Versorgung beeinflussen (► Kap. 4). Im hausärztlichen Alltag erleben wir beständig diese Gefühle. Menschen haben, ob wir das wollen oder nicht, die grundsätzliche Fähigkeit, von den Gefühlen eines Gegenübers beeinflusst zu werden und sie im eigenen Leib zu spüren. Diese Fähigkeit kann zum Verstehen des Anderen benutzt werden. Lassen wir uns darauf überhaupt ein, hilft das Konzept der Beziehungsmodi, dem eigenen Erleben eine Rationale zu geben: »Wenn ich mich so fühle, wie mag sich mein Patient fühlen? Wenn ich mich so fühle, wie mögen sich andere Menschen fühlen, mit denen dieser Patient tun hat?«.

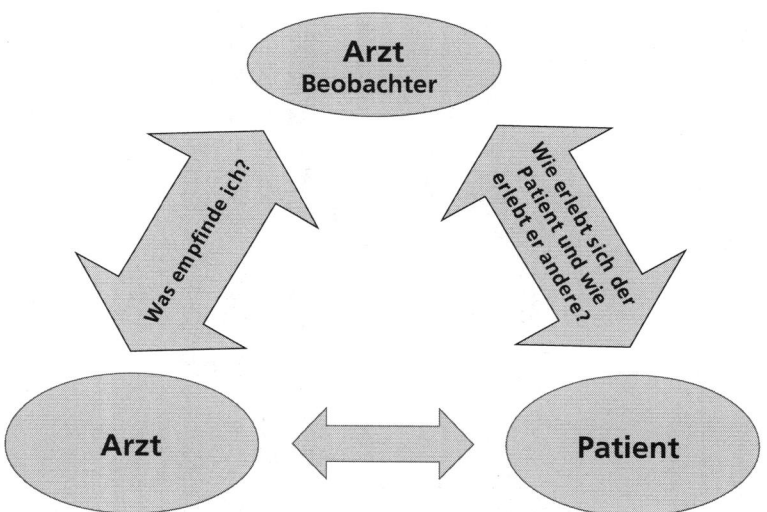

Abb. 9.1: Der Arzt als Beobachter und Teilnehmer zugleich (Veit 2018)

Nachfolgende Interaktionsmuster werden beschrieben:

- *einen ängstlichen Beziehungsmodus*. Menschen in diesem Modus haben – wie alle anderen auch – ein Verlangen nach Selbstständigkeit. Doch das Gefühl einer basalen Sicherheit, dass *diese Welt ein sicherer Ort* ist, ist nicht ausreichend gegeben. Es hat sich nicht entwickeln können, weil vielleicht die wichtigen Bezugspersonen in ihrer Entwicklung – meistens die Eltern – diese Sicherheit nicht geben konnten. Sie haben gefehlt oder waren selbst zu ängstlich. In ih-

---

her auf wissenschaftlichen Erkenntnissen. Darüber hinaus hat sich dieses Konzept in der Praxis bewährt.

rem Selbstbild werden sich diese Menschen als schwach sehen und alle Herausforderungen im Leben und im Alltag eher vermeiden. In anderen Menschen werden sie Sicherheit suchen und sich an diese anklammern. Ein Patient in einem ängstlichen Modus kann von sensibel, achtsam, anhänglich bis hin zu anklammernd und ohne Selbstvertrauen erlebt werden.

- *einen depressiven Beziehungsmodus.* Menschen in diesem Modus haben *zu wenig* Geborgenheit, Fürsorge und Anerkennung erlebt. Ihr Selbstbild wird von der Frage bestimmt: »Bin ich es nicht wert, diese Fürsorge erhalten?«. Lebenslang werden sie versuchen, dieses existenzielle »Zuwenig« auszugleichen und es sich zu verdienen. In ihren Beziehungen versuchen sie, ihre Sehnsucht nach Versorgung und Geborgenheit *durch eigene Anstrengungen* zu befriedigen. Ein Patient in einem depressiven Modus kann von zufrieden, fleißig, altruistisch bis hin zu hilflos, selbstgerecht und misstrauisch zurückgezogen sein.
- *einen narzisstischen Beziehungsmodus.* Menschen in diesem Modus haben zu geringe sie spiegelnde Anerkennung erhalten. Doch sie kompensieren diesen Mangel dadurch, dass sie sich in ihrer *Fantasie selbst größer machen als sie sind*. Scham ist ein sie leitender Affekt. Vom anderen erwarten sie Bestätigung und Bewunderung dieses Selbstbilds. Hinter charmanter und idealisierender Bewunderung oder Entwertung ihres Gegenübers verbirgt sich ihre »Pseudoselbstsicherheit«. Ein Patient im narzisstischen Modus kann gegenüber Ärzten von charmant und selbstbewusst bis hin zu größenwahnsinnig, manipulativ und selbstsüchtig anmaßend auftreten.
- *einen zwanghaften Beziehungsmodus.* Patienten in diesem Modus sind von dem Grundkonflikt zwischen Gehorsam und Unterwerfung gegenüber Autoritäten oder Rebellion beherrscht. »Wer hat die Kontrolle?«, ist ihr Thema. Im Gegenüber, also auch im Arzt, sehen sie eher eine *bedrohliche Instanz*. Ihre Ängste versuchen sie zu rationalisieren oder in ritualisierte Handlungen zu bannen. Ein Patient im zwanghaften Modus kann von verlässlich, schüchtern, unromantisch bis zu rigide, kontrollsüchtig, geizig, kauzig und sadistisch erlebt werden.
- *einen histrionischen Beziehungsmodus.* Diesem Modus liegen Identitätskonflikte zugrunde, die auf frühen, oft durch Traumata bedingten Beschädigungen des Selbst oder auf intrafamiliären und kulturellen Rollenkonflikten beruhen. In Beziehungen zu anderen inszenieren sie sich selbst. Dramatisches und theatralisches Verhalten bestimmt auch ihr Verhalten zum Arzt. »Da stimmt doch etwas nicht!«, ist oft das Gefühl von Hausärzten im Kontakt mit diesen Menschen. Ein Patient im histrionischen Modus kann von neugierig, interessant, lebendig bis hin zu theatralisch und ohne Empathie und Rücksicht erlebt werden.

Die Modi beschreiben daher ein Feld von leichter bis schwerer Ausprägung und schließen das, was gemeinhin als Normalität bezeichnet wird, bis hin zu dem, was die ICD-10-Kriterien einer psychischen Krankheit erfüllt, ein. Das Konzept erlaubt es Hausärzten, sich von der Diagnose einer spezifischen Störung zu entfernen. Das entspricht auch ihrem hausärztlichen Alltag. Denn ihnen begegnen nicht Menschen mit der spezifischen Störung einer Depression oder einer Angststörung, sondern Menschen, die in unterschiedlichen Lebenssituationen und im Umgang mit ihren körperlichen Beschwerden mehr oder weniger ängstlich oder depressiv gestimmt reagieren. Das Konzept der Beziehungsmodi hilft daher, den Dualismus in der Medizin – hier Psyche dort Soma – zu überwinden und dennoch nicht zu vernachlässigen, wann die Expertise eines Facharztes der Psychiatrie oder der Psychosomatischen Medizin erforderlich ist.

Ausführlich werden diese Modi im Buch »Praxis der psychosomatischen Grundversorgung« (Veit 2018) beschrieben.

Ein Fallbeispiel eines Patienten im zwanghaften Modus:

> **»Umbringen kann ich mich allein!« 70-jähriger Patient mit rigiden Normen und Hypertonus**
>
> Der 74-jährige Patient, der unter hohem Blutdruck leidet, hat beim letzten Besuch ein neues Medikament zur Senkung seiner Blutdruckwerte erhalten. Nun öffnet der Patient seine Aktentasche, nimmt das besagte Medikament heraus, knallt es vor Sie auf den Schreibtisch mit den Worten: »Umbringen kann ich mich allein!«

Ärzte können unterschiedlich auf diese Szene reagieren. Die meisten sind verärgert, weil sie die ungerechten Vorwürfe hören und empört, dass ihre überlegten Vorschläge zurückgewiesen werden. Manche Ärzte könnten sich aufgerufen fühlen, den Gegenbeweis anzutreten und unter Verweis auf Studienergebnisse den eigenen Expertenstatus rechtfertigen. Damit treten sie in den Machtkampf mit dem Patienten ein, wer die Kontrolle über die Behandlung hat und wer der Mächtige ist. Manche könnten sich zu einer aggressiveren Reaktion provoziert fühlen: »Wenn Sie mir nicht vertrauen, suchen Sie sich einen anderen Arzt!« Andere wiederum mögen diesen Schuldvorwurf annehmen und sich fragen: »Was habe ich falsch gemacht?« Es ist wichtig, diese Frage zu stellen, um den Sachaspekt der Patientenäußerung zu klären. Dabei sollte es der Hausarzt jedoch nicht belassen. Er könnte seinen Ärger wahrnehmen und ihn als Gefühl des Patienten interpretieren, das diesen beherrscht und seine Interaktionen mit anderen Menschen bestimmt. In unserem Fallbeispiel ist es der Konflikt, ob er sich unterwerfen und gehorsam sein oder sich auflehnen soll.

> Dieser Patient hatte seine Erfahrungen mit Autoritäten. Seinen Vater hat er als jemanden erlebt, der eigene Bestrebungen nicht zulässt. Der Vater konnte seine Wut, bedingt durch kriegstraumatische Erlebnisse, nicht kontrollieren. Widerstand seines Sohnes ließ er nicht zu. Er wollte, dass er wie er selbst, Metzger wird und das Familiengeschäft übernimmt. Eigene Bestrebungen seines Sohnes spielten für ihn keine Rolle. Der Sohn sah keine andere Möglichkeit, als sich zu unterwerfen, zumal ihm jegliche Unterstützung anderer Familienmitglieder fehlte. Seine Mutter war eine überforderte Frau, still und reinlich, die viel Zeit mit Putzen verbrachte. Aus dieser verinnerlichten Lebenserfahrung heraus erwartet er von Autoritäten, dass eigene Bestrebungen als unerwünscht betrachtet werden. Im Arzt sieht er eher eine unheilvolle, be-

drohende oder strafende Instanz. Unbewusst setzt er den Arzt mit seinem autoritären Vater gleich; mit solchen Autoritäten muss er sich anlegen, weil sich in der Begegnung mit ihnen sein Verhältnis zum eigenen Vater aktualisiert, dessen Befehlen und grausamen Gebaren er sich keinesfalls unterwerfen will. Seine Wut verkleidet er in eine scheinbar sachliche Form. Er versteckt sie in einem intellektuellen Machtkampf mit Vorwürfen an den Arzt: »Ich weiß es besser!«.

Es gibt auch eine *passive Variante* des geschilderten Konflikts. Patienten haben den Beipackzettel der Medikamente minutiös studiert und sich durch das Internet bestens informiert. Sie erscheinen mit Computerausdrucken, die mittels genau protokollierter Werte, z. B. ihres Blutdrucks, ihre Beschwerden darstellen, anstatt über ihre Emotion zu berichten. Sie verwickeln Ärzte in langatmige Debatten über medikamentöse Interaktionen oder über die Art der Medikamenteneinnahme: »Mit Milch oder nur mit Wasser? Zehn Minuten vor dem Frühstück oder auch 20?« Ärzte können ihre Gereiztheit oder ihren Ärger angesichts der Weitschweifigkeit wahrnehmen, und dieses Gefühl nutzen, um Konflikte zu deuten, die ihre jeweiligen Patienten bestimmen.

9.2 Verstehen von Interaktionsmustern

Vielleicht fragen Sie sich, wie Sie auf diese unterschiedlichen Patienten reagieren würden? Ärzte reagieren unterschiedlich je nach eigener Persönlichkeitsakzentuierung. Manchmal resultieren passende Interaktionen, und das Zusammenspiel der beiden – Patient und Arzt – erscheint konfliktfrei: Der selbstbewusste Arzt ist geschmeichelt durch die vom Patienten geäußerte Bewunderung: »Sie sind die Einzige, die mir helfen kann.« Er fühlt sich bestätigt, endlich spräche einer aus, was er immer schon über sich dachte. Er wird vielleicht zögerlich gegenüber medizinischen Fakten, mit denen er den Patienten eigentlich konfrontieren müsste, und vielleicht eher bagatellisieren. Ängstliche Ärzte sind geneigt, den Forderungen ängstlicher Patienten nach mehr technischer Diagnostik nachzugeben, um keinesfalls etwas zu übersehen. Treffen selbstunsichere Patienten auf einen sich selbst überschätzenden Arzt, kann er solche Patienten sicherlich gut führen; aber wird er auch in ausreichendem Maße die Autonomie dieser Patienten fördern? Manche Ärzte, die dem Glaubenssatz folgen, dass man sich anstrengen muss, um Anerkennung zu erhalten, erscheinen passend für die Patienten, die alle Lösungen von ihrem Gegenüber erwarten. Doch das Ergebnis der ärztlichen Anstrengungen wird auf jeden Fall sein, dass diese Ärzte sich in ihrem Tun erschöpfen (▶ Kap. 4.4). Solche Interaktionen erscheinen konfliktfrei und können es auch längere Zeit bleiben. Sie können dennoch dysfunktional sein und allen Beteiligten auf lange Sicht schaden.

Manchmal entstehen Kollisionen, und Konflikte zwischen den Interaktionspartnern sind sofort spürbar. Ärger oder sogar Empörung sind in diesen Fällen häufig die charakterischen Emotionen auf Seiten der Ärzte. Ein anmaßend auftretender und Sonderbehandlung einfordernder Patient, besonders, wenn er den Arzt in seiner Kompetenz noch persönlich kränkt, kann sehr leicht Empörung hervorrufen.

Eine weitere Konstellation: Der Patient macht nicht, was man ihm sagt und bleibt selbst passiv. Der Hausarzt will ihn aufrütteln und vielleicht durch Drohungen und drastische Schilderungen der Folgen seines Verhaltens zu eigener Aktivität zwingen. Oder er überweist entnervt zu Spezialisten mit dem nicht ausgesprochenen Gedanken:»Du wirst schon sehen, was du davon hast!«. Es können sich aufschaukelnde, aggressive Interaktionsmuster entstehen, wie sie im Kapitel 4.3 über Gefühle von Ärzten beschrieben sind (▶ Kap. 4.3).

9.3 Die Kompetenz zur patientenzentrierten Selbstreflexion

Solche dysfunktionalen Interaktionsmuster sollten vermieden werden. Wie kann das gelingen? Es würde ein Innehalten der Ärzte erfordern, damit sie sich fragen können: »Was passiert hier gerade in meinem Sprechzimmer? Wie fühle ich mich in dieser Situation? Wenn ich mich so fühle, wie wird sich die Patientin fühlen?« Auch die philosophische Richtung der neuen Phänomenologie will dem Innehalten und Spüren in der Patient-Arzt-Interaktion Raum geben, dasselbe verfolgt die Achtsamkeitsbasierte Medizin. Selbstbeobachtung schafft Distanz zu negativen oder überbordenden Gefühlen und verhindert, dass ärztliche Gefühle sofort in ein Handeln münden. Sie kann auch die Entscheidungsfindung in Diagnostik und Therapie beeinflussen. Zwar ist evidenzbasiertes Wissen basal, um Über- und Unterdiagnostik zu vermeiden. Aber es ist nicht allein ausreichend. Flexibel auf die Wünsche, Forderungen und Ziele von Patienten zu reagieren, ist eine gewünschte, ärztliche Fähigkeit. Doch in welche Richtung hin sollen Ärzte sich jeweils flexibel bewegen? »Wann gebe ich nach? Wann weiche ich aus, wann setze ich Grenzen?« mögen sie sich fragen. Selbstbeobachtung kann dabei helfen. *Selbstbeobachtung und Selbstreflexion ist daher eine wesentliche Fähigkeit, auf der kommunikative Kompetenz beruht.* Das Konzept der Beziehungsmodi schafft eine begriffliche Rationale, um Interaktionsmuster im Wahrgenommen und Erlebten zu erkennen und besser zu verstehen.

9.4 Ein bewährtes Konzept in der psychosomatischen Grundversorgung

Das Konzept der Beziehungsmodi hat sich in der Praxis bewährt und daher Eingang in ein Konzept der gestuften Versorgung (Heuft 2018) und in viele Kurse zur Psychosomatischen Grundversorgung gefunden. In ihrer Richtlinie für Kurse zur psychosomatischen Grundversorgung formuliert die Bundesärztekammer als Kompetenzziel: »Der Teilnehmer hat Kenntnis über die Bedeutung der Patient-Arzt-Beziehung und weiß, wie man diese erfolgreich gestaltet. Er weiß, dass diagnostische und therapeutische Entscheidungen von Interaktionsmustern beeinflusst werden.« Die Richtlinie hält weiterhin fest: »Ziel des Kurses »Psychosomatischen Grundversorgung« ist es, den teilnehmenden Arzt zu befähigen:

- eine kooperative und hilfreiche Patient-Arzt-Beziehung aufzubauen,
- zur Beziehungsgestaltung die patientenzentrierte Selbstreflexion zu nutzen,
- die dafür nötigen Gesprächstechniken anzuwenden, ...« (BÄK 2018)[33]

Ausführlich formuliert diese Intention das Positionspapier der Deutschen Gesellschaft für Allgemeinmedizin zur psychosomatischen Grundversorgung (https://www.degam.de/positionspapiere.html).

Bedeutung von Selbstbeobachtung und Selbstreflexion ist spätestens seit Michael Balint in der Medizin nicht neu. Auch diese Kompetenz ist erlernbar. Psychosomatische Grundversorgung und Balintgruppen wurden zum Bestandteil der Weiterbildung Allgemeinmedizin. Nicht nur Balintgruppen können die Herausbildung dieser Kompetenz fördern. Auch didaktische Methoden in der Weiterbildung wie videographierte Interviews können diese Aufgabe erfüllen. Es wäre wünschenswert, dass diese Methode mehr Raum in der Aus- und Weiterbildung gewinnt (▶ Kap. 7.3).

> Das Konzept der Beziehungsmodi hilft, Interaktionsmuster zu verstehen. Es fördert die Fähigkeit zur Selbstbeobachtung und Selbstreflexion als wichtigen Teil ärztlicher, kommunikativer Kompetenz und hat Eingang gefunden in die Psychosomatische Grundversorgung.

---

33 https://www.bundesaerztekammer.de/fileadmin/user_upload/downloads/pdf-Ordner/Weiterbildung/20190920_MWBO-2018.pdf

10 Kommunikative Kompetenz

»Ich weiß erst, was ich gesagt habe, wenn ich die Antwort des Anderen gehört habe.«
Paul Watzlawick

10.1 Kommunikation ist nicht alles, aber ohne Kommunikation ist alles nichts

»Das Gespräch zwischen Arzt und Patient ist ein Kernbestandteil jeder ärztlichen Behandlung. Die Kommunikationsfähigkeit ist somit eine ärztliche Kernkompetenz. Der Erfolg einer medizinischen Behandlung hängt oft in erheblichem Maße davon ab, wie der Arzt Vertrauen schaffen, Diagnose und Therapie erläutern, den Patienten motivieren und auf seine Ängste und Unsicherheit eingehen kann. Studien belegen, dass gelungene Kommunikation ein wesentlicher Faktor sowohl für den Behandlungserfolg (Pereira 2018) als auch entscheidend für die ärztliche Berufszufriedenheit ist.« (Emmerling 2015).

Die Komplexität der allgemeinmedizinischen Praxis erfordert aber vom Arzt eine kommunikative Fähigkeit, die, obwohl der Heilung dienend, weniger psychotherapeutischen Charakter hat. Eher verlangt sie eine Haltung im Sinne von Martin Bubers Konzept der »personalen Begegnung von Mensch zu Mensch, vom Ich zum Du. Für ein Heilung bis auf den Grund des Wesens…ist die Person des Arztes oder Therapeuten wichtiger als seine Methode« (Rogers und Buber 2010).[34]

Vor 13 Jahren fragten amerikanische Wissenschaftler an den renommierten Mayo-Kliniken einmal nach, wie die Kranken selbst sich den idealen Doktor wünschen: »Mitfühlend solle er sein…, respektvoll, persönlich und menschlich. Aber auch selbstbewusst, gründlich und jemand, der nicht lange um den heißen Brei herumredet.« (Brendler 2019).[35]

Ganz offensichtlich besteht aber gerade an der Kommunikationsfähigkeit von Ärzten viel Kritik und Misstrauen. Und das gerade in einer Zeit, in der Ärzte Au-

---

34 https://www.kormann.de/downloads/DL57_C_Rogers_und_M_Buber.pdf. (Letzter Zugriff am 19.5.2019).
35 https://www.faz.net/aktuell/wissen/medizin-ernaehrung/sensible-arzt-patienten-beziehung-was-einen-guten-arzt-ausmacht-16009942.html?premium

10.1 Kommunikation ist nicht alles, aber ohne Kommunikation ist alles nichts

ßerordentliches für das Heilen von Krankheiten und die Verlängerung des Lebens anzubieten haben. Zum Teil ist die Öffentlichkeit sogar argwöhnisch und feindselig gegenüber dem ärztlichen Berufsstand – weniger gegenüber dem einzelnen Arzt geworden (Lown 2015).

Nach dem PxC-Healthcare Barometer, das sich alljährlich der Zufriedenheit mit dem Gesundheitssystem widmet, »sind zwei von drei Bundesbürgern mit ihrem Doktor unzufrieden« (Brendler 2019). Diese Unzufriedenheit wurzelt offenbar vor allem in der Art der Beziehungsgestaltung zwischen Patienten und Arzt. Geäußert wird sie häufig durch den Vorwurf »Der Arzt hatte nicht genügend Zeit für mich«. Gleichzeitig werden Ärzte regelmäßig bei Umfragen zu den Berufen mit der höchsten Vertrauenswürdigkeit gezählt.

Eine typische Kritik an der aktuellen Situation könnte wie folgt lauten: »Mein Mann wird wegen seiner Lunge an der Uniklinik behandelt. Bei den Gesprächen mit den behandelnden Ärzten werde ich das Gefühl nicht los, dass wir von oben herab behandelt werden. Das hat übrigens nichts mit unserem mangelnden Selbstbewusstsein zu tun. Wir sind von Berufs wegen gestandene Leute und können auch »tough« sein, aber die Gespräche laufen in der Mehrzahl der Fälle unbefriedigend ab. Wir haben nicht das Gefühl, wirklich über die Krankheit meines Mannes Bescheid zu wissen. Der Facharzt an unserem Wohnort macht den Eindruck, als würde man ihm helfen müssen. So habe ich ihm schon einige Male Vorschläge, die aus der Laienpresse kamen, weitergegeben, die er dann bereitwillig verschrieben hat mit der Bemerkung: »Das können wir gerne mal ausprobieren.« Wir empfinden diese Haltung als wenig Vertrauen erweckend. Als wir dann bei steter Verschlechterung des Zustandes in die Notaufnahme des Krankenhauses gehen mussten, nahm die Anamnese eine sprachunkundige Ärztin auf, die Nuancen und Details nicht verstehen konnte. Wir hoffen inständig, jetzt einen Arzt gefunden zu haben, mit dem man reden und dem man Vertrauen schenken kann.«

Auch wenn keiner es will, offensichtlich läuft oft etwas schief in der Patient-Arzt-Kommunikation.

Nicht nur angesichts des subjektiven Gefühls einer unbefriedigenden Beziehungssituation zwischen Patient und Arzt, sondern auch in der speziellen, objektiven Situation des Kranken mit seiner angeschlagenen Gesundheit, den Schwächegefühlen und der Notwendigkeit, Kräfte zu sammeln für die Auseinandersetzung mit der Krankheit, wird eine effektive, ärztliche Kommunikationsfähigkeit unverzichtbare Voraussetzung für die gelungene Patient-Arzt-Interaktion. Jeder, der eine einschneidende Diagnose mitgeteilt bekommt, und jeder Arzt, der eine solche Diagnose mitteilen muss, weiß nur zu gut, wie wichtig Kommunikationsfähigkeiten in einem solchen Fall wären. Jeder Arzt, der einen chronisch kranken Patienten behandelt, weiß ebenfalls, wie schwer die Führung eines solchen Patienten über lange Zeit ist, in der der Patient zwischen Sorgen und Nöten, Stabilisierung und Schwäche, Zweifel und Hoffnung, zwischen Prognose und notwendigen Entscheidungen und manchen Schwierigkeiten mehr hin- und herschwankt; es wird ihm Einiges an Kraft, Mut und Kampfeswillen abverlangt.

Während aber in die technologische Entwicklung der Medizin viele Ressourcen fließen, sind die Investitionen in die Entwicklung der Kommunikations-Skills von Ärzten noch gering. Etwa 200.000 Gespräche führt ein Arzt im Laufe seines Berufslebens. Damit verbringt er 30 % seiner Zeit. Die bisherige Ausbildung unterstützt ihn auf diesem Feld bisher zu wenig. Die Umstrukturierung geht langsam vonstatten.

Bei einer Befragung gaben 61 % der Ärzte Belastungen durch ihre Anteilnahme an Patientenschicksalen an, 83 % fühlen sich durch die Erwartungshaltung der Patienten belastet (▶ Kap. 4). 40 % der Mediziner geben Defizite in der Kommunikation an (Schweickhardt und Fritsche 2016). Diese Defizite werden durch schlechte Rahmenbedingungen, z. B. der Arbeitsverdichtung, gefördert. Viele Ärzte befürchten, dass der Zeitbedarf einer Behandlung durch besseres Kommunizieren steigt und argumentieren aus diesem Grund dann gegen eine stärkere, kommunikative Hinwendung zum Patienten. Die Erfahrung belegt jedoch das Gegenteil.

Das ist die aktuelle Situation. Aber wie kann sich diese Situation ändern? Viele wissenschaftliche Untersuchungen haben inzwischen gezeigt, dass kommunikative Kompetenz lehr- und lernbar ist (Schweickhardt 2016). Das gilt im Besonderen für die Allgemeinmedizin, die als spezielle Disziplin den ganzen Menschen zu behandeln hat. Sie darf nicht einerseits naturwissenschaftlich-technologisch auf der Höhe der Zeit sein und andererseits kommunikativ-therapeutisch in den Kommunikationsfähigkeiten des 19. Jahrhunderts verharren. In der Entwicklung einer effektiven Kommunikation liegen immense Ressourcen für eine personalisierte Medizin. Dies betrifft nicht nur eine im Vergleich zum aktuellen Stand befriedigendere oder sogar gute Patient-Arzt-Beziehung, sondern auch die Effizienz von Anamnese, Diagnostik und Therapie sowie Adhärenz, nicht zu vergessen die Steigerung der Bereitschaft für die Inanspruchnahme für Vorsorgemaßnahmen. Es muss sich die Einsicht Bahn brechen, dass durch die verbesserten kommunikativen Fähigkeiten des Arztes eine erhebliche Kostensenkung von Behandlungen möglich ist. Einer der Autoren hat 30 Jahre wöchentlich – jeweils für zehn Minuten (!) – eine Patientin mit funktionaler Störung behandelt, die in den Jahren zuvor ständig hochwertige diagnostische und therapeutischen Maßnahmen im Wert von 10.000–20.000 Euro pro Jahr in Anspruch genommen hatte. Er hat damit der Krankenkasse 300.000–600.000 Euro bei einem einzigen Patienten erspart.

10.2 Was ist heute Kommunikation?

Der sogenannte *communicative turn* hat das sozialwissenschaftliche Denken seit den 1960er Jahren stark verändert. Dahinter steht die Vorstellung, dass sich die Gesellschaft grundlegend durch Kommunikation und Sprache konstituiert und strukturiert. Ohne Sprache gibt es keinen Zugang zur Wirklichkeit. Sie ist ein wesentliches Element menschlicher Sozialität. Waren frühere Kommunikationsmodelle dem wissenschaftlichem Zeitgeist der Physik und darin den Vorstellungen der Mechanik und des Energiebegriffs verbunden, so entwickelten sich später mit dem Aufkommen des Informationszeitalters die kybernetischen und systemischen Ansätze in der Kommunikation, die einen Paradigmenwechsel im Verständnis der Kommunikation ermöglichten. Von ihrer programmatischen Ausrichtung her verstehen sich die unterschiedlichen Ausprägungen *systemtheoretischer Ansätze als inter- bzw. transdisziplinäre Perspektive auf komplexe biologische oder gesellschaftliche Systeme*. Insofern ist »die Systemtheorie sowohl eine allgemeine und eigenständige Disziplin als auch ein weitverzweigter und heterogener Rahmen für einen interdisziplinären Diskurs, der den Begriff System als Grundkonzept führt. Es gibt folglich sowohl eine allgemeine »Systemtheorie« als auch eine Vielzahl unterschiedlicher, zum Teil widersprüchlicher und konkurrierender Systemdefinitionen und -begriffe. Es hat sich heute jedoch eine relativ stabile Reihe an Begriffen und Theoremen herausgebildet, auf die sich der systemtheoretische Diskurs bezieht« (www.wikipedia.org/wiki/Systemtheorie).[36]

Paul Watzlawick hat systemtheoretische Prinzipien zum Verständnis zwischenmenschlicher Kommunikation genutzt. Sehr anschaulich entwickelten er und seine Kollegen (Watzlawick 2017) diesen Ansatz in ihrem Werk »Menschliche Kommunikation«: »Zwischen dem frühen psychoanalytischen Denkmodell und jeder begrifflichen Formulierung der Wechselbeziehungen zwischen Organismus und Umwelt besteht ein grundsätzlicher Unterschied, der vielleicht durch die folgende Analogie klarer umrissen werden kann: wenn man beim Gehen gegen einen Stein stößt, so wird die Energie vom Fuß auf den Stein übertragen; der Stein wird dadurch ins Rollen gebracht und schließlich an einer Stelle liegen bleiben, die durch die übertragene Energiemenge, die Form und des Gewichtes des Steines, die Oberflächenbeschaffenheit und so weiter, vollkommen determiniert ist. Angenommen dagegen, es handelte sich um einen Hund, so könnte dieser aufspringen und zubeißen. In diesem Fall wäre die Beziehung zwischen dem Stoß und dem Biss eine wesentlich andere, denn zweifellos würde sich der Hund der Energie seines eigenen Körperhaushalts und nicht des Tritts bedienen. Was hier übertragen wird, ist nicht mehr *Energie*, sondern *Information*. Mit anderen Worten, der Tritt wäre eine Verhaltensform, die dem Hund etwas mitteilt, und der Hund reagiert darauf mit entsprechenden anderen Verhaltensformen... dieser Unterschied zwischen Energie und Information trennt die Freudsche Psychodynamik von der Kommunikationstheorie als Erklärung menschlichen Verhaltens. Wie man sieht, lässt sich die eine nicht in die andere einbauen noch die andere von der einen ableiten. Sie stehen zueinander in einer Beziehung begrifflicher Diskontinuität.«[37]

---

36 Der Systemtheorie fühlen sich so unterschiedliche Denker verpflichtet wie der Gesellschaftstheoretiker Niklas Luhmann, der Kommunikationswissenschaftler und Philosoph Ernst von Glasersfeld (»Radikaler Kontruktivismus« gemeinsam mit Heinz von Foerster), der Biologe Ludwig von Bertalanffy (»Autopoiesis« bzw. Selbstorganisation).
37 Wesentlichen Einfluss auf die dieser Auffassung zugrundeliegenden Forschung hatten auch die Gruppe um G. Bateson u. a. mit ihrem Werk »Ökologie des Geistes« sowie die

Der wesentliche Kern von Watzlawicks Theoriegebäude sind die sogenannten »Kommunikationsaxiome«, grundlegende Annahmen, die als solche jedoch nicht begründet werden, sondern bei jedem kommunikativen Akt schon als immer gegeben angenommen werden.

10.2.1 Kommunikations-Axiome

Der Psychologe Paul Watzlawick formuliert im Wesentlichen folgende Axiome:

- Man kann nicht nicht kommunizieren
- Jede Kommunikation hat einen Inhalts- und einen Beziehungsaspekt
- Kommunikation ist immer Ursache und Wirkung
- Kommunikation ist symmetrisch oder komplementär

Wie oben bereits erläutert überträgt Watzlawick systemtheoretische Prinzipien auf menschliche Kommunikation. Die entscheidende Aussage ist, dass jeder Mensch innerhalb eines sozialen oder ökologischen Systems sowohl auf die anderen Menschen wirkt, als auch die Einwirkungen anderer empfängt. »Kommunikation« beschreibt damit einen Prozess von Wechselwirkungen und sozialem Austausch. Vor diesem Hintergrund hat Watzlawick seine grundlegenden Axiome entwickelt:

> Man kann nicht *nicht* kommunizieren!

Da auch Mimik und Gestik, aber auch das Keine-Miene-Verziehen in die Kommunikation integriert sind, kommunizieren wir immer. So sehr wir uns auch anstrengen, keine Botschaft auszusenden, wir können es nicht verhindern. Wenn jegliches Verhalten auch Kommunikation ist, lässt sie sich eben nicht abstellen. Demonstratives Abwenden oder Ignorieren sagen mehr als 1000 Worte. Der in seinen PC vertiefte Arzt im Sprechzimmer signalisiert dem Patienten, dass er im Augenblick nicht vollständig in seinem Fokus ist, selbst wenn er gleichzeitig über den Rand des PCs mit ihm redet. Auch die Patientin, die betreten zu Boden blickt, während der Arzt liebe Grüße an den Gatten ausrichten lässt, kann dem Arzt ohne Worte etwas über die Ehe »sagen«. Wenn wir unsere Wahrnehmung der Körpersprache unseres Gegenübers schärfen, verbessern wir gleichzeitig die Effektivität unserer Kommunikation in der Arztpraxis. Insbesondere durch die Kalibrierung (Eichung) auf die »normale« Erscheinungsweise des Patienten – ermöglicht durch eine langjährige Patient-Arzt-Beziehung – kann der Arzt leicht verborgene, jedoch wahre Kommunikationsschätze heben.

Therapeuten Virginia Satir, Fritz Perls, Milton Erickson und die Mitglieder der Palo Alto Gruppe (Walker 2017).

Jede Nachricht hat einen Inhalts- und Beziehungsaspekt

... wobei Letzterer den Ersteren bestimmt (▶ Abb. 10.1). Solange die Beziehungsebene positiv oder zumindest neutral ist, kann sich die Nachricht auf der Inhaltsebene entfalten. Die Ebene der Beziehung kann die Inhaltsebene aber auch überlagern, wenn sich zum Beispiel einer der Gesprächspartner aus Nervosität, Angst oder Krankheit unwohl fühlt und/oder seine psychische Grundkonstellation auf die Beziehungsgestaltung Einfluss nimmt. Problematisch ist, wenn der eine Gesprächspartner die Beziehungsinformationen des anderen ablehnt oder fehlinterpretiert. »Ich denke, Ihre Leberwerte sprechen für sich!« von einem Arzt zum Patienten geäußert, ist eine zwiespältige Botschaft. Auf der Inhaltsebene bedeutet die Aussage: »Ihre Leber-Laborwerte sind pathologisch verändert.«; auf der Beziehungsebene schwingt der Vorwurf mit: »Sie verhalten sich nicht, wie zwischen uns vereinbart!« Dieser Vorwurf vorschnell geäußert hat schon so manche Patient-Arzt-Beziehung erschwert, zumal wenn sich später eine andere als alkoholische Genese der Laborabweichungen herausstellt.

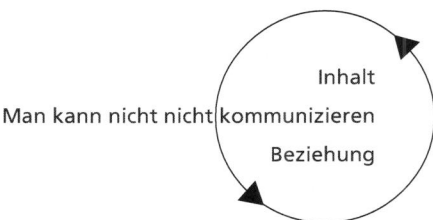

Abb. 10.1: Inhalts- und Beziehungsaspekt in der Kommunikation (Idee und Gestaltung: Philip Schütte)

Kommunikation ist immer Ursache und Wirkung

Das dritte Axiom klingt ziemlich kompliziert. Es besagt, dass Kommunikation zirkulär abläuft: Beide Gesprächspartner sehen jeweils im Verhalten des anderen die Ursachen eigenen Verhaltens (▶ Abb. 10.2). Jeder Gesprächspartner setzt im Ablauf der Kommunikation einen bestimmten Anfangspunkt fest. Diesen Vorgang nennt Watzlawick Interpunktion. »Der andere hat angefangen!« ist ein typischer Satz in Auseinandersetzungen, der oft nicht ausgesprochen, so doch aber zumindest gedacht wird. Wenn beide Partner sich in einem Konflikt nur als Reagierende sehen, erwarten sie, dass der andere sich ändert. Da aber jede Handlung auf einer vorangehenden beruht – Kommunikation somit kreisförmig verläuft –, bedarf es in einer solchen Situation eines *neuen Anfangs*. Der Kreislauf muss also quasi auf »Null gesetzt« werden, damit die Beziehungskonstellation der Gesprächspartner sich neu ordnen kann und eine konstruktive Kommunikation wieder möglich wird, anstatt ein unproduktives Gespräch ad infinitum mit sich aufschaukelnder Aggression weiterzuführen.

Sie: »Du bist zu dick!« Er: »Du kochst zu fett!« Erst der Versuch, einen neuen Anfangspunkt zu setzen, ermöglicht ein Entkommen aus der Endlosschleife des

Gesprächs. Der könnte lauten: »Lass uns gemeinsam mit Walking anfangen und vielleicht mehr vegetarisch essen.«

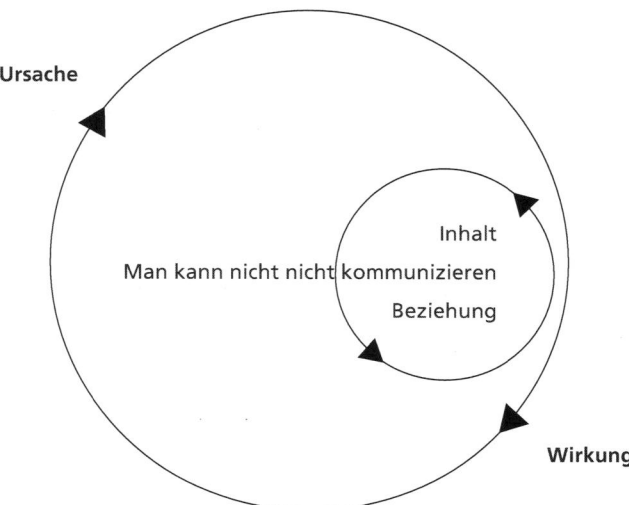

Abb. 10.2: Ursache-Wirkung-Prinzip in der Kommunikation (Idee und Gestaltung: Philip Schütte)

Kommunikation ist symmetrisch oder komplementär

Die vierte Grundannahme schließlich betrifft die Beziehung zwischen den beiden Kommunikationspartnern. Denn Kommunikation verläuft entweder symmetrisch oder komplementär je nachdem, ob die Beziehung zwischen den Gesprächspartnern auf Gleichheit oder Ungleichheit beruht (▶ Abb. 10.3). Zwei Menschen, die sich auf Augenhöhe unterhalten, gehen von einem gleichrangigen Verhältnis aus oder versuchen zumindest, Unterschiede zu verringern. Die Beziehung ist symmetrisch. Probleme können entstehen, wenn ein Gesprächspartner versucht, diese Gleichverteilung im Gespräch aufzulösen und den Gesprächspartner zu dominieren, zu entwerten und die alleinige Kontrolle zu gewinnen (▶ Kap. 9). Ein buchstäbliches »Wettrüsten« in der Kommunikation um Gleichrangigkeit kann die problematische Folge sein. Bei der komplementären Kommunikation stehen die beiden Partner in einem Ergänzungsverhältnis, einer hat mehr Macht als der andere, zum Beispiel als Vater gegenüber dem Kind oder als Arzt gegenüber dem Patienten. Komplementäre oder symmetrische Kommunikation sind nicht in sich »besser« oder »schlechter«, es muss nur beiden Gesprächspartnern klar sein, in welcher Rolle sie sich befinden, diese Situation akzeptieren und im Falle der Arztrolle partizipativ damit umgehen. Nur wenn ein Verhalten vorausgesetzt wird, das der Gesprächspartner nicht zeigen kann oder will, entstehen Konflikte.

10.2 Was ist heute Kommunikation?

Nach Meinung vieler Patienten und Ärzte ist ihre Beziehung immer komplementär. Ärzte glauben, dass Patienten letztendlich von ihnen erwarten, dass sie aufgrund ihres Wissens- und Erfahrungsschatzes etwas vorschlagen oder erklären, was sie selbst machen würden. Vielfach billigen Patienten den Ärzten ihre sachliche Autorität zu.

Jedoch wechselt in Patient-Arzt-Gesprächen die Expertenrolle in verschiedenen Phasen. Zunächst präsentiert der Patient sein Problem als Experte für sich selbst, der Arzt ist vorwiegend passiver Gesprächspartner. Also eine komplementäre Situation. Dann folgt eine umgekehrt komplementäre Situation, der Arzt übernimmt mit Fragen zur Anamnese und körperlichen Untersuchung auf dem Hintergrund seines Fachwissens die Führung. In der dritten Phase schließlich sollten die beiden vorigen Phasen zu einer symmetrischen Kommunikation im Rahmen einer Partizipativen Entscheidungsfindung oder eines Shared Decision Making zusammengeführt werden. Diese Phasen sollten nicht direktiv, sondern als grobe Orientierung verstanden werden. Auch in kleineren Gesprächsabschnitten können die Phasen wechseln.

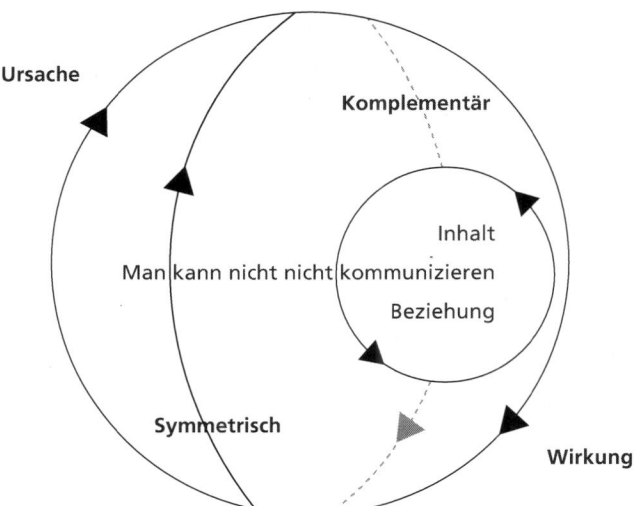

Abb. 10.3: Der komplementäre Charakter der Kommunikation (Idee und Gestaltung: Philip Schütte)

10.2.2 Wie wirken sich die Axiome auf die ärztliche Gesprächssituation aus?

Patienten beschreiben ein Gespräch als besonders angenehm, wenn sie die Bereitschaft des Arztes spüren, auf ihre Erwartungen und Ängste einzugehen, und er durch seine gesamte Haltung zeigt, dass er für den Patienten »da« ist; dazu muss nicht einmal ein einziges Wort gesprochen worden sein.

Der Erfolg der ärztlichen Kommunikation wird maßgeblich von den Einstellungen und Glaubenssätzen der Gesprächspartner beeinflusst. Sie sind oft unbewusst. Erfahrungen haben diese Glaubenssätze geprägt und verleihen dem jeweiligen Menschen Orientierung und Sicherheit. Sie erklären das individuelle »Anderssein« jedes einzelnen Individuums. Jeder Mensch nimmt die Welt individuell wahr. Dass der Andere die Welt ebenfalls subjektiv anders wahrnimmt, erkennen wir oft nicht. Die »wirkliche Wirklichkeit« ist mit dem, was wir gerne annehmen, oft nicht deckungsgleich. Darin liegen Möglichkeiten für Konflikte und Missverständnisse verborgen.

Eine Situation, aus verschiedenen Perspektiven betrachtet, kann zu völlig unterschiedlichen Schlussfolgerungen bei den beteiligten Personen führen. Ein Beispiel: Die Situation, einen Kernspin durchführen lassen zu müssen, kann bei einer Person Angstgefühle wegen der Enge hervorrufen und das Gefühl, die Kontrolle abgeben zu müssen; bei einer anderen Person dagegen, zum Beispiel einer Mutter von drei kleinen, lebhaften Kindern, das Gefühl, jetzt habe sie mal eine halbe Stunde Ruhe und Entspannung.

> Der Begriff »Rapport« beschreibt, wann eine Kommunikation gelungen ist. Der Begriff bezeichnet ein wechselseitiges, intensives Aufeinander-bezogen-Sein zwischen zwei Menschen. Die Kommunikation scheint zwischen den Gesprächspartnern zu fließen. Ihre Worte und ihre Körpersprache sind aufeinander abgestimmt. Rapport ermöglicht eine Brücke zu einer anderen Person und deren Weltbild aufzubauen. Wenn diese gute Beziehung vorhanden ist, lässt sich ein therapeutisches Bündnis gestalten.

Gelungene Kommunikation beruht auf Strategien, die menschliches Verhalten verstehbar machen und eine Sammlung von Handlungskompetenzen und Methoden bereitstellen, um dysfunktionales Verhalten zu erkennen und damit auch Wahlfreiheit zurückzugewinnen.

Grippaler Infekt bei Lena und Simon

Lena und Simon erkranken in Budapest an einem grippalen Infekt. Sie kehren in ihren Heimatort zurück und suchen zur Behandlung ihren Hausarzt auf. Sie klagen ihm gegenüber über Halsschmerzen, allgemeine Schwäche, leichtes Fieber, beginnenden Schüttelfrost und benötigen daneben eine Bescheinigung für die Reisekostenversicherung.

»Wir würden gern wissen, was wir haben«, erklären sie dem Arzt.

Der Hausarzt untersucht sie, stellt bei Simon eine bakterielle Infektion unter Beteiligung der Tonsillen fest und bei Lena einen viralen Infekt. In der Folge verordnet er Simon ein Antibiotikum zur dreimaligen täglichen Einnahme, während Lena von ihm über den viralen Charakter des Infekts aufgeklärt wird und Schonung verordnet bekommt. Eine Arbeitsunfähigkeit und die Bescheinigung für die Reisekostenversicherung werden erstellt.

Das Gespräch und die Behandlung scheinen beendet, da sagt Simon noch etwas im Nachgang.
Simon erklärt: »Das ist schon meine fünfte Halsinfektion dieses Jahr, was soll ich tun?«
Arzt: »Gehen Sie doch mal zum HNO-Arzt!«
Und Lena fragt noch: »Was kann ich gegen die Glieder- und Kopfschmerzen machen?«
Arzt: »Das gehört zum grippalen Infekt und vergeht wieder.«
Trotz der korrekten Behandlung sind beide Patienten beim Verlassen der Praxis unzufrieden. Simon würde sich eine Information und/oder Empfehlung bezüglich einer möglichen Tonsillektomie wünschen, Lena würde eine Empfehlung zur symptomatischen Behandlung mit Paracetamol oder pflanzlichen Antiphlogistika erwarten. Es bleibt bei beiden Patienten ein unbefriedgendes Gefühl zurück.

Betrachten wir die Axiome der Kommunikation systematisch anhand dieses Arztbesuchs von Lena und Simon.

1. Man kann nicht nicht kommunizieren

Der Arzt, der bereits wegen einiger Verzögerungen in der Sprechstunde unter Zeitdruck steht, signalisiert den Patienten durch sein Verhalten, dass er nicht genügend Zeit hat. Er redet schnell, seine Mimik ist starr, er hat einen schnellen Wimpernschlag in den Augen, er schaut zur Tür, durch die er zum nächsten Patienten hinauswill, seine Füße machen Gehbewegungen unter dem Schreibtisch... Das sind nur einige wenige Verhaltensweisen und nichtverbale Signale, die er aussendet. Die Patienten nehmen diese Zeichen wahr, fühlen sich unwohl und geraten ebenfalls unter Druck. Dies äußert sich bei ihnen dadurch, dass sie aus ihren Sitzen schnell aufstehen, um ihre Gehbereitschaft anzudeuten, ihre jeweilig letzten Fragen im schnellen Tempo und in abgekürzter Form sprechen, in ihren Mienen ein schlechtes Gewissen wegen der zeitlichen Inanspruchnahme des Arztes spiegeln.

2. Jede Nachricht hat einen Inhalts- und Beziehungsaspekt

Der Arzt erklärt zunächst dem Wunsch der Patienten (»Wir wollen wissen, was wir haben!«) folgend die Diagnosen nach seiner Befunderhebung. Auf die Nachfrage von Simon formuliert der Arzt jedoch die diskret abweisende Aussage: »Gehen Sie doch mal zum HNO-Arzt!«. Der Inhaltsaspekt dieser Formulierung ist ärztlicherseits, dass wegen der häufigen Rezidive eventuell eine Tonsillektomie durch den Spezialisten notwendig sein wird. Auf der Beziehungsebene teilt er jedoch gleichzeitig mit, dass er sich auf eine eventuelle Indikationsdiskussion, für die er keine Zeit hat, nicht einlassen will. Er gibt durch einen Überweisungsvorschlag den deutlichen Hinweis auf das Ende der Konsultation. Die Formulierung auf der Beziehungsebene übersetzt: »Meine Beziehung zu Dir, Patient, ist hiermit beendet.« Der Patient jedoch hätte gerne mit seinem Hausarzt das Problem vorbesprochen.

Auch bei der Patientin Lena erläutert der Arzt die Diagnose und rät, weil aus seiner Sicht keine Gefahr droht, dem natürlichen Heilungsprozess seinen Lauf zu lassen. Allerdings lässt er sich nicht auf die subjektive Symptomatik und auf eine Erläuterung der symptomatischen Behandlung der Patientin ein. Auch hier ist die Haltung des Arztes medizinisch nachvollziehbar. Durch die verbale Antwort »Das vergeht schon wieder« wird beides, Inhalt- und Beziehungsebene, dargestellt. Dabei bleibt allerdings die Empathie in der Beziehung zur Patientin auf der Strecke.

Fazit: Die Kommunikation zwischen Arzt und Patient ist sowohl auf der Inhalts- wie auf der Beziehungsebene unvollständig, wobei sich beide Aspekte wechselseitig beeinflussen.

3. Kommunikation ist immer Ursache und Wirkung

Den Anfangspunkt setzen Lena und Simon mit ihrer Bemerkung: »Wir wollen wissen, was wir haben!« (*Ursache*). Daraus schließt der Arzt (*Wirkung*), es gehe den Beiden um eine Diagnosestellung. Für den Patienten Simon jedoch ist der Anfangspunkt die Tatsache, dass er schon mehrere ähnliche Infekte hatte, und er eine nachhaltige Lösung anstrebt. Lena wollte auch wissen, was sie hat (*Ursache*); sie ist aber vorrangig daran interessiert, Linderung ihrer Beschwerden zu erhalten. Der Ausgangspunkt beider Patienten ist anders, als sie verbal ausdrücken. Sie bekommen zwar eine korrekte Antwort (*Wirkung*) auf ihre Ausgangsfrage aber nicht auf die eigentlich dahinter versteckte Frage oder Erwartung. Diese Beantwortung durch den Arzt (jetzt *Ursache* der weiteren Kommunikation) hat auf die Patienten eine unbefriedigende Wirkung. Ursache-Wirkung-Zusammenhänge sind in der Kommunikation nicht zu trennen. Die nonverbal vom Arzt kommunizierte Zeitnot (*Ursache*) führt zu einer Reaktion (*Wirkung*) bei den Patienten, die sie zwingt, ihre Probleme leicht verkürzt darzustellen. Da die Kommunikation also zirkulär ist, kommt es zu Missverständnissen.

4. Kommunikation ist symmetrisch oder komplementär

In unserem Fallbeispiel findet eine Mischkommunikation statt. Zum einen besteht ein partnerschaftliches Verhältnis von gleich zu gleich. Zum anderen dominiert der Arzt aufgrund seiner Fachkompetenz die Interaktion, was einer komplementären Kommunikation entspricht.

Unter dem Gesichtspunkt einer gelungenen Kommunikation ergibt die Analyse nur ein halbbefriedigendes Ergebnis. Zwar wurde die Diagnose gestellt und eine Behandlung eingeleitet. Die weitergehenden Ziele, die beide Patienten mit dem Arztbesuch verbunden haben, sind jedoch nicht erfüllt worden. Das Ergebnis ist also zwiespältig.

Wie könnte die Kommunikation in diesem Beispiel verbessert werden?

Der Arzt, erfahren in der Nicht-Nichtkommunikation, könnte an den nonverbalen Äußerungen der Patienten ablesen, dass wesentliche Belange der Patientenwünsche nicht befriedigt sind. Er könnte daraufhin äußern: »Haben Sie dazu weitere Fragen?« oder »Sind alle Ihre Fragen beantwortet?«. Schnell würde sich herausstellen, dass noch Fragen offen sind, die jetzt zur Zufriedenheit gelöst werden können. Der Arzt könnte schon am Anfang der Begegnung nachfragen: »Habe ich Sie richtig verstanden, dass es Ihnen reicht zu wissen, welche Diagnose ich stelle?« Auch bei diesem Vorgehen würde sich schnell herausstellen, welche »hidden agenda« hinter dem Arztbesuch steckt. Durch Fragen nach den Zielen der Patientinnen und ihren Erwartungen kann auf der Inhalts- wie auf der Beziehungsebene Kommunikation verbessert werden. »Sieh an!«, könnte es sich nun im inneren Dialog der Patienten anhören, »Hier fühle ich mich gut aufgehoben und geborgen.« Durch seine interessierte Nachfrage signalisiert der Arzt, dass er seine Arbeit zur Zufriedenheit der Patienten durchführen will. Spürt der Patient diese Bemühungen des Arztes, ihm Sorgen und Ängste zu nehmen, ist er vielleicht verblüfft und vertraut dem Arzt umso leichter. Alle weiteren Interaktionen sind dann durch eine Atmosphäre des Vertrauens geprägt, was den weiteren Verlauf enorm erleichtert.

An diesem alltäglichen Beispiel wird bereits deutlich, dass Kommunikationsfähigkeit in komplexeren Situationen als einer grippalen Infektion unzweifelhaft hilft, noch weitaus schwierigere Herausforderungen zu bewältigen. Möglicherweise stellt sich der Arzt auf den Standpunkt, von Erwachsenen dürfe er erwarten, dass sie zu Beginn einer Konsultation klar mitteilen können, was sie gerne geklärt haben wollen. Dies könnte eine Fehleinschätzung sein – wie am Beispiel einer geringfügigen Befindlichkeitsstörung gezeigt. Wieviel mehr Auswirkungen hätte dieser Irrtum bei Patienten mit einer häufig mit emotionaler Instabilität einhergehenden schweren oder chronischen Erkrankung. Unzweifelhaft sind kommunikative Fähigkeiten bei ernsthaften Erkrankungen noch unerlässlicher für den Therapieerfolg.

10.2.3 Grundannahmen der Gesprächsführung

Neben den Axiomen Watzlawicks haben sich einige Grundannahmen für die gelungene Gesprächsführung entwickelt, die sich nach unserer Erfahrung als hilfreich erwiesen haben. Wir wollen sie im Folgenden präsentieren und an einigen praktischen Beispielen erläutern. In diesem Zusammenhang ist es nicht wichtig, ob diese Grundannahmen »wahr« sind, sondern dass sie fürs Kommunizieren nützlich sind.

- Jeder Patient ist einzigartig und hat sein eigenes Modell der Welt – vergleichbar einer Landkarte.
- Das Verhalten eines Patienten richtet sich nach seinem Modell der Welt – nicht nach dem, wie die Welt »da draußen« wirklich ist.

- Es gibt keine »richtigen« oder »falschen« Modelle der Welt, sondern lediglich solche, die hilfreich oder weniger hilfreich sind, das Leben so zu gestalten, wie sich der Patient sein Leben wünscht.
- Eine gute Beziehung (Rapport) besteht darin, dem Patienten respektvoll in seinem Modell der Welt zu begegnen.
- Patienten haben bereits alle Ressourcen in sich.
- Patienten treffen stets die beste ihnen zur Verfügung stehende Wahl; wenn sie eine bessere erkennen, werden sie diese auch nutzen.
- Hinter jedem Verhalten steckt eine positive Absicht.
- Die Bedeutung der Kommunikation steckt in der Reaktion des Patienten, die er zeigt. Diese bietet er verbal und nonverbal: »It's not what you say, it's what people hear.«
- Je mehr Flexibilität bei der Kommunikation zur Verfügung steht, umso größer ist die Wahrscheinlichkeit, dass man in dem, was man tut, erfolgreich ist. Wenn man auf einem Weg nicht zum angestrebten Ziel kommt, muss man etwas anderes versuchen statt den gewohnten Weg weiter zu beschreiten.
- Es gibt kein Versagen, es gibt nur Feedback.

Herr Kummer erbleicht – Der Arzt sieht im Hund einen Ersatzpartner für seinen Patienten

Einem älteren Patienten, dessen Frau verstorben ist, empfiehlt der Hausarzt, sich vielleicht einen Hund anzuschaffen. Er möchte damit dem Patienten eine sinnvolle Aufgabe geben, die seine Mobilität fördert und emotionale Wärme gibt. Der Patient, Herr Freude, 75 Jahre, nimmt dies zum Anlass, ernsthaft die Anschaffung eines Hundes zu erwägen. Er setzt den Plan im Laufe von drei Monaten in die Tat um, nachdem er mit seinen Kindern geklärt hat, wie der Hund im Notfall versorgt wird, wenn er verhindert sein könnte, mit dem Hund Gassi zu gehen. Ein anderer Patient, Herr Kummer, 84 Jahre, wird bleich und erschrickt, als der Arzt ihm den gleichen Vorschlag unterbreitet. Er lehnt die Anschaffung eines Hundes vehement ab. In seiner Vorgeschichte gab es einen Hundebiss, der eine langwierige Behandlung der Wunde nach sich zog. Seine eigene, schon oft erwogene Idee ist stattdessen, ein Orchideenhaus einzurichten, und er macht sich an die Umsetzung. Interessanterweise setzte er später in diese Orchideenzucht sogenannte Pfeilgiftfrösche ein, die in Wirklichkeit um ein Vielfaches gefährlicher sind als ein Hund.

Diese unterschiedlichen Reaktionen auf den ärztlichen Vorschlag zur Anschaffung eines Hundes bestätigen alle genannten Grundannahmen der Gesprächsführung. Jeder Patient ist einzigartig und hat sein eigenes Modell von der Welt (»Der Hund als Retter« versus »Der Hund als Gefahr«). Diese »Landkarte« ist nicht das Gebiet (der Hund an sich ist weder gut noch schlecht). Das Verhalten des Patienten richtet sich nach seinem Modell der Welt, nicht danach wie die Welt »da draußen« wirklich ist. Es gibt keine »richtigen« oder »falschen« Modelle der Welt, lediglich mehr oder weniger hilfreiche. Eine gute Beziehung des Arztes zum Patienten besteht darin, dem Patienten respektvoll in seinem Modell der

10.2 Was ist heute Kommunikation?

Welt zu begegnen, was in dieser Kasuistik für den Arzt heißt, vom eigenen Vorschlag, einen Hund anzuschaffen, Abstand zu nehmen und den Vorschlag des Patienten nach einem Orchideenhaus zu unterstützen. Folglich sollte sich der Arzt in Bezug auf die konkrete Ausformung eines Beratungsvorschlages (Fremdinstruktion) nicht zu ernst nehmen, sondern die konkrete Umwandlung des Vorschlags in eine »Eigeninstruktion« des Patienten unterstützen. Überhaupt sollte der Arzt, anstatt eigene Lösungen zu unterbreiten, eher richtige Fragen stellen, die Patienten auf eigene Ressourcen orientieren: »Was machen Sie gern? Was hat Ihnen früher geholfen, schwierige Situationen zu bewältigen?« Die Patienten tragen die Ressourcen in sich, sie können den Vorschlag des Arztes einschätzen und verwerten. Patienten können auch eine bessere Alternative wählen (Orchideenzucht anstelle des Hunds). Sie treffen stets die beste zur Verfügung stehende Wahl.

Ein weiteres Beispiel. Die Patientin Bischoff nimmt die verschriebenen Tabletten nicht ein. Der Arzt ist geneigt, die Notwendigkeit der Tabletteneinnahme erneut zu begründen. Doch weil er seine Flexibilität erhöhen will, fragt er nach dem Grund ihres Verhaltens. Die Patientin antwortet, dass in ihrer Familie mehrere Mitglieder an einer Laktoseintoleranz leiden. Der Arzt verordnet daraufhin eine laktosefreie Tablette. Die Adhärenz ist hergestellt, die Einnahme erfolgt problemlos.

Unterstellt der Arzt im vorliegenden Fall, dass die Patientin seinen Anordnungen nicht Folge leisten will, würde die Diskussion mit der Patientin möglicherweise unproduktiv verlaufen. Erst die Vorannahme einer positiven Absicht ermöglicht der Patientin, ihre Befürchtung angstfrei zu äußern. Die Flexibilität des Arztes, nicht noch »mehr desselben«, in diesem Fall eine rechtfertigende, wiederholte Begründung der Verschreibung, zu erwägen, führt zum gewünschten Erfolg.

Hier das Beispiel einer Ultrakurzzeit-Interaktion zum Unterschied zwischen »Mir ist schlecht«, »Mir ist übel« und »Mir geht es schlecht.«.

»Mir ist schlecht! – Mir geht es schlecht! – Mir ist übel!« Ultrakurzintervention

Die Patientin Alt ist 85 Jahre alt. Sie bekommt vom Neurochirurgen paravertebrale Injektionen u. a. mit Cortison sowie NSAR als Schmerzmedikation bei Zustand nach zweimaliger Bandscheibenoperation sowie einer fortbestehenden Spinalkanalstenose. Beim Hausarzt, zu dem ihr Enkel sie begleitet, erklärt sie: »Mir geht es schlecht!«
Der Hausarzt fragt nach: »Wo?«
Frau Alt: »Ach, Herr Doktor, am ganzen Körper – ich kann ja nicht mehr laufen!«
Arzt: »Aber Frau Alt, deswegen behandeln wir Sie doch mit den Spritzen und Medikamenten! Haben Sie denn noch immer Schmerzen?«
Frau Alt: »Ja, Herr Doktor.«
Arzt: »Na, dann nehmen Sie doch vorm Schlafengehen noch eine Schmerztab-

lette zusätzlich.«
Der Enkel fragt seine Oma beim Herausgehen: »Geht es Dir schlecht oder ist Dir schlecht?«
Frau Alt: »Mir ist auch schlecht.«
Arzt: »Ist Ihnen übel?«
Frau Alt: »Ja!«
Daraufhin untersucht der Arzt sie kurz und stellt bei der Palpation einen epigastrischen Druckschmerz fest und erklärt: »Ihr Magen drückt! Ich glaube, ich muss Sie daran erinnern, Ihre Magenschutz-Tabletten zu nehmen! Und lassen Sie die zusätzliche, abendliche Schmerztablette mal weg.«
Frau Alt: »Das stimmt, die Magentabletten habe ich abgesetzt«. Einen Tag später sagt die Oma zum Enkel: »Mir ist gar nicht mehr schlecht, jetzt geht es mir gut!«

Frau Alt kann mit ihren Worten nicht zwischen allgemeinen und speziellen Schlechtfühlen differenzieren. Ihre »Landkarte« bildet ihre gesundheitliche Lage nur lückenhaft ab. Der Arzt kann das Problem lösen, indem er die Landkarte der Patientin hinterfragt. Dabei geht der Arzt respektvoll mit dem Modell der Welt der Patientin um. Er verzichtet darauf, die Patientin besserwisserisch darauf hinzuweisen, dass ihre Wortwahl irreführend sei. Dadurch wahrt er den guten Kontakt in der weiteren Behandlung der Patientin. Er kann die Brücke zwischen Patientin und Arzt stabilisieren oder anders formuliert den Rapport behalten.

10.2.4 Der kommunizierende und in Beziehung tretende Arzt

Die Allgemeinpraxis ist ein spannender Ort für Ärzte, die ihren Patienten in allen gesundheitlichen Fragen, die das Leben nur bieten kann, zur Seite stehen wollen. Für Ärzte, die ambitioniert, wach und neugierig sind, bietet sich ein breites Betätigungsfeld. Die Voraussetzungen für eine effektive Medizin liegen in einer guten medizinischen Ausbildung sowie einer erfolgreichen Kommunikation. Beides ist lehr- und lernbar. Neben aller Technik ist aber die Haltung oder Einstellung die wichtigste Voraussetzung für eine gelingende Arbeit. Letztlich kommt es auf die Grundeinstellung des Arztes an. Der amerikanische Psychologe Carl R. Rogers begründete um 1940 die »klientenzentrierte Therapie«, die diese Grundeinstellungen gut beschreibt. Der Patient wird dabei als *selbstverantwortlich* betrachtet. Für den Erfolg einer Behandlung sind nach Rogers *Echtheit oder Kongruenz, Wertschätzung oder bedingungsfreies Akzeptieren* und *präzises, einfühlendes Verstehen (Empathie)* essentiell. Zur Echtheit gehöre, dass der Arzt sich nicht hinter einer professionellen Maske verstecke, sondern eine personale Begegnung mit dem Patienten zulasse. Der Arzt sollte seinen Patienten bedingungsfrei akzeptieren und echte Zuneigung empfinden. »Er begegnet ihm mit einer warmen, entgegenkommenden, nicht besitzergreifenden Wertschätzung ohne Einschränkungen und Vorurteile« (Alexander 2020). Empathie ist die andere wesentliche Komponente der therapeutischen Beziehung. »Der Therapeut …versteht (den Patienten) so, als ob er er selbst wäre. Er beachtet nicht nur die Worte seiner Äußerungen, sondern erfasst präzise und sensibel die dahinterstehenden Gefühle sowie deren Bedeutung« (Alexander 2016).

Die praktische Erfahrung zeigt, dass z. B. ein Small Talk zu Beginn der Konsultation wie »Haben Sie gut hergefunden?« und eine individuelle Verabschiedung »Halten Sie mich über die Entwicklung auf dem Laufenden« gerade durch ihre Beiläufigkeit wichtige Brücken zwischen Patient und Arzt bauen kann. »Worte sind das mächtigste Hilfsmittel, das ein Arzt besitzt« (Lown 2015).

Zusammen mit

- evidenzbasiertem Wissen,
- dem Vermeiden von zu frühen Festlegungen auf eine Diagnose ohne gut begründete Fakten
- und den Haltungen des »Verstehen wollen«, der Fürsorge und Partizipation,
- kann die Wirkung des »Wortes« beträchtlich sein.

An der Schnittstelle Gesellschaft und Medizin gibt es keinen attraktiveren Beruf als den des Hausarztes und der Hausärztin! Wenn eine Patientin beim Verlassen der Praxis dem Arzt erklärt: »Sie wirken auf mich wie ein Placebo, ich komme schlecht gelaunt zu Ihnen und gehe danach erleichtert wieder raus!«, dann ist zwischen beiden viel Richtiges geschehen.

Die Begegnung zwischen Patienten und Arzt – möglich gemacht durch Kommunikation auf passendem Niveau – ermöglicht so gesehen erst die Heilkunst. Der Begriff »Sprechende Medizin« führt in die Irre. Er suggeriert, dass die Medizin durch den Mund des Arztes wirkt – dabei ist es der Arzt, der als Person im Dialog auf den heilsuchenden Patienten wirkt.

10.3 Psychodynamische Modelle der Kommunikation

Die Psychoanalyse ist eine der ersten Methoden mit wissenschaftlichem Anspruch, die Sprache, bzw. *Gespräch und Beziehung als Mittel der Heilung* einsetzte. Sicherlich ist die Kritik an der Psychoanalyse aus Sichtweise führender systemischer Kommunikationstheoretiker richtig, dass sie im wissenschaftlichen Weltbild ihrer Gründungszeit wurzelt. Die psychodynamischen Verfahren haben sich jedoch seitdem weiterentwickelt. Insbesondere die psychoanalytisch beeinflusste Säuglingsforschung (Stern 1985) und Bindungsforschung (Ainsworth 1973) haben dazu beigetragen, den Blick darauf zu lenken, dass sich ein Jeder nur in den Augen eines Anderen und in einem kommunikativen Tanz mit ihm entwickelt, und dabei Muster eines Beziehungsverhaltens entstehen, die ein ganzes Leben stabil bleiben können. Konflikte des Individuums, die sein inneres Erleben ebenso wie sein Verhalten zur anderen gestalten, werden als Resonanz auf interpersonelle Konflikte in der Herkunftsfamilie verstanden. Solche grundlegenden Konflikte können sein:

- Wieviel *Selbstständigkeit* darf ich mir überhaupt in einer *unsicheren Welt* zutrauen?
- Wie viel *Selbstständigkeit* hält meine *Sehnsucht nach Geborgenheit* überhaupt aus?
- Soll ich mich eher *unterwerfen* oder dem Anderen gegenüber *rebellieren*?
- Was bin ich *wert* in meinen Augen und den Augen anderer?
- Wie sehe ich mich oder sehen mich andere überhaupt als Frau oder Mann?

Die inneren, bewusst oder unbewusst bleibenden Konflikte prägen auch, wie das jeweilige Individuum den Anderen sieht und sein Verhalten zu ihm bestimmt. Das jeweilige Individuum wird charakteristische und im Leben stabil bleibende *Beziehungsmuster* (Ainsworth 1973; Großmann 2009) herausbilden. Sein Gegenüber kann unterschiedlich auf die Beziehungserwartungen antworten. Der Andere kann Sicherheit bieten, oder Versorgungssehnsucht unter Aufgabe der eigenen Interessen erfüllen; er kann eine drohende Autorität sein, der man sich lieber unterwirft oder gegen die man aufbegehren muss; er kann jemand sein, der gewünschte Bewunderung liefert oder der, wenn die Bewunderung ausbleibt, klein gemacht werden muss. Daher ist es für den Arzt, der gute Kommunikation gestalten will, hilfreich, solche Beziehungsmuster zu verstehen. Das Konzept der Beziehungsmodi, das aus den psychodynamischen Modellen entwickelt wurde, gibt dafür eine gute Orientierung. Dieses Konzept wird weiter oben beschrieben und ist Teil der psychosomatischen Grundversorgung geworden.

Wer, wie die systemische Therapie es richtigerweise tut, die wechselseitigen Beziehungen zwischen Organismus und Umwelt betont, ist gut beraten, zum Verstehen von Beziehungen psychodynamisches Wissen hinzuzuziehen.

Der Anspruch nach ärztlicher *Flexibilität* ist richtig, aber nicht ausreichend, Orientierung zu geben. Flexibilität würde erfordern, zu verstehen, was die Patientin im Gegenüber sucht und von ihm erwartet. Flexibilität würde darüber hinaus erfordern, innezuhalten und die eigene Reaktion zu reflektieren.

> Wer gute Kommunikation will, sollte Konflikte und ihre Dynamik in Beziehungen bei sich und anderen berücksichtigen.

10.4 Verhaltenstherapeutische Modelle der Kommunikation

Auch die Verhaltenstherapie leistet einen Beitrag, Kommunikation zu verstehen (David 2013). Sie wurzelt ursprünglich in tierphysiologischen Modellen, in denen *ein* Reiz *eine* bestimmte Reaktion schematisch hervorruft oder anders formuliert *konditioniert*. Der Pawlow'sche Hund ist ein Beispiel für operante Konditionierung. Der maßgebliche Fehler hierbei ist, anzunehmen, dass ein äußerer Reiz ungefiltert und ohne weitere Modifikation eine Reaktion des Organismus hervorruft. Doch schon Kurt Goldstein, ein Physiologe des 20. Jahrhunderts, wies nach, dass solch schematisches Denken selbst auf der Ebene der Reflexologie nicht stimmt (Goldstein 2014). Schon die Wahrnehmung ist ein sehr komplexes Geschehen, an dem Vorerfahrungen und Affekte Anteil nehmen. Doch auch die Verhaltenstherapie hat sich weiterentwickelt, was sich in der Erweiterung ihres Namens zur kognitiven Verhaltenstherapie wiederspiegelt. Diese betont die Vorstellungskraft des Menschen für sein Verhalten. Die Bedeutung der Vorstellungskraft wird zum Beispiel durch die Placebo-Forschung unterstrichen. Auf die Bedeutung der Vorstellungskraft verweisen auch Hypnose und hypnosystemische Therapien. Auch ihre Erkenntnisse können einen wichtigen Beitrag dazu leisten, wie Kommunikation gestaltet werden kann. In Kapitel 2 zur Multimorbidität haben wir einige therapeutische Interventionen dargestellt (▶ Kap. 2).

Ein wichtiges Element der systemischen und psychodynamischen Kommunikationsmodelle werden auch von der *humanistischen* und der *salutogenetischen* Medizin unterstützt. Die Vorstellung der humanistischen Medizin entwickelt sich auch im vergangenen Jahrhundert, und ihr wesentlicher Vertreter ist von Uexküll. Der sogenannte Situationskreis unterstreicht, dass der Andere sich im *Handeln* in einem reziproken Kreislauf zwischen sich und der Umwelt entwickelt. *Der Andere ist anders*. Dieses Anderssein umgibt das Individuum wie eine zweite Haut, die in der Kommunikation von jedwedem Therapeuten berücksichtigt werden sollte. Die salutogenetische Medizin verweist – wie der lösungsorientierte Ansatz der systemischen Therapie – darauf, dass derjenige, der Änderung bewirken will, die Fähigkeit zur Lösung im Gegenüber suchen sollte.

> Die kognitive Verhaltenstherapie unterstreicht die Lernvorgänge des Individuums und die heilsame Wirkung seiner Vorstellungskraft. Die salutogenetische Medizin lenkt den Blick des Arztes darauf, dass der Patient seine eigne Lösung finden wird, vielleicht eine bessere, wenn der Arzt die richtigen Fragen stellt.

10.5 Die phänomenologische Sichtweise

Eine phänomenologische Sichtweise versucht, so nah wie möglich an den Menschen heran zu kommen – aber ohne in sein »Inneres« vorzustoßen. In einem phänomenologisch geprägten Gespräch regt der Arzt den Patienten erst einmal an, so genau wie möglich zu beschreiben, was in seiner Welt geschieht und wie er dazu steht. In diesem Gespräch ist der Patient Experte, der Arzt fragt eher aus der Position des »Nichtwissens« und stellt Fragen wie: »Können Sie mir das genauer beschreiben?«, »Wenn Sie in dieser Situation sind, was erleben Sie dann unmittelbar?« Das deckt sich mit systemischen (Wer ist die Expertin?) und psychodynamischen Denken (Verstehenwollen). Daraus kann ein Gespräch über leibliches Erleben werden. Leiblich erlebt werden Atmosphären – bedrohliche, heitere, traurige, angespannte. Der Begriff *Atmosphären* mag unmittelbar als nebulös und ungenau eingeschätzt werden; im alltäglichen Leben ist er aber jedem bekannt: wir spüren unmittelbar die gedrückte Stimmung bei einer Beerdigung oder die angespannte Stimmung in einer Familienfeier, wenn es in dieser Familie viele ungelöste Konflikte gibt.

Um solche Situationen besser beschreiben zu können, hat der Philosoph Hermann Schmitz Begriffe entwickelt, die von vielen Praktikern (Juristen, Architekten, Hebammen oder Ärzten) als hilfreich erlebt werden (Schmitz 2016). Leitlinie für seine Arbeit ist, Menschen ihr wirkliches Leben begreiflich zu machen. Für Schmitz entsteht eine leibliche Dynamik in der Spannung zwischen Engung und Weitung (Kamps 2016). Jeder hat diese Bewegungen schon am eigenen Leib gespürt: wie sich alles zusammenschnürt, die Fäuste geballt werden, wenn wir zornig werden, es aber nicht offen zeigen können. Ein Kind wirft sich in einer solchen Situation vor der Einkaufskasse auf den Boden und fängt lauthals an zu schreien – als erwachsene Frau in einer von Gewalt geprägten Ehe wählt der Leib andere Ausdrucksformen.

Wir kennen auch die andere Bewegung – hin in die Weite als personale Emanzipation: wenn wir am Meer spazieren gehen mit dem Blick buchstäblich in die Weite, wenn wir unsere Lieblingsmusik hören, wenn wir uns angeregt unterhalten und uns verstanden fühlen und neue Ideen bekommen. Beim Weg in die Engung und die Regression wird uns »Land genommen«, unser Spielraum wird eingegrenzt; beim Weg in die Weitung und die Emanzipation gewinnen wir Land, wir gewinnen neue Handlungsmöglichkeiten. Wenn wir mit komplex erkrankten Menschen sprechen, erleben wir eher Menschen, die in der Engung stecken geblieben sind, die nicht mehr ein noch aus wissen. Aus phänomenologischer Sichtweise wird der Arzt einen solchen Patienten noch ein Stück in diese Engung begleiten, gemeinsam mit ihm ausloten, wie schmerzlich diese Situation ist. Vom Arzt wird eher eine Haltung des »wir« gefordert als ein Denken »über«. Die amerikanische Familientherapeutin Lynn Hoffmann bezeichnet dies als »withness« im Gegensatz zum »aboutness« (Hoffmann 2007). Der phänomenologisch geschulte Arzt versucht, sich nicht zu schnell in die Rolle des Experten drängen zu lassen, auch wenn die Patienten das von ihm erwarten. Er hält auch den gemeinsamen Schmerz einer einengenden Situation aus, da er gelernt und geübt hat, das eigene leibliche Spüren zu reflektieren.

Es erfordert viel Gespür, eine solche gemeinsame Situation auszuhalten. Wir müssen die gewohnte Position des Experten verlassen und die eines »reflektierenden Praktikers« einnehmen. Nutzbar gemacht werden soll die »einverleibte Erfahrung« vieler Berufsjahre. Grundlegend beschrieben ist dieses Denken vor vielen Jahrzehnten vom Soziologen Donald Schön (Schön 1982).

Leibliches Spüren findet in einer Situation statt, die räumlich erlebt wird. Auch hier kann es hilfreich sein, die Perspektive zu wechseln: wir sind es gewohnt, die Zukunft vor uns zu sehen, dabei können wir nur das sehen, was uns bekannt ist – also die subjektive Gegenwart und die Vergangenheit. Wenn wir

Patienten bitten, sich eine Situation genau vorzustellen und zu beschreiben, wer an welchem Platz zu finden ist, dann wird der Raum vor ihnen schnell mit Menschen bevölkert, die in der Vergangenheit eine wichtige Rolle gespielt haben. Auch bereits verstorbene Menschen können dort den Weg in eine neue Zukunft versperren. Der Niederländer Lucas Derks hat mit seinem Konzept des »Sozialen Panoramas« gezeigt, dass es möglich ist, die »Menschen in meiner Welt« neu zu sortieren und Menschen zu helfen, sich neue Freiräume zu schaffen (Derks 2000) (▶ Kap. 3).

In diesem Zusammenhang wird auch der von Hartmut Rosa definierte Resonanz-Begriff fruchtbar (Rosa 2016). Er erinnert daran, dass wir immer erst »Person in unserer Beziehung zur Welt« sind und dass wir uns hüten sollen, zu schnell den Blick von dieser ganzheitlichen Situation hin zum Einzelnen zu verengen. Das »chaotisch Mannigfaltige einer Situation« – wie Schmitz es nennt – bedeutet für Rosa erst mal die prinzipielle Unverfügbarkeit der Welt (Rosa 2018). In der modernen Welt sind wir es gewohnt, uns diese zugänglich und verfügbar zu machen – in immer schnellerem Tempo. Es ist wie auf einer Rolltreppe, die nach unten geht: Wer nach oben will, muss immer schneller laufen; stehen bleiben bedeutet Rückschritt. Nicht überraschend sind »Burn-out« und Erschöpfung die Symptome vieler Menschen, die versuchen, sich die Welt verfügbar zu machen. Patienten erwarten von ihren Ärzten, dass sie ihnen helfen, etwas Ordnung ins Chaos zu bringen, Diagnosen zu stellen und Ratschläge für eine Lösung von Problemen zu geben. Ja, das sollen wir auch tun, aber: Resonanzräume, in denen Vertrauen aufgebaut werden kann, entstehen besser, wenn wir erst mal neugierig und so nah am Menschen wie möglich sind.

10.6 Kommunikationsstrategien

Alle diese Aspekte sollten von einer modernen Kommunikationstheorie berücksichtigt werden. Sollten Hausärzte sich nun aus allen Theorien die Rosinen rauspicken? Aus Rosinen allein lässt sich nun mal kein Kuchen backen, mag mancher sagen. Woher also die Rezeptur gewinnen? Es muss ein neuer Kuchen gebacken werden. Besinnen wir uns auf das Ziel der Allgemeinmedizin. Wir wollen beitragen, unseren kranken Patienten ein gutes Leben zu ermöglichen. Dazu ist evidenzbasiertes Sachwissen erforderlich und die Fähigkeit, eine langfristig angelegte Beziehung zum Patienten herzustellen, um auf der Basis dieser Beziehung seine Selbstheilungskräfte zu entwickeln und zu neuen Lösungen zu kommen. Die Zutaten einer Rezeptur müssen entsprechend dieses Ziels bestimmt werden. Diese Zutaten müssen sich in der Praxis und Forschung bewährt haben (Roter et al.1998, Zulmann 2020). Das trifft auf die im Folgenden genannten Interventionen zu. Dabei versuchen die Autoren Begrifflichkeiten der verschiedenen Denktraditionen zu klären und Gemeinsames zu benennen.

10.6.1 Haltungen

Die von uns empfohlenen Kommunikationsstrategien implizieren bestimmte Haltungen, die zum Teil als *ethische* Grundsätze, wie denen des Nichtschadenswollens, oder neuere Grundsätze, wie denen des Respekts und der Partizipation, oder entsprechend des Zeitgeistes als Kompetenzen von Ärzten definiert sind:

- Nicht-schaden-wollen, das Wohlergehen der Patienten an erste Stelle setzen
- Respekt und Wertneutralität (Gelöbnis des Weltärztebundes),
- Verstehen wollen,
- Selbstreflexion, um eine kooperative, hilfreiche Beziehung zu gestalten,
- Ressourcenorientierung,
- und Partizipation.

Alle diese benannten Haltungen sind nach unserer Auffassung die Grundlagen einer gelingenden Kommunikation. Die *Gesprächstechniken sind die handwerklichen Werkzeuge*, die hilfreich sind, um diese Haltungen wirksam werden zu lassen.

All diese Haltungen haben aber zur Voraussetzung, dass überhaupt ein Setting existiert, das Einschwingen auf den Patienten möglich macht. Aus unserer Erfahrung gehört zu diesem Setting, dass jeder Hausarzt in seiner Praxis ein durch Telefonate oder Intervention des Teams ungestörte Begegnung mit seinem Patienten erleben kann, und dass in jeder Praxis, auch wenn mehrere Ärzte selbst im Schichtdienst an der Versorgungsgestaltung beteiligt sind, eine personale Zuordnung zwischen Arzt und Patient gewährleistet ist. Ein jeder muss wissen, welcher Patient durch welchen Arzt betreut wird. Das ist die Regel. In der Notfallversorgung gelten Ausnahmen[38].

10.6.2 Verbale und gestische Interventionen

Kommunikationsstrategien schließen verbale und gestische Interventionen ein, die im Folgenden auch mit Formulierungshilfen beschrieben werden. Unterstrichen sei an dieser Stelle, dass die *körperliche Untersuchung* wesentlich dazu beiträgt, Vertrauen und Sicherheit in der Patient-Arzt-Beziehung zu schaffen.

1. Ungeteilte Aufmerksamkeit

»Prepare the visit!« ist die erste Intervention, die im Journal der amerikanischen medizinischen Gesellschaft unlängst vorgeschlagen wurde (Zulmann 2020). Ken-

---

[38] Manche Leser werden überlegen, wie dieses Problem der Zuordnung gelöst werden kann, wenn Weiterbildungsassistentinnen und -assistenten in der Praxis beschäftigt sind. Viele Patienten fühlen sich durch den Auftrag geehrt, die Weiterbildung guter Hausärzte zu unterstützen und gehen bereitwillig darauf ein, sich für die ÄIW zu entscheiden.

nen Sie den Patienten und haben Sie eine Vorstellung, welche Ziele Sie bezüglich dieses Patienten verfolgen wollen? Fokussieren Sie sich auf die anstehende Begegnung! Ein Moment des Innehaltens z. B. durch einige bewusste Atemzüge ist dafür hilfreich. Sind beiläufige Unterbrechungen von außen in Ihrem Praxisalltag ausgeschlossen? Ein kurzer Small-talk zu Beginn kann für den Patienten hilfreich sein, den Übertritt aus seinem Alltag in die Gesprächssituation mit dem Arzt zu erleichtern.

2. Das Zuhören ohne Unterbrechung, nicht werten und nicht Partei ergreifen

Hierzu gehört, dass Ärzte durch zustimmende Signale die Erzählung des Patienten unterstützen wie: »Hm, hm, ja, ja!«, nicken und eine zugewandte Körperhaltung einnehmen. Der Blick auf den Bildschirm signalisiert keine zuhörende Haltung. Dazu gehört das Unterstützen mittels offener Fragen, insbesondere der Frage nach dem »Seit wann?«. Offene Fragen beziehen sich weiterhin auf das »Wie«: »Können Sie mir die Schmerzen beschreiben?«, das »Wo«: »Wo sind die Beschwerden am schlimmsten?«, und den Verlauf von Beschwerden: »Wann sind die Beschwerden schlimmer, wann weniger schlimm?«. Dazu gehört ebenfalls, Gesprächspausen auszuhalten, also das Warten. Das fällt Ärzten besonders schwer. Ihnen sei das Sprichwort mitgegeben, das unterstreicht: »Wer viel redet, erfährt wenig.« Es wird nicht lange dauern, bis der Patient den Gesprächsfaden aufnimmt und aus seiner Sicht das unterstreicht, was ihm wichtig ist.

Wiederholen und Spiegeln sind anerkannte Techniken, um die Erzählung des Patienten zu unterstützen. Sie bedeuten, genau das zu wiederholen, was der Patient bereits gesagt hat. Der Arzt wiederholt, vergleichbar mit dem Gebrauch eines Textmarkers beim Lesen eines Textes, was ihm wichtig zu unterstreichen erscheint.

3. Die Sicht des Patienten auf das Problem erfragen und ihm gegenüber mitteilen

- Habe ich Sie richtig verstanden, dass...«
- »Woher meinen Sie, dass Ihre Probleme/Beschwerden herrühren?«

4. Gefühle wahrnehmen, wertschätzend benennen und klären

- »Ich sehe, dass Sie sehr traurig/ängstlich/ärgerlich/enttäuscht ...sind.«
- »Ich sehe, dass Sie sehr bedrückt sind«, »Ich nehme wahr, dass Sie ängstlich sind.«
- »Das stelle ich mir sehr belastend/anstrengend vor.«
- »Ich sehe, dass Sie viel Leid erlebt haben.«
- »Ich kann Ihre Kränkung nachvollziehen.«

- »Ich bin beeindruckt, wie differenziert Sie diese schwierige Situation schildern. Ich überlege, was Sie sonst noch alles tun, um die Situation zu entschärfen«

5. **Den psychosozialen und biografischen Kontext der Beschwerden zu klären – Zirkuläre Fragetechniken**

- »Was würde Ihr Vater, Ihre Mutter, Ihr Partner, Ihre Kinder, Ihre Arbeitskollegen zu Ihren Beschwerden sagen oder dazu, wie Sie diese beeinflussen können?«
- »Was macht Ihnen Spaß?«, »Warum dieses Tattoo?«

6. **Psychoedukation – das eigene, nicht-dualistische Krankheitsmodell erläutern**

»Aktueller Schmerz hängt oft auch mit früheren Schmerzerfahrungen zusammen. Schmerz wird nicht vergessen. Auch seelischer Schmerz hinterlässt Narben im Gehirn und verändert die Empfindlichkeit für Schmerzen. Sie sind möglicherweise verletzlicher als andere.«

7. **Ressourcenorientierte Fragen, loben und positive Bilder fördern**

- »Ich sehe, dass Sie viel Schweres bewältigt haben. Wie ist Ihnen das gelungen?«
- »Wann waren Sie einmal mutig?«
- »Erinnern Sie sich daran, wann Sie etwas Neues gelernt haben oder Neues einfach versucht haben?«
- »Was oder wer hat Ihnen dabei geholfen?«

8. **Feedback geben (Zusammenfassen) – dabei Anteilnahme bekunden, ggf. deuten und positiv umdeuten (Reframing)**

Zusammenfassungen sind während des ärztlichen Gesprächs immer wichtig, um sich zu versichern, mit dem Patienten die gleiche Sichtweise zu teilen. »Verstehe ich Sie richtig…?« Zusammenfassungen können Ihre Anteilnahme bekunden: »Ich sehe, dass Sie viel Schweres erlebt haben!« Wenn Sie diesen Schritt der Anerkennung des Leids des Patienten unterlassen und stattdessen gleich Änderungsvorschläge unterbreiten oder auf eine positive Sichtweise orientieren wollen, werden die meisten Patienten versuchen, ihr Leid zu verdeutlichen und ihre Klagen auszuweiten. Machen Sie also den zweiten Schritt nicht vor dem ersten!

Zusammenfassungen können auch bereits eine Deutung beinhalten. Solch eine Deutung des Verhaltens des Patienten kann auch eine positive Auslegung seines Verhaltens einschließen und sein bisheriges Verhalten in einem positiveren Licht erscheinen lassen (Reframing). »Sie setzen sich viel für andere ein, wann tun Sie auch mal etwas für sich?«, »Essen hat anscheinend die Funktion, dass Sie sich mit einer Gemeinschaft verbunden fühlen. Was würde passieren, wenn Sie das Essen einschränken würden?« Mit einer solchen Formulierung begeben Sie sich bereits auf das Feld der *paradoxen* Interventionen. Hierbei nehmen Sie die Haltung ein, dass das bisherige Verhalten des Patienten einen Sinn hatte, der seiner Stabilisierung dient und sein bisheriger Lösungsweg war. Sie unterstreichen diesen Sinn. Der Patient ist nun in der Position, Gründe zu benennen, die für Verhaltensänderung sprechen.

Versuchen Sie, in Ihren Zusammenfassungen immer eine Brücke zum Patienten zu schlagen und nicht zu weit nach vorne zu preschen. Dafür wurde der Begriff der »Passung« geprägt.

Konfrontieren

Nicht selten sollten wir Patienten Beobachtungen oder diagnostische Ergebnisse mitteilen, die diese vielleicht beschämen oder ihnen unangenehm sein könnten. Um das Unangenehme oder Peinliche auszusprechen, bieten sich distanzierende Gesprächstechniken an. Diese beinhalten, einem Dritten in den Mund zu legen, was der Patient erfahren sollte:

- »Nach allgemeiner wissenschaftlicher Erfahrung...«
- »Mein früherer Chef würde sagen, dass ...«
- »Anderen Patienten in Ihrer Situation habe ich gesagt, dass...«

9. Offenhalten der Diagnose

Nehmen Sie eine Haltung des »Sowohl ...als auch« ein. Dies ist besonders bei den funktionellen Körperbeschwerden wichtig, wenn Sie einem Dualismus »Psyche versus Soma« entgehen wollen. Halten Sie die Diagnose offen, um im weiteren Verlauf die Diagnose gemeinsam zu überprüfen. Hierbei ist selbstverständliche Voraussetzung, »red flags« zu beachten und gefährliche Verläufe auszuschließen. Hausärzten stehen auch R- und Z-Diagnosen im ICD-10 zur Verfügung, um Symptome zu kodieren.

10. Partizipative Entscheidungsfindung über die Ziele und den Weg dorthin

Ziele, die Patient und Hausarzt anstreben wollen, sollten gemeinsam erarbeitet, ärztlicherseits anerkannt und benannt werden. Die übergewichtige Diabetikerin könnte das gemeinsame Kaffeetrinken mit Frauen, die sich wie sie ehrenamtlich in der palliativen Versorgung engagieren, für wichtiger halten als einen leitliniengerechten HBa1c. Zur Klärung der Ziele, die Patienten am Herzen liegen, sind zukunftsorientierte Fragen hilfreich: »Was wäre, wenn...?«. In diesem Sinne funktioniert die Wunderfrage: »Was wäre, wenn durch ein Wunder eine Fee alle ihre Probleme über Nacht beseitigen würde, so dass morgen früh, wenn Sie aufwachen, alle Probleme beseitigt wären?« Hier kann auch die zirkuläre Fragetechnik eingebunden werden: »Woran würde Ihre Frauen/Ihre Kinder... merken, dass das Problem gelöst wäre?«

Erfragen Sie Ambivalenzen Ihres Patienten! »Was spricht dagegen, jetzt schon mit dem Rauchen aufzuhören?«

Minimieren Sie eher die Zielsetzungen Ihrer Patienten. Nicht selten stellen sie sich zu hohe Ziele, um es Ihnen recht zu machen und Ihnen zu gefallen und überschätzen sich dabei selbst.

11. Terminvereinbarung Beschwerde-unabhängig treffen

Mit der Aussage »Kommen Sie wieder, wenn Sie Beschwerden haben!« fokussieren Sie die Patienten auf die Beobachtung ihrer Beschwerden. Wir wissen, dass sich Beschwerden im Scheinwerferlicht der Aufmerksamkeit verstärken. Fokussieren Sie daher Ihre Patienten auf die eigene Selbstwirksamkeit. Wenn Sie einem Patienten nahelegen: »Kommen Sie in einer Woche wieder!«, wird er überlegen: »Ja, bis zum Dienstag kann ich vielleicht noch warten.« Möglicherweise wird er erkennen, welche Methoden des Selbstmanagements ausreichend sind, um sich bis zu diesem Dienstag hin zu stabilisieren. Er wird also eine positive Lernerfahrung machen.

Diese verbalen Interventionen erfordern *Praxisstrukturen*, die wir in Kapitel 11 schildern (▶ Kap. 11).

Welche *Techniken der verschiedenen Methoden* können zusätzlich von Hausärzten übernommen werden? Wir haben in Kapitel 2 zur Multimorbidität einige solcher Interventionen beschrieben (▶ Kap. 2).

11 Kompetenz zur Praxisführung

Wir haben bereits verschiedene Kompetenzen beschrieben, die für Hausärzte wünschenswert sind, um in einer komplexen Umwelt zu handeln. Zu diesen Kompetenzen gehört auch, einen Betrieb zu gestalten. Hierzu bedarf es betriebswirtschaftlichen Wissens, das hier nicht Gegenstand ist. Wir möchten in den folgenden Abschnitten darstellen, welche Strukturen in einer Hausarztpraxis nützlich sind, um alle Ressourcen des Teams zu entfalten und sich auf Wandel einstellen zu können. Derzeit werden in Deutschland verschiedene Modelle in nicht medizinischen Betrieben ausprobiert.[39] Wir haben uns für die ausführliche Darstellung des Modells der lernenden Organisation entschieden, weil einige Autoren im Umgang mit diesem Modell langjährige Erfahrung besitzen. Damit kann man sofort anfangen und trotzdem aufmerksam für Neues bleiben.

11.1 Die Praxis als lernende Organisation

Die im Folgenden geschilderten Erfahrung wurden in einer großen, städtischen Gemeinschaftspraxis im Süden Deutschlands mit sieben Ärztinnen und Ärzten und 13 MFAs gewonnen. Die Praxis ist an jedem Arbeitsplatz mit einem vernetzten Rechner ausgestattet. Die Ärztinnen und Ärzte haben folgende Zusatzbezeichnungen: Kardiologie, Pulmonologie, Geriatrie, Naturheilverfahren, Homöopathie, Psychotherapie. Bei einer Umfrage in unserer Praxis, was die Arbeit unangenehm mache, wurden folgende Hauptfaktoren genannt:

- Zeitdruck, Hektik, Stress für alle
- übervolles Wartezimmer und verärgerte Patienten
- Reibereien der MFAs untereinander
- Kompetenzgerangel unter allen Beteiligten
- Überstunden

---

39 Sie setzen auf Abbau der Hierarchien in betrieblichen Entscheidungsprozessen. Anstatt des Mehrheitsentscheids oder des Entscheids von oben herab wird betont, dass jeder Einwand berücksichtigt werden soll, wenn er denn gut begründet werden kann. Welche Möglichkeit findet den größten Konsens?

- Schlechtes Arbeitsklima: Die MFAs fühlten sich schlecht informiert, bevormundet und wussten nicht, wo sie in der Praxisorganisation stehen.

Offensichtlich trugen diese Symptome dazu bei, dass die Qualität der Patientenversorgung darunter litt. Als hauptsächliche Qualitätskiller konnten wir folgende Faktoren identifizieren:

- *Der Sägezahneffekt*
  Als Sägezahneffekt bezeichneten wir, dass sowohl die medizinischen Fachangestellten als auch Ärztinnen und Ärzte sich nicht einer Tätigkeit vollständig widmen konnten, sondern darin ständig unterbrochen wurden.
- *Die Summe der kleinen Zeiten als Zeitdiebin*
  Die Summe der kleinen Zeiten verursacht ein Zeitproblem. Wenn zum Beispiel bei 60 Patienten am Tag jeweils eine Minute mit Suche nach Hilfsmittel wie Verbänden vergeht, muss eine Stunde pro Tag mehr gearbeitet werden.
- *Die Schnittstellenproblematik*
  Wenn die Schnittstellen zwischen zwei Tätigkeiten nicht gut definiert sind, resultieren Störungen im Ablauf wie zum Beispiel zwischen Empfang und Behandlung. Typischerweise fallen dann solche Aussagen wie: »Ich dachte, die Kollegin hätte Ihnen schon das Rezept ausgedruckt.«

Das Team versprach sich von einer verbesserten Praxisorganisation den Abbau von Hektik und Stress durch einen reibungsloseren Ablauf, gute Zusammenarbeit und Verbesserung der Entscheidungskompetenz und Verantwortung bei jedem einzelnen. Für die Patienten wollten wir mehr Zuwendung und Qualität der medizinischen Leistungen erreichen und für alle ein besseres Arbeitsklima. Der Patient soll im Mittelpunkt stehen, und wir wollen ihm einen Vorteil bieten, der sich von anderen Praxen abhebt. Den MFAs und Ärzten wollten wir ein Umfeld schaffen, in dem sich jede und jeder entfalten und einen Beitrag zur Qualität und Patientenbindung leisten kann.

11.1.1 Lernende Organisationen

»Die meisten Leute… haben die Vorstellung im Kopf es gibt so etwas wie friktionsfreie Organisationsformen… alle Organisationen sind unvollkommen: alle produzieren Konflikte, Koordinationsaufwand, Informationsprobleme, zwischenmenschliche Reibungsflächen, Unklarheiten, Schnittstellen und alle Arten von sonstigen Schwierigkeiten. Man ist gut beraten, davon auszugehen, dass man daher nicht die Wahl zwischen guten und schlechten Organisationen hat, sondern nur zwischen mehr oder weniger schlechten. Alle Organisationen erfordern Kompromisse« (Malik 2006).

Dies vorausgesetzt haben wir uns für das Organisationsmodell einer »lernenden Organisation« entschieden (Senge 2011). Die Komplexität des heutigen Umfelds einer Praxis und die Komplexität der Vorgänge in einer Praxis sowie deren stetige Veränderungen erfordert von allen Beteiligten kluge, intelligente Entscheidungen und weitgehend selbständiges und selbstverantwortliches Handeln und die Bereitschaft, dazu zu lernen. Der Begriff der »lernenden Organisation« könnte so missverstanden werden, dass die Organisation lernt; in Wirklichkeit sind es selbstverständlich die Menschen in einer Organisation, die lernen können.

Um dieses Lernen bestmöglich zu unterstützen, braucht es eine Anzahl von Prinzipien oder Haltungen, von denen wir drei besonders herausstellen wollen (Kline und Saunders 1997):

- Vermitteln Sie jedem Einzelnen auf jeder Ebene selbstverantwortlich zu planen und zu arbeiten. Betrachten Sie Fehler als Sprungbrett zum kontinuierlichen Lernen!
- Seien Sie bereit, ständig alle Arten organisatorischer Systeme und Strukturen zu überarbeiten!
- Weil Lernen ein emotionaler Prozess ist, muss die Unternehmenskultur die Menschen auch emotional fördern.

11.1.2 Modell einer lernenden Organisation

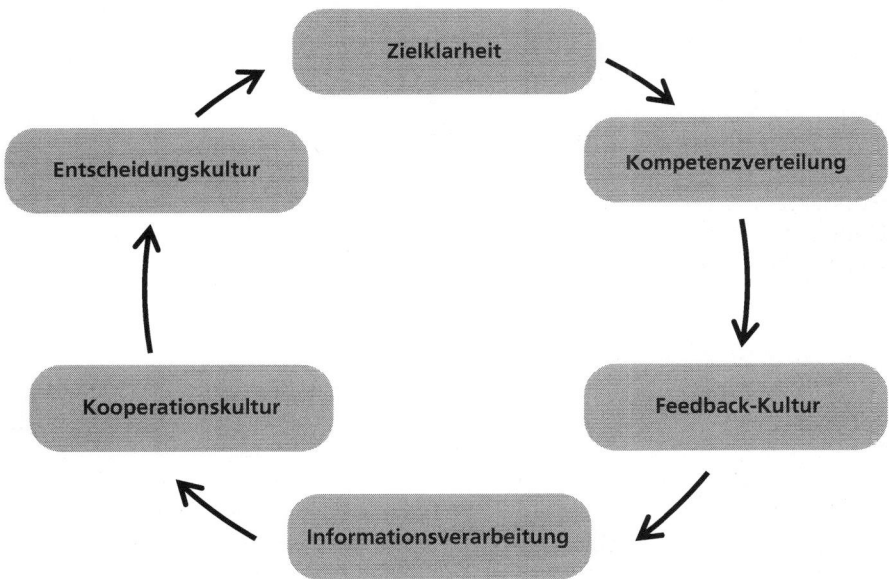

Abb. 11.1: Ziele einer lernenden Organisation

Beim Aufbau einer lernenden Organisation müssen zunächst die Ziele geklärt werden, die die Praxis gemeinsam verfolgt. Die gemeinsame Vision bündelt sich in einem Bild, das in der Lage ist, viele Personen intrinsisch zu motivieren und die gemeinsamen Ziele klar vor Augen zu führen. Der Nutzen der Zielklarheit besteht dann darin, dass jedes Mitglied der lernenden Organisation zu jedem Zeitpunkt selbst formulieren kann, wie seine Tätigkeit der gemeinsamen Zielerreichung nützt. Die Kräfte fokussieren sich auf diese Art auf das gemeinsame verabredete Ziel (▶ Abb. 11.1). Konkurrierende Ziele und Werte können ausgeschlossen werden, knappe Ressourcen sinnvoll eingesetzt werden.

Die Praxis des Autors formulierte nach gemeinsamer Diskussion das Ziel:

- Außergewöhnlich qualifizierte Praxis
- für Innere Medizin und Allgemeinmedizin und Naturheilverfahren,
- die den ganzen Menschen
- mit adäquaten Methoden der Schul-, Natur- und psychotherapeutischen Medizin behandelt,
- unter besonderer Betonung der Vorsorge und Prävention.

Kompetenzverteilung

Die Funktionen des *Ablaufs* der Organisation bilden sich dadurch heraus, wie Patienten die Praxis in Anspruch nehmen. Die Verteilung der Kompetenzen bezieht sich auf Ablauf-, Aufbauorganisation und Zusatzfunktionen: Telefon, Empfang, Sprechzimmer, Labor, Diagnostik und Therapie und Verwaltung und Management.

Unter *Zusatzfunktionen* verstanden wir:

- Materialbeschaffung
- Personalangelegenheiten
- Medizintechnik und deren Qualitätskontrolle
- EDV (Hard- und Software, Vernetzung, Website)
- Qualitätsmanagement (Abwicklung aller internen und externen Audits, Führung des Handbuchs), Hygiene
- Disease Management-Programme
- VERAH

Jede Position wird mit einer Verantwortlichen oder einem Verantwortlichen und für den Fall eines Ausfalls durch eine Stellvertreterin oder Stellvertreter besetzt. Der Vorteil liegt darin, dass jede Funktion vollverantwortlich zugeordnet ist. Und jede und jeder kann seine Kompetenz auf diesem Gebiet kontinuierlich verbessern. Das wiederum steigert die Arbeitszufriedenheit und Motivation deutlich. Angesichts der Komplexität der Hausarztpraxis und den teilweise raschen Veränderungen werden alle neuen Aufgaben und Funktionen schnell und sicher in das Organisationsmodell eingegliedert. Rotationen kann es in einem zeitlich festgelegten Rahmen geben.

Feedback-Kultur

Alle Informationen, die für die gemeinsame Zielerreichung notwendig sind, werden auf geeignete Art und Weise den Kolleginnen und Kollegen mündlich oder schriftlich proaktiv mitgeteilt. Falls Kritik notwendig ist, zielt sie auf die Sache oder den Vorgang, nicht auf eine Person. Fehler können passieren und sind Anlass zu Korrekturen und Verbesserungen. Dies wird ausführlich im nächsten Abschnitt ausgeführt. Feedback sollte nicht nur in regelmäßigen Teamsitzungen, sondern auch zwischendurch praktiziert werden (▶ Kap. 10.3).

Entscheidungskultur

Die Abläufe, wie Entscheidungen in der Praxis gefällt werden, und wer welche trifft, sind transparent. Das trägt zur Verflachung von Hierarchien bei, weil Entscheidungsbefugnisse in Richtung Kompetenzen modifiziert werden. Es kann festgelegt werden, wo (z. B. in Teamsitzungen) welche Entscheidungen getroffen werden, oder wer wieviel Geld ohne Rücksprache ausgeben darf. Die Verantwortlichkeiten sind klar geregelt. Auch wenn manche Praxis an einer Hierarchie unter den MFAs festhalten will (erste Kraft!), erübrigt das nicht die Festlegung von Verantwortlichkeiten und die Möglichkeit, dass jeder in der Praxis Änderungen beantragen und herbeiführen kann. Dazu muss der Informationsstand im Wesentlichen bei allen Mitgliedern der Praxis gleich sein. Dazu braucht es das Informationsmanagement.

Informationsmanagement

Alle notwendigen Informationen werden in der *Informations-Box* der Praxis dokumentiert. Ein gleicher Informationstand ist dadurch gewährleistet. Es handelt sich dabei um ein Tagebuch in der EDV der Praxis. Unter Angabe des Themas sowie des Datums werden alle relevanten Informationen von den und für die Mitarbeiterinnen und Mitarbeiter zentral zugänglich an allen Rechnern dokumentiert. Jede Mitarbeiterin und jeder Mitarbeiter kann die dort niedergelegten Kommentare zu jedem Zeitpunkt bearbeiten, kommentieren und beantworten und selbst wichtige Themen ansprechen. Ein großer Vorteil besteht darin, dass der Informationsfluss kontinuierlich auch zwischen den Teamsitzungen erfolgen kann. Vorteilhaft ist auch, dass Lösungen für Probleme zwischenzeitlich möglich sind. Gleichzeitig wird eine transparente Liste der zu erledigenden Themen für die Mitarbeiterkonferenz erstellt. Das Informationsmanagement bildet dabei eine »Fieberkurve« der Praxisatmosphäre ab und ist deshalb ein wichtiges Instrument für das Praxismanagement.

Selbstverständlich werden alle den einzelnen Patienten betreffenden medizinischen relevanten Daten in der Praxis-EDV dokumentiert. Neben dem EDV-gestützten Informationsmanagement spielen *regelmäßige Teamsitzungen* oder Team-Tage eine große Rolle.

Kooperationskultur

Es werden Regeln festgelegt, die das Kooperationsverhalten zum gegenseitigen Nutzen und Lernen beschreiben. Die Mitarbeiter unterstützen sich gegenseitig, und es wird ein offener Umgang mit Fehlern geübt. Wir wollen Fehler beheben, nicht die Personen durch Kritik entwerten. Dabei ist das Ziel eine Nullfehlerquote, Zuverlässigkeit und Zufriedenheit der Patienten. Das kann eine Organisation mit flachen Hierarchien und definierten Schnittstellenvereinbarungen leichter erreichen.

11.1.3 Ergebnisse

Die lernende Organisation ist kein Selbstzweck, sie soll die Qualität der medizinischen Leistung einer Praxis stetig verbessern. Gelingen kann das nur unter Bedingungen einer stabilen Organisation ohne Starrheit und Flexibilität ohne Laissez-faire. Unsere Erfahrung bei den jährlichen Umfragen unter Patienten zur Qualität der Praxis zeigte folgende Ergebnisse:

- die Freundlichkeit wurde verbessert, die gute Praxis-Atmosphäre wurde geschätzt,
- die Fähigkeit, umfassend Auskunft zu erteilen, und die Zuwendung und Anteilnahme durch MfAs und Ärzte nahmen zu,
- kürzere Wartezeiten, schnellere, unproblematischere Terminvergabe, Verbesserung der telefonischen Erreichbarkeit,
- die Patienten fühlen sich insgesamt besser informiert, die Informations-Qualität zu Diagnose und Therapie nahm zu.

»Gib Menschen die Möglichkeit, eine Leistung zu erbringen, und viele – nicht alle – werden ein bemerkenswertes Maß an Zufriedenheit erlangen« (Malik 2006). Unter diesen beiden Aspekten – mehr Qualität für die Patienten, mehr Zufriedenheit beim Personal – ist die Reorganisation einer Praxis unter dem Gesichtspunkt einer lernenden Organisation eine lohnenswerte Investition in die Zukunft

> Egal, welchem Organisationsmodel Sie folgen mögen, es sollte Hierarchien verflachen, damit jede Meinung aus dem Team als mögliche Hilfe für eine bessere Lösung verstanden werden kann. Wenn nur einer ausschließlich bestimmt, engen seine Lösungen möglicherweise das ganze Projekt ein, gefährden die Kontinuität und die Zusammenarbeit. Die Hausarztpraxis sollte institutionalisiert Zeiten der Besprechung festlegen und Regelungen besitzen, wie transparent informiert wird und wer in welchem Rahmen welche Kompetenzen besitzt.

11.2 Auch die medizinischen Fachangestellten praktizieren Beziehungsmedizin

Die MFAs tragen zum therapeutischen Prozess bei. Ihre Bedeutung liegt nicht nur darin, dass sie Teilaspekte im Case-Management übernehmen können und die Ärzte entlasten. Auch sie können die kooperative und vertrauensvolle Beziehung zum Patienten aufbauen und dabei andere Beziehungsübertragungen nutzen als Ärzte. Patienten sehen in ihnen eher eine gute Freundin, Fürsprecherin oder – um im Bild der Familie zu bleiben – die gute Schwester oder Patin; jedenfalls ist ihre Rolle nicht in dem Maße mit autoritären Assoziationen verknüpft wie die Rolle des Arztes. MFAs erfahren anderes von Patienten, besonders wenn patientenseitige Schamaffekte beteiligt sind. Sie sind auch die Blitzableiter negativer Emotionen von Patienten und müssen viel aushalten. MFAs sollten deshalb die Möglichkeit erhalten, sich in ihrer Kompetenz der Selbstbeobachtung und -reflexion fortzubilden und sich auszutauschen. Vergleichbar der Weiterbildung in psychosomatischer Grundversorgung für Ärzte wird mittlerweile von verschiedenen Institutionen (Institut für hausärztliche Fortbildung, Ärztekammer Westfalen-Lippe) eine beziehungsmedizinisch orientierte Fortbildung angeboten. Hausärzte sollten das unterstützen. Das gesamte Team wird profitieren. Darüber hinaus sollten sich Teamsitzungen oder Teamtage nicht nur mit strukturellen Fragen und Fehlermanagement beschäftigen, sondern auch Fallbesprechungen unter interaktionellen Gesichtspunkten institutionalisieren.

11.3 Kommunikation im Team – Feedback

Im Umgang mit allen an der Versorgung Beteiligten sollten Hausärzte mehr als bisher die Methode des Feedback-Gebens praktizieren können. Sie kann schnell erlernt werden und ist bereits heute wichtiger Bestandteil aller zur allgemeinen medizinischen Weiterbildung qualifizierenden Train the Trainer-Seminare.

Menschen brauchen Feedback, um eigenes Handeln zu überprüfen und zu verbessern. Feedback (nicht »fiesback«) muss konstruktiv sein, damit wir es für uns annehmen und umsetzen können. Feedbackmechanismen in der Praxis sind sehr mannigfaltig und können im Sinne eines Qualitätsmanagements dazu dienen, Praxisstrukturen und Leistungen zu verbessern. Hausärzte sollten sich daher über jedes Feedback freuen, ob sie es nun für gerechtfertigt halten oder nicht. Auch die Abrechnungsergebnisse spiegeln eine Praxisbilanz: »Was ist meine Arbeit wert?« Patientenzufriedenheit kann sowohl in Fallzahlen als auch in der direkten Rückmeldung gemessen werden. Feedback gibt das Gespräch mit Praxismitarbeitern oder die Bewertung bei JAMEDA oder die Rückmeldung erreichter Ziele in DMP-Auswertungen oder durch die eigne Praxissoftware.

Feedback ist ein wesentliches Element für einen gelungenen Lernprozess. Wir wollen es hier unter dem Gesichtspunkt betrachten, wie es zur Teamgestaltung und Mitarbeiterführung genutzt werden kann. Manche Hausärzte folgen dem Prinzip »Nicht geschimpft ist schon genug gelobt!«. Die meisten haben in ihrer Aus- und Weiterbildung diese Haltung genauso erlebt. Feedback geben muss also gelernt werden. Wir beschreiben das Feedback-Geben in einzelnen Schritten. Dieses schrittweise Vorgehen hat sich bewährt und kann für alle Situationen unabhängig davon, wer der Feedback-Nehmer ist, genutzt werden.

Damit Feedback angenommen werden kann, bedarf es eines Rahmens. Den Mangel förderlicher Rahmenbedingungen haben viele Hausärzte selbst leidvoll erlebt. Daher sollten wir heute solche Rahmenbedingungen sicherstellen, wenn wir unsererseits anderen konstruktives Feedback zu ihrer Leistung, ihrem Verhalten oder dem Ergebnis ihrer Arbeit geben wollen.

1. Zunächst sollte ein *Rahmen geschaffen werden*, der für beide Seiten möglichst verbindlich und angenehm ist. Das Mitarbeitergespräch wurde idealer Weise vorher vereinbart, damit sich beide Seiten darauf einstellen können. Wenn schnelles Feedback erforderlich ist, sollte zu Gesprächsbeginn das Einverständnis eingeholt werden, um sicherzustellen, dass der andere gerade für ein Feedback bereit ist: »Können wir beide uns mal eben zurückziehen und über … reden?«.
2. Das Feedback sollte *mit einer konkreten Beobachtung, einer konkreten Situation beginnen*, damit beide Seiten wissen, was das Thema ist. Entwertende Pauschalaussagen, wie: »Immer, wenn Du Patienten aufrufst, hast Du die Hände in den Taschen!« sollten vermieden werden. Besser: »Gerade, als Du Frau Müller aufgerufen hast, hattest Du die Hände in den Taschen. Ich habe den Eindruck gehabt, sie fühlt sich davon gestört. Es ist mir bei Dir häufiger aufgefallen. Ich meine, das kommt nicht so gut an. Achte doch bitte in Zukunft darauf.« Wann immer möglich, sollen auch positive Aspekte benannt und *Erhaltenswertes gewürdigt werden*: »Ich finde, Deine lockere Umgangsart kommt bei vielen Patienten gut an. Pass aber bitte auf, nicht alle Patienten können damit umgehen. Bei Frau Müller zum Beispiel…«. Man kann es gut einprägsam »Sandwichmethode« nennen: das, was verändert werden soll, wird zwischen anerkennende Äußerungen und positive Ausblicke gepackt.
3. Im nächsten Schritt sollte sich der Feedback-Geber beim Feedback-Nehmer vergewissern, ob das *Feedback angekommen* ist, und was er damit anfangen kann.
4. Anschließend sollte eine *allgemeine Regel* formuliert werden, die den Kern des Gesagten wiedergibt: »Wir versuchen, den Patienten den Besuch in der Praxis, der oft mit Angst besetzt ist, so locker und angenehm wie möglich zu gestalten. Wir sollten darauf achten, dass unser Verhalten nicht als respektlos fehlinterpretiert werden kann.«
5. Am Ende steht eine *Vereinbarung, wie Gelerntes gesichert* und festgehalten werden kann. In unserem Beispiel: »Bitte doch die Kollegin, die mit Dir am Tresen arbeitet, drauf zu achten, wie die Leute auf Deine Art reagieren, und Dir Feedback dazu zu geben. Bitte sie um ihren Eindruck, ob Du den passenden

Ton getroffen hast.« Es kann auch darauf hingewiesen werden, wie Wissen zu diesem Thema – unabhängig vom Wissen des Feedback-Gebers – in Leitlinien, Büchern usw. erweitert werden kann.

11.4 In einer komplexen Welt wird Kooperation zu einem zentralen Wert – Kooperation und Netzwerkorientierung

Anzuerkennen, dass unterschiedliche subjektive Wirklichkeiten existieren, wird umso wichtiger je komplexer die Welt wird, in der wir leben. Weisheit lässt sich nicht zentralistisch organisieren, sondern erfordert Koordination und Kooperation der jeweiligen Teilbereiche. Um Zusammenhänge zu verstehen, wird es wichtig, Kommunikation zwischen allen an der Versorgung Beteiligten anzuregen und voneinander zu lernen. Neben dem Managen der Übergänge zwischen den Sektoren hat dafür die Hausarztpraxis eine besondere Bedeutung. Das ist weit mehr als die immer wieder benannte Lotsenfunktion.

Die Übergänge zwischen stationärem und ambulantem Bereich bereiten Hausärzten häufig Bauchschmerzen, und wir können nur hoffen, dass die digitalen Möglichkeiten Kooperation verbessern. Auch im ambulanten Bereich verbessern Netzwerke zwischen den Kolleginnen und Kollegen gleicher Fachrichtung aber auch fachübergreifende Netzwerke die Versorgung und das Wohlgefühl der Ärzte. Im Ruhrgebiet z. B. existiert seit Jahrzehnten ein Ärztinnen-Netzwerk mit der Möglichkeit des fachlichen Austausches, zu betriebswirtschaftlicher Hilfe und Hilfe im Notfall z. B. in Krankheitsfällen; Beziehungsmedizin wird gepflegt in einem Qualitätszirkel, in dem ähnlich einer Balintgruppe eigene Fälle dargestellt werden und die subjektive Betroffenheit, Fachliches verschiedener Gebiete und Überlegungen zum Interaktionsverhalten und zu Praxisregeln zur Sprache kommen. Die guten Beziehungen der Ärztinnen untereinander werden gepflegt: wir reisen zusammen, besichtigen wichtige Institutionen der Versorgung und haben dabei vor allen Dingen viel Freude und Spaß miteinander. Junge und ältere Kolleginnen lernen sich kennen und respektieren: Das hat junge Kollegin beflügelt, sich mehr zuzutrauen und Verantwortung an der Universität, in der Weiterbildung und in der Berufspolitik zu übernehmen oder sich den Weg in die Selbstständigkeit zuzutrauen.

Netzwerke mit anderen Fachärzten und mit anderen Berufsgruppen, besonders mit Krankenpflegern, Psychotherapeuten, Physiotherapeuten, Ergotherapeuten und Sozialarbeiten sind für die Hausarztpraxis unverzichtbar für eine umfassende und effektive Versorgung. Hausärztliche Qualitätszirkel haben sich als Ausgangspunkt für die Entwicklung solcher oft informeller, berufsübergreifender Netzwerke bewährt.[40]

Kooperation mit der Kommune, den kommunalen Gesundheitsorganisationen und den Angeboten der Zivilgesellschaft gehört auch dazu. Die Hausarztpraxis sollte über Wissen über die »Runden Tische gegen häusliche Gewalt« verfügen, die Angebote der Selbsthilfegruppen kennen und die vielfältigen Angebote der Zivilgesellschaft in ihrem Quartier. Zusammenarbeit mit Schulen und Kindergärten im Quartier bieten sich ebenso an.

11.5 Gemeinwohlorientierung als Teil des Qualitätsmanagements

Eine Hausarztpraxis ist auch ein Wirtschaftsmodell – wie stark die ökonomischen Zwänge und Einflüsse sind, hängt nicht nur vom Eigentümer ab. Wem ist die Organisationsform verpflichtet? Diese Frage stellen sich immer mehr Unternehmer auch außerhalb des Gesundheitswesens. Sie fordern, dass sich wirtschaftliches Handeln am Gemeinwohl orientieren soll. Seit 2010 breitet sich die Gemeinwohlökonomie-Bewegung in 30 Staaten der Welt aus. Es wurde ein Instrument entwickelt, um eine Gemeinwohl-Bilanz zu erstellen. Dabei wird mit einem Punktesystem beurteilt, wie die Bereiche Menschenwürde, Solidarität und Gerechtigkeit, ökologische Nachhaltigkeit und Transparenz und Mitentscheidung berücksichtigt werden. Entsprechend dieser Werte werden auch die Zulieferer, Eigentümer, Mitarbeiter, Patienten und die Gesellschaft beurteilt.

Bisher hat noch keine allgemeinmedizinische Praxis sich konkret die Arbeit gemacht, für das eigene Unternehmen eine solche Bilanz zu erstellen. Erste Hilfe dazu gibt es auf der Website der Bewegung (www.ecogood.org/de/) und bei den vielen Regionalgruppen. Es geht nicht nur darum zu beurteilen, wie in der eigenen Praxis Mitarbeiterrechte gewahrt werden oder wie ökologisch eingekauft und konsumiert wird.

Einer der entscheidenden Bereiche ist das Verhältnis zur Pharmaindustrie. Medikamente sind zur Therapie in der Allgemeinmedizin wichtig. Dazu gehört, dass Patienten und Ärzte umfassend über eine medikamentöse Therapie informiert sind. Wie informieren sich Patienten, Mitarbeiter und Ärzte über den Pharmamarkt? Sind im Wartezimmer Zeitschriften verfügbar, die unabhängig vom Hersteller über Medikamente informieren? Sorgen Ärzte dafür, dass sie sich frei von Werbung fortbilden? Treffen sie eine bewusste Entscheidung, ob sie die knappe Zeit in der Praxis auch noch für Verkaufsgespräche mit Industrievertretern verausgaben wollen?

Für Patienten wäre es gut zu wissen, wie sich der eigene Arzt in diesen Fragen positioniert. In den USA sind seit 2010 alle Pharmafirmen per Gesetzt dazu verpflichtet, offen zu legen, welchen Ärzten sie finanzielle Zuwendungen geben

---

40 Institutionalisierte Ärztenetze existieren seit Jahren mit unterschiedlicher Zielsetzung und Wirksamkeit.

(Physician Payment Sunshine Act). In den Niederlanden gibt es seit 2013 eine Verpflichtung, dass alle Zahlungen an Ärzte, die 500 Euro übersteigen, transparent gemacht werden. In Deutschland gibt es dazu lediglich eine freiwillige Verpflichtung. Bisher ist aber nur jeder fünfte Arzt bereit, solche Zahlungen offen zu legen. Dieses Transparenzversprechen bezeichnet das Handelsblatt in einem Beitrag vom 21.1.2020 als Schwindel und fragt, warum die Geldzuwendungen nicht einfach an die Bedingung geknüpft werden, dass Empfänger der namentlichen Nennung zustimmen. Es geht um viel Geld. 2018 pumpten die Hersteller 640 Millionen Euro als Werbung in die Medizinbranche, allein 413 Millionen für umstrittene Anwendungsbeobachtungen. Für Patienten wäre anschaulich, wenn im Wartezimmer darüber informiert wird, dass alle Ärzte der Praxis Mitglied bei MEZIS (www.mezis.de) sind, sich industrieunabhängig fortbilden – und ihr »Essen eben selbst bezahlen«.

12 Die Allgemeinmedizin der Zukunft

Wird es die Hausarztpraxis in Zukunft noch geben? Unsere Antwort, die auch in den Zukunftspositionen der DEGAM enthalten ist: Sie wird sich nur dann gesichert etablieren, wenn sie *Beziehungsmedizin und Kooperation* in den Mittelpunkt stellt. Die Formen sind zweitrangig: die persönlich geführte Einzelpraxis, die Gemeinschaftspraxis mit oder ohne angestellte Ärzte oder Medizinische Versorgungszentren, die gleichzeitig auch Platz für Organspezialisten bieten, oder allgemeinmedizinische Versorgungszentren mit multiprofessionellen Teams.

Die Pandemie COVID-19 hat unseren Blick auf die medizinische Versorgung verändert. In der Wirklichkeit der Zahlen über Infektionen- und Sterberaten wurde fassbar, dass die medizinische Versorgung nicht dem Markt und Investoren überlassen werden kann, die den Gewinn an erste Stelle setzen. In diesem Fall werden die Verletzlichen und Menschen in Armut umfassend benachteiligt und Prävention vernachlässigt. Die Gesundheitsämter waren nicht ausreichend vorbereitet, Altenpflegerinnen und -pfleger fehlten, die Bevorratung von Schutzausrüstungen besonders für den primärmedizinischen Versorgungsbereich war mangelhaft, die öffentliche Gesundheitssektor war unzureichend personell und technisch ausgestattet, der primärmedizinische Versorgungsbereich wurde nicht in seiner Bedeutung ausreichend gesehen. Begünstigt wurde das in Deutschland, weil kulturell und wirtschaftlich die spezialisierte Versorgung durch Krankenhäuser und Gebietsärzte gefördert wurde. Bestätigt wurde, wie wichtig ein kostenloser Zugang zur gesundheitlichen Versorgung ist für alle.

Die Pandemie zeigt unsere umfassende Abhängigkeit voneinander. Sie zeigte auch, dass in unserer Gesellschaft in der Mehrheit ein Bedürfnis nach Gerechtigkeit, Solidarität und Mitgefühl eine große gesellschaftliche Basis hat.

Ein gesellschaftliches Umdenken war bereits vor der Pandemie in allen gesellschaftlichen Bereichen spürbar, aber es war und ist auch jetzt nicht sicher, dass der sicher kommende Wandel auch positiv für die meisten sein wird, und das *Wohlergehen der Patienten* an erste Stelle gesetzt wird. Es zeigte sich als veränderungsbedürftig, dass das Bezahlungssystem der Krankenhäuser keine Bereitstellung von Ressourcen für den Notfall honoriert und die Lobby der Pharmaindustrie zu viel Macht besitzt, als dass ihnen präventive Versorgung überlassen werden kann. Der ambulante Bereich – beginnend mit den spezialisierten Praxen der Gebietsärzte – wurde vor der Pandemie für Investoren geöffnet. Die Erzielung von ökonomischen Gewinnen kann leicht die ethische Verantwortung gegenüber der einzelnen Person und ihrer Familie ersetzen. Die bisherigen Erfahrungen mit der Pandemie zeigen: Das Prinzip des Gemeinwohls muss in einem Sektor wie dem Gesundheitswesen die Ökonomie und nicht nur die Ethik der einzelnen in der Versorgung Tätigen prägen. Eine rückwärtsgewandte Richtung, die auf die Macht einer Profession wie die der Ärzte setzt, wird keine Lösungen entwickeln.

Die Pandemie hat bestätigt,

- dass ein kostenloser Zugang zur Gesundheitsversorgung für alle das Leben aller retten kann und ein historisch gewachsenes Gut in Deutschland ist, das nicht nur für Deutschland sinnvoll ist. Neben der
- Gemeinwohlorientierung als ökonomischem Prinzip der Gesundheitsversorgung wurde in der Pandemie deutlich, dass
- Kooperation aller Beteiligten,
- Aufwertung der primärmedizinischen Versorgung und Aufwertung aller an der Versorgung beteiligten Berufe,
- Flexibilität der Versorgung durch Regionalisierung und Nutzung der Zivilgesellschaft auf Ebene der Kommunen wirksam ist.[41]
- Digitalisierung hat einen enormen Schub auch in der Gesundheitsversorgung und in der Aus- und Weiterbildung medizinischer Berufe bekommen. Digitalisierung kann so oder so genutzt werden: um Zeit und Raum zu schaffen für eine reflektierende, ärztliche Praxis oder für Fragmentierung ärztlicher Tätigkeit und ihren vermeintlichen Ersatz.

Die Erfahrungen in der Pandemie haben besonders unterstrichen, wie wichtig Beziehungen sind – auch die Patient-Arzt-Beziehung und die Beziehung zum gesamten Team der Hausarztpraxis.

Die hier vorgestellten Thesen, in welche Richtung sich die Hausarztpraxis der Zukunft entwickeln sollte, sind vor der Pandemie COVID-19 entstanden. Sie können auch im Hinblick auf die Erkenntnisse der Pandemie Bestand haben.

Die Hausarztpraxis der Zukunft stellt die Patient-Team-Beziehung in den Mittelpunkt und macht sie zum organisierenden Prinzip der Primärversorgung

Die Hausarztpraxis der Zukunft sollte auf jeden Fall die guten Seiten der jetzigen Hausarztpraxis bewahren. Patienten treffen dort auf eine Ärztin oder einen Arzt, der oder die auf persönliche Fragen persönliche Antworten geben kann. Die Hausarztpraxis der Zukunft wird das machen, was eine Hausarztpraxis besser als alle anderen kann:

- Zusammenhänge erkennen da, wo andere Einzelnes wichtig finden,

---

41 Durch eine Untersuchung der Sterblichkeitsraten nach Landkreisen – veröffentlicht im Deutschen Ärzteblatt (Rau 2020) – wird auch die Bedeutung der Kommunen zur Verbesserung der Lebensqualität der Menschen in Deutschland unterstrichen. Ein Hinweis an die Politik, Kommunen auch unter gesundheitlichen Gesichtspunkten mehr finanziell zu unterstützen.

- denen, die es am meisten nötig haben, einen leichten Zugang zur Versorgung und Prävention schaffen,
- eine langanhaltende Beziehung anbieten, Beziehungen der Patienten und ihre Selbstheilungskräfte stärken,
- auf komplexe Fragen passend komplexe Antworten finden
- Fragen nachgehen wie: Passt das in die Lebensgeschichte? Warum jetzt, warum gerade hier, warum gerade so?
- das leibliche Spüren fördern,
- Kooperation managen.

Ärztemangel dient manchen als Argument dafür, dass Hausärzte nicht noch Zeit für eine Beziehungsmedizin aufwenden könnten. Stattdessen sollten sie sich nur um die »wirklich Kranken« kümmern, die durch darauf trainierte Personen herausgefiltert werden – ein Szenario, das Angst macht. »When the disease, rather than the doctor-patient relationship, becomes the organising principle of primary care, medicine as a whole will be drained of the practice of its human dimension«, schreibt der schwedische Allgemeinmediziner Rudebeck (Rudebeck 2019). Dabei ist der Hausärztemangel auch Folge davon, dass Primärärzte in Deutschland für den einzelnen Patientenkontakt zu wenig Zeit haben, und deshalb enttäuschte und unzufriedene Patienten wiederholt den Arzt aufsuchen oder Doktorhopping betreiben und von allen Beteiligten in die Ausweitung diagnostischer Leistung ausgewichen wird. Das System selbst generiert seinen Zeitmangel. Fragmentierung der hausärztlichen Aufgaben und ihre Delegation an andere Berufsgruppen ist eine derzeitige Gefahr. Wir sollten derzeit darauf achten, dass allen Patienten der Zugang zu einem Hausarzt ihres Vertrauens nicht verwehrt wird.

Hoffnung macht vieles, zum Beispiel die Ausrichtung der DEGAM in ihren Zukunftspositionen und die fest in die Weiterbildung zum Allgemeinmediziner integrierte Psychosomatische Grundversorgung. Eine Entleerung hausärztlicher Tätigkeit von seiner Beziehungsdimension wird die Attraktivität des Berufs schmälern.

Die Hausarztpraxis der Zukunft respektiert die Wünsche nach Work-Life-Balance und trägt der Selbstfürsorge Rechnung

Politische Rahmenbedingungen haben nicht nur dazu geführt, dass neue Finanzgeber Versorgungsstrukturen beeinflussen. Auch Hausärzte haben sich Praxen dort ausgesucht, wo sie mit ihren Familien leben wollen und nicht dort, wo der Bedarf am größten ist. Medizinstudenten haben sich einfachere Spezialisierungen ausgesucht als die hochkomplexe Weiterbildung zum Allgemeinmediziner. Wer wirklich Landarzt aus Familientradition her werden will, schafft vielleicht nicht die Hürde der Zulassung zum Studium. Nicht nur die Wahl des Niederlassungsortes, auch die Arbeitszeiten nähern sich dem Bedürfnis der Familie der Ärztin oder des Arztes an. Kreative Lösungen werden gefordert, die beides miteinander versöhnen: sowohl den Nutzern gerecht werden, die möglichst einen Service 24 Stunden an sieben Tagen der Woche haben möchten, als auch den professionell

Tätigen, die ein berechtigtes Interesse an geregelten Arbeitszeiten haben. Es wird einen kreativen Mix aus digitalen Angeboten, telefonischer Beratung, sinnvoller Delegation an andere Berufsgruppen und regional kooperierenden Netzwerke geben müssen.

Die Hausarztpraxis der Zukunft ist eine Teampraxis und ist Netzwerkorientiert

Die Hausarztpraxis ist eine Teampraxis, ausgestattet mit medizinischer, pflegerischer, sozialer Kompetenz. Die Einzelpraxis wird schon heute durch Gemeinschaftspraxen aus guten Gründen abgelöst. Gegenwärtig scheuen Ärzte, insbesondere die Frauen, den Weg in eine selbstständig geprägte Niederlassung und bevorzugen aus Gründen der Work-Life-Balance die Anstellung. Dies ist nichts Verwerfliches. Jedoch sollte auch in Praxen mit vielen Ärzten eine Zuordnung zwischen Arzt und seinem jeweiligen Patienten gewährleistet sein, so dass eine personale, langfristig angelegte Beziehung aufgebaut werden kann und die Organisation der Praxisabläufe dem nicht im Wege steht.

Zum Team gehören jetzt schon die medizinischen Fachangestellten. Um das *Potenzial der medizinischen Fachangestellten* für die Versorgung zu nutzen, müssen Top-down-Regulationen abgebaut werden. Die Hausarztpraxis der Zukunft wird *weitere Berufsgruppen integrieren* wie zum Beispiel Psychotherapeuten, Physiotherapeuten, Sozialarbeiter und Personen mit pflegerischer Kompetenz – als Netzwerk an verschiedenen Orten, noch besser *an einem Versorgungsort* konzentriert. Die Hausarztpraxis arbeitet primärmedizinisch. Die Vielfalt des therapeutischen Versorgungsangebots wird sich auch in der Vielfalt der dort eigenständig tätigen Personen mit unterschiedlichen Berufen zeigen. Die Hausarztpraxis hat den Bezug zum städtischen Quartier und im ländlichen Bereich zum Dorf und ist häufig der erste Ort, den Patienten mit all ihren Problemen aufsuchen. Sozialarbeiter werden benötigt, um den sozialen Aspekt von Krankheit und ihrer Bewältigung gerechter zu werden und für die Patienten Hilfen zugänglicher zu machen.

Der Weg der Integration verschiedener Berufsgruppen wurde schon mit der Qualifizierung von MFAs und der gesonderten Bezahlung ihrer Hausbesuche beschritten. Kooperation mit Pflegediensten existiert bereits heute in vielen Praxen. Vorstellbar ist, dass Sozialpädagogen neben der individuellen Beratung psychoedukative Gruppen anbieten wie dies schon heute in Hausarztpraxen mit Diabetes-Schwerpunkt oder mit Ernährungsmedizin geschieht. Mit der Förderung der Gruppentherapie in der Weiterbildung von Psychotherapeuten werden auch psychotherapeutische Gruppen zur Krankheitsverarbeitung denkbar, die sich besser in enger Kooperation mit hausärztlichen und auch zu gebietsärztlichen Praxen etablieren können. Nicht alles muss durch Ärzte delegiert und verordnet werden. Wenn Gelenke oder Muskeln schmerzen und diese Beschwerden bisher gut durch physiotherapeutische Behandlungen gelindert werden konnten, wird der Patient zukünftig seinen Physiotherapeuten auch ohne Überweisung aufsuchen können. All das wird auch die Hausärzte entlasten.

Hausarztpraxen werden heute über die Honorare der dort tätigen Ärzte finanziert – diese arbeiten entweder selbstständig oder angestellt. Multiprofessionelle Teams lassen sich mit solchen professionsgebundenen Einkünften schwer finanzieren. Daran sind die Modellpraxen der 1970er Jahre, wie das Projekt Gropiusstadt, gescheitert. Eine neue, nicht arztzentrierte Finanzierung muss in neuen Modellen entwickelt werden. Wenn neue Finanziers im ambulanten Sektor auftreten, dann stellt sich die Frage, *wer die Zielsetzungen solch multiprofessisoneller Zentren bestimmen und lenken wird*. Wird das Wohl des Patienten an erster Stelle stehen? Wird der ungehinderte Zugang des Patienten zu einem Arzt seiner Wahl erhalten bleiben?

> Es existieren bereits Projekte seit zehn Jahren vor allem im Ausland: in Skandinavien, in den Niederlanden, in England, Australien oder Neuseeland. Sie werden in einem Gesundheitswesen mit ganz anderen Beziehungen zum Staat und anderen Versicherungssystemen umgesetzt. Wir wollen zwei Beispiele aus Deutschland und eine neuartige Organisation der primärmedizinischen Versorgung aus Österreich präsentieren.
>
> ### Gesundes Kinzigtal
>
> *Verhaltensprävention*
>
> »Das Gesunde Kinzigtal ist ein Netzwerk, ein Modell, ein Unternehmen, ein Forschungslabor: Gesundes Kinzigtal hat viele Facetten. Auf den Kern gebracht sind wir eine Art regionales Gesundheitsverbesserungsunternehmen. Wir haben uns 2005 aus einem Ärztenetz der Region und einer gesundheitswissenschaftlich inspirierten Managementgesellschaft aus Hamburg gegründet, die indirekt aus dem Universitätskrankenhaus Eppendorf entstanden ist. Das Ziel dieser Gemeinschaftsgründung: die Gesundheitsversorgung im Kinzigtal optimieren.« So präsentiert sich die Initiative auf ihrer Website (https://www.gesundes-kinzigtal.de). Es ist ein gelungenes Experiment der »Integrierten Versorgung«.
>
> Im Kinzigtal im nördlichen Schwarzwald leben über 70.000 Menschen. Bereits seit 1993 hat sich ein Netzwerk von Hausärzten, Fachärzten auch aus den Krankenhäusern und Psychotherapeuten gebildet mit dem Ziel, die Gesundheitssituation der Bevölkerung zu verbessern. Die Hälfte der im Tal ansässigen Hausärzte sind heute dem Netzwerk angeschlossen. Finanziert wird das Angebot im Rahmen der »Integrierten Versorgung« über einige große Krankenkassen. Es gibt viele Beratungsangebote und Unterstützung zur Selbsthilfe. Es werden Kurse angeboten, die auch verschrieben werden können und die es Patienten leichter machen, das eigene Verhalten zu ändern. Die Hausarztpraxen sind ein aktiver Teil dieser Netzwerkarbeit.

Hamburg Stadtteil Veddel

Verhältnisprävention

»Die Poliklinik Veddel ist ein soziales Stadtteil-Gesundheitszentrum. Hier gibt es eine Allgemeinarztpraxis, eine Sozial- und Gesundheitsberatung und eine psychologische Beratung. Durch eine kontinuierliche Gemeinwesenarbeit in Form von Präventionsprojekten versuchen wir, Gesundheitsproblemen auch kollektiv zu begegnen. Wir fragen nach gesundheitlicher Chancengleichheit, Lebensbedingungen und Lebenserwartung, denn Gesundheit und Krankheit sind auch durch politische Kräfteverhältnisse bestimmt.«

So präsentiert sich die Poliklinik Veddel auf ihrer Website (www.poliklinik1.org). Die Poliklinik sieht sich in der Tradition der Polikliniken in der DDR und ist heute Teil eines Netzwerkes mit Initiativen auch in Berlin, Dresden und Leipzig (https://www.poliklinik-syndikat.org). Die Gründer des Netzwerks haben in Hamburg bewusst die Poliklinik in einen Stadtteil gelegt, in dem viele Menschen leben, die aus vielerlei Gründen benachteiligt sind und somit auch einem höheren Risiko ausgesetzt sind, krank zu werden. Chronisch kranke Menschen zu behandeln bedeutet für die dort Arbeitenden auch, präventiv zu arbeiten. Für sie ist Prävention aber eher »Verhältnisprävention«. Die Poliklinik bietet also nicht nur ein Beratungscafé an, sondern ist auch ein Ort, an dem sich lokale gesundheits-/politisch aktive Gruppen vernetzen können.

Primärmedizin in Österreich

»Hausärzte und Hausärztinnen sind die ersten Ansprechpartner für gesundheitliche Belange. In der teambasierten Primärversorgung erfährt diese Aufgabe nun eine Erweiterung durch die neue Primärversorgungseinheit (PVE). Dort arbeiten mehrere Hausärztinnen und Hausärzte mit anderen Gesundheits- und Sozialberufen eng zusammen, sei es in einem Zentrum oder in einem Ordinationsnetzwerk. Es wird dadurch eine umfassende, wohnortnahe Versorgung mit erweiterten Öffnungszeiten geboten. Teamarbeit und gemeinsame Patientenbetreuung wird großgeschrieben. Die Aufgaben der PVE reichen von der Akutversorgung bis hin zu Versorgung chronisch Kranker, sowie von psychosozialer Betreuung bis zu Gesundheit fördernden Maßnahmen und Prävention.« So präsentieren sich die über 70 geplanten primärmedizinischen Versorgungseinheiten in Österreich auf ihrer Website (www.sv-primaerversorgung.at). Seit dem Sommer 2017 soll ein neues Gesetz eine teamorientierte Primärversorgung fördern. In jeder PVE arbeitet eine Hausärztin oder Hausarzt, eine medizinische Fachangestellte und eine diplomierte Pflegefachkraft. Mit diesem Kernteam können viele andere Berufsgruppen wie Sozialarbeiter, Hebammen, Psychologen, Physiotherapeuten zusammenarbeiten. In der Vorbereitung einer neuen Einheit und in den ersten Folgejahren bezahlen die Krankenkassen auch eine Person, die Verwaltungsarbeiten übernimmt. Da das Medizinstudium kaum darauf vorbereitet, wie man eine Praxis wirtschaftlich führt, ist dieser Start sehr verlockend für medizinisches Fachpersonal, das sich voll und ganz auf die medizinische Arbeit konzentrieren will.

Zum Beispiel im Gesundheitszentrum Haslach in Oberösterreich (http://www.hausarztmedizinplus.at). Dort arbeiten drei Ärzte und eine Ärztin zusammen mit diplomierten Gesundheits- und Krankenpflegerinnen, einer Gesprächstherapeutin, Physio- und Ergotherapeuten und vielen anderen Berufsgruppen. Das erste primärmedizinische Versorgungszentrum wurde in Wien gegründet (https://www.medizinmariahilf.at).

Andere Beispiele sind in Niederösterreich in Böheimkirchen (https://www.pve-boe.at), in Oberösterreich in Marchtrenk (https://www.pvz-marchtrenk.at), in Enns (https://www.diehausaerzte.at) oder in Graz (https://www.medius.at). Allen Zentren ist gemeinsam, dass sie ein primärmedizinisches Angebot entwickeln und weniger ein primärärztliches. Die Einkünfte werden auch nicht nur über die Ärzte generiert, sondern im Vertrag mit der Sozialversicherung auch für andere Berufsgruppen.

Die Hausarztpraxis der Zukunft ist mit der Kommune und lokal mit den Angeboten der Zivilgesellschaft vernetzt

Ein allgemeinmedizinisches Versorgungszentrum oder eine Poliklinik ist gut mit dem kommunalen Angebot vernetzt. Die Hausärztin oder der Hausarzt ist den meisten Patienten über das Leben hinweg bekannt und die Hürde, diese in der Not aufzusuchen, ist niedrig. Die Angebote der Kommunen sind vielfältig, um die Not der Einsamkeit zu schmälern und Schutz der Schwächeren zu gewährleisten (Frauenhäuser, Runder Tisch, Selbsthilfegruppen, Volkshochschule, kirchliche und Angebote anderer Träger). Diese sollten der Hausarztpraxis schon heute bekannt und durch Infomaterial vermittelbar sein.

Die Hausarztpraxis der Zukunft nutzt die digitale Welt

Dadurch gelingt es, die Selbstwirksamkeit von Patienten zu stärken, Expertenwissen zu verbessern und die Vernetzung und Kommunikation zwischen den Versorgungssektoren, anderen Fachärzten und allen beteiligten Institutionen zu fördern und die eigne Qualität in Diagnostik und Therapie zu verbessern.

Die Hausarztpraxis der Zukunft sucht die Bindung zur Universität

Das tut sie, um die Aus- und Weiterbildung aller Ärzte zu verbessern. Sie engagiert sich für die medizinische *Forschung*, um sowohl die Themen, mit denen sich die Forschung beschäftigt, zu beeinflussen als auch um sich an qualitativer Versorgungsforschung zu beteiligen.

Die Hauarztpraxis der Zukunft ist am Gemeinwohl orientiert

Allgemeinmedizinische Zentren sind am Gemeinwohl orientiert, und sie können ihre Arbeit basierend auf den Kriterien der Gemeinwohl Ökonomie evaluieren – damit kann jede Praxis jetzt beginnen und ihr Qualitätsmanagement sinnvoll ergänzen.

Welche *institutionellen Formen* sich zukünftig entwickeln werden und wie man sie benennt, »hausärztliches Versorgungszentrum« zum Beispiel, ist sekundär. Wesentlich ist die Perspektive, ob Beziehungsmedizin, Teamorientierung, Netzwerkorientierung, Gemeinwohlorientierung und Kooperation mit der Hochschule sich in solchen Formen realisieren lassen.

> Der Hausarztberuf wird nicht von seiner Fragmentierung in Einzelaspekte, die dann auch andere übernehmen können, profitieren. Unser Beruf ist und bleibt attraktiv, weil er so komplex ist und seine Vielseitigkeit von jeder Ärztin oder jedem Arzt noch erweitert werden kann, weil das Nachdenken über sich selbst dazu gehört und einem allgemeinen menschlichen Bedürfnis nach Beziehung zum anderen Rechnung trägt.

Literatur

Abholz HH (2017) Der Mensch im Mittelpunkt? – Über den gesuchten Weg zwischen ärztlicher Expertise und EbM-Leitlinien. Z Allg Med 93: 445-449.
Aden I, Veit I, Huenges B (2016) Hausärztliche Behandlung von Patienten mit Angst und Depression. Ärztliche Psychotherpie 11: 186-191.
Adrion N, Hodek JM (2016) Die Effektivität und Effizienz der Disease-Management-Programme im deutschen Gesundheitswesen – wie aussagekräftig sind die bisherigen externen Evaluationsergebnisse gem. §137f Abs. 4 SGB V? Gesundh ökon Qual manag 21(06): 288-294.
Ainsworth MDS (1973) The development of infant-mother attachment. In: Caldwell, Riciutti (Hrsg.) Review of child development research. Chicago: University of Chicago Press. Bd.3: 1-94.
Ajana B (2017) Digital health and the biopolitics of the Quantified Self. Digit Health 3: 2055207616689509.
Alexander L, Halbach CM (2020) Masterarbeit Arzt-Patienten-Kommunikation: Diagnoseübermittlung und Therapieplanung bei Multipler Sklerose aus Patientensicht, Universität Bremen, Fachbereich Human- und Gesundheitswissenschaft. Letzter Zugriff am 11.2.2020.
Bahrs O, Bilanzierungsdialog GGW. 2011, 4: 7–15.
Baron KG, Abbott S, Jao N, Manalo N, Mullen R (2017) Orthosomnia: Are Some Patients Taking the Quantified Self Too Far? J Clin Sleep Med 13(2): 351-354.
Bateson G (2014) Ökologie des Geistes. 11.Aufl. Frankfurt am Main: suhrkamp Verlag.
Baum E, Donner-Banzhoff N, Maisel P (2017) DEGAM-Leitlinie Nr. 2. Müdigkeit. S3-Leitlinie AWMF-Register-Nr. 053-002.
Böhmer I (2013) Die Fähigkeit zur professionellen Beziehungsgestaltung ist eine Kernkompetenz allgemeinmedizinischer Expertise. Kommentar zur Diskussion um die Novellierung der Weiterbildungsordnung Allgemeinmedizin. Z Allg.Med 89(12): 522–525.
Borasio GD (2016). selbstbestimmt sterben. München, dtv Verlagsgesellschaft.
Böttinger E, Putlitz JZ (2019) Die Zukunft der Medizin: Disruptive Innovationen revolutionieren Medizin und Gesundheit. Berlin: MWV Medizinisch Wissenschaftliche Verlagsgesellschaft.
Brinker TJ, Hekler A, Enk AH, Klode J, Hauschild A, Berking C, Schilling B, Haferkamp S, Schadendorf D, Holland-Letz T, Utikal JS, C. von Kalle C and Collaborators (2019) Deep learning outperformed 136 of 157 dermatologists in a head-to-head dermoscopic melanoma image classification task. Eur J Cancer 113: 47-54.
Brownlee S, Chalkidou K, Doust J, Elshaug AG, Glasziou P, Heath I, Nagpal S, Saini V, Srivastava D, Chalmers K, Korenstein D (2017) Evidence for overuse of medical services around the world. Lancet 390: 156-168.
Campion EW, Jarcho JA (2019) Watched by Apple. N Engl J Med 381(20): 1964-65.
Chiauzzi EP, DasMahapatra E, Cochin E, Bunce M, Khoury R, Dave P (2016) Factors in Patient Empowerment: A Survey of an Online Patient Research Network. Patient 9(6): 511-523.
Cunningham W, Dovey S. (2000) The effect on Medical Pratice of Disciplinary Complaints: Potentially Negative for Patient Care. New Zealand Medical Journal 113: 464-67.
David L (2013) Using CBT in General Practice. The 10 Minute Consultation. Bloxham, Scion Publishing.

Del Canale S, Louis DZ, Maio V, Wang X, Rossi G, Hojat M, Gonella JS (2012) The Relationship between Physician Empathy and Disease Complications: An Empirical Study on Primary Care Physicians and their Diabetic Patients in Parma, Italy. Acad Med 87(9): 1243-9.

Derks L. (2000) Das Spiel sozialer Beziehungen. NLP und die Struktur zwischenmenschlicher Erfahrung. Stuttgart: Klett-Cotta Verlag.

Dietrich DE, Goesmann C, Gensichen J, Hauth I, Veit I (Hrsg.) (2019) Praxisleitfaden Psychische Erkrankungen. Göttingen: Hogrefe.

Donnelly L (2017) »Forget your GP, robots will 'soon be able to diagnose more accurately than almost any doctor'.« https://www.telegraph.co.uk/technology/2017/03/07/robots-will-soon-able-diagnose-accurately-almost-doctor/. Letzter Zugriff 9.1.2020

Donner-Banzhoff N, Haasenritter J, Bösner S, Viniol A, Becker A (2012) Unsicherheit in der Allgemeinmedizin. Eine mathematische Theorie. Z Allg Med 11: 446–51.

Ehrenberg A. (2008) Das erschöpfte Selbst: Depression und Gesellschaft in der Gegenwart. Berlin: suhrkamp-Verlag.

Ekman E, Halpern J (2015) Profession distress and meaning in hellth care: Why professional empathy can help. Social Work Helth Care.54(7): 633-50.

Emmerling P (2015) Ärztliche Kommunikation, als erstes heile mit dem Wort. Stuttgart: Schattauer Verlag.

Engebretsen E, Vollestad N K, Klopstad A, Wahl A K, Stendal Robinson H, Heggen K (2015). Unpacking the process of interpretation in evidence-based decision making. J Eval Clin Pract 21(3): 529-531.

Eva KW, Regehr G (2005) Self-assessment in the health professions: a reformulation and research agenda. *Acad Med* 80 (10):46-54.

Evans JS, Stanovich KE (2013). Dual Process Theories of Higher Cognition Advancing the Debate. Perspectives on psychological science 8(3)223-241.

Felliti J (2002) The relationship of adverse childhood experience to adult health. Z. Psychosom Med Psychther 48: 359-369.

Frank JR (2005) The CanMEDS 2005 physician competency framework. Better standards. Better physicians. Better care. Ottawa, The Royal College of Physicians and Surgeons of Canada. http://rcpsc.medical.org/canmeds/index.php (Letzter Zugriff am 22.02.2020)

Fry H (2019) Hello World. Was Algorithmen können und wie sie unser Leben verändern. München, Verlag H.C.Beck.

Gensichen J, Hiller TS, Breitbart J, Brettschneider C, Teismann T, Schumacher U, Lukaschek K, Schelle M, Schneider N, Sommer M, Wensing M, König HH, Margraf J (2019) Panic disorder in primary care: the effects of a team-based intervention–a cluster randomized trial. Dtsch Arztebl 116: 159-66

Gigerenzer G (2013) Risiko. Wie man richtige Entscheidungen trifft. Gütersloh: C. Bertelsmann.

Gillessen A, Golsabahi-Broclawski S, Biakowski A, Broclawski A (Hrsg.) (2020) Interkulturelle Kommunikation in der Medizin. Heidelberg: Springer Verlag.

Glasziou P (2017) Der Tatsache ins Auge sehen: Wir Ärzte tun zu viel. Z Allg Med 93(6): 246-249.

Goldstein K (2014) Der Aufbau des Organismus. Einführung in die Biologie unter besonderer Berücksichtigung der Erfahrungen am kranken Menschen. Paderborn, Wilhelm Fink.

Grigoriev P, Scholz R D, Shkolnikov V M (2019) Socioeconomic differences in mortality among 27 million economically active Germans: a cross-sectional analysis of the German Pension Fund data. BMJ Open 9: e028001.

Grossmann KE. Grossmann K. (2009) Bindung und menschliche Entwicklung. John Bowlby, Mary Ainsworth und die Grundlagen der Bindungstheorie. 2. Aufl. Stuttgart: Klett-Cotta.

Haan P, Kemptner D, Lüthen H (2019) Besserverdienende profitieren in der Rentenversicherung zunehmend von höherer Lebenserwartung DIW Wochenbericht Nr. 23. https://www.diw.de/documents/publikationen/73/diw_01.c.625762.de/19-23-1.pdf

Hafferty FW (1998) Beyond curriculum reform: confronting medicine's hidden curriculum. Acad Med 73: 403–407.

Hagen B (2019) Aus den Daten der Disease-Management-Pro-gramme ableitbare Erkenntnisse. Der Diabetologe 15(2):104-113

Heidemann C, Du Y, Baumert J, Papprott R, Lampert T, Scheidt-Nave C (2019) Soziale Ungleichheit und Diabetes mellitus – Zeitliche Entwicklung bei Erwachsenen in Deutschland. Journal of Health Monitoring 4(2):12–30.

Heuft G, Freyberger HJ, Schepker R (2018) Ärztliche Psychotherapie-Vier-Ebenen-Modell einer Personalisierten Medizin: Epidemiologische Bedeutung, historische Perspektive und zukunftsfähige Modelle aus Sicht von Patienten und Ärzten. Stuttgart: Klett-Cotta.

Hoebel J, Kuntz B, Moor I, Kroll LE, Lampert T (2018) Post-millennial trends of socioeconomic inequalities in chronic illness among adults in Germany. BMC Res Notes 11: 200.

Hoffmann L (2007) Practising »Withness«: a human art. Innovations in the Reflecting Process. In Anderson, Jensen (Hrsg): Systematic thinking and practice series. London: Karnac Books: 3-15.

Holman GT, Beasley JW, Karsh BT, Stone JA, Smith PD, Wetterneck TB (2016) The myth of standardized workflow in primary care. J Am Med Inform Assoc 23(1): 29-37.

Huenges B, Woestmann B, Ruff-Dietrich S, Rusche H (2017) Self-Assessment of competence during post-graduate training in general medicine: A preliminary study to develop a portfolio for further education. Wie schätzen Ärzte in Weiterbildung zum Facharzt für Allgemeinmedizin ihre eigene Kompetenz ein? GMS JME 34(5).

Huygen F J, Mokkink H G, Smits A J, Van Son JA, Meyboom WA, Van Eyk JT (1992) Relationship between the working styles of general practitioners and the health status of their patients. Br J GenPract 42(357): 141-144.

Isakadze N, Martin S (2019) How useful is the smartwatch ECG? Trends Cardiovasc Med.

Jeschke E, Baberg H, Dirschedl P, Heyde K, Levenson B, Malzahn J (2013). Komplikationen und Folgeeingriffe nachkoronaren Prozeduren in der klinischen Routine. Eine Ein-Jahres-Follow-up-Analyse auf der Grundlage von AOK-Routinedaten. DMW 138(12): 570-575.

Kahneman D (2012) Schnelles Denken, Langsames Denken. München: Siedler.

Kamps H (2014) Big Data und der Hausarzt. In: Langkafel P, Hrsg. Big Data in Medizin und Gesundheitswirtschaft. Diagnose, Therapie, Nebenwirkung. Heidelberg: medhochzwei Verlag; 75-82.

Kamps H (2016) Leib-Seele-Thematik in der Allgemeinmedizin. Anregungen aus der Neuen Phänomenologie. Ärztliche Psychotherapie und Psychosomatische Medizin. 11(4): 217-221.

Kamps H, Harms D (2011) Komplexe Hausarztmedizin. Z Allg Med 87(9): 361-5.

Kline P, Saunders B (1997) Zehn Schritte zur lernenden Organisation- Das Praxisbuch. 2. Aufl. Paderborn: Jungfermann: 19-21.

Klingel A (2019) Gesund Dank Algorithmen? Chancen und Herausforderungen von Gesundheits-Apps für Patient:innen. Berlin, Stiftung Neue Verantwortung e. V. Bertelsmann Stiftung.

Knöppler KT, Neisecke T, Nölke L (2016) Digital-Health-Anwendungen für Bürger. B. Stiftung. Bielefeld.

Kruse J, Herzog W (2012) Zwischenbericht zum Gutachten »Zur ambulanten psychosomatischen/psychotherapeutischen Versorgung in der kassenärztlichen Versorgung in Deutschland – Formen der Versorgung und ihre Effizienz«. https://www.kbv.de (Zugriff am 5.3.2020)

Kushnir T, Kushnir J, Karel A, Cohen AH (2011) Exploring physicians perceptions of the impacton emotions during interactions with patients. Fam Pract 28(1): 75-81.

Lampert T, Mielck A (2008) Gesundheit und soziale Ungleichheit. Eine Herausforderung für Forschung und Politik. Gesundheit und Gesellschaft. 8(2): 7-16.

Lampert T, Kroll LE, von der Lippe E et al. (2013) Sozioökonomischer Status und Gesundheit. Ergebnisse der Studie zur Gesundheit Erwachsener in Deutschland (DEGS1). Bundesgesundheitsbl – Gesundheitsforsch – Gesundheitsschutz 56(5/6): 814-821.

Lampert T, Kroll LE (2014) Soziale Unterschiede in der Mortalität und Lebenserwartung. GBE kompakt 5(2). Robert Koch-Institut (Hrsg), Berlin.www.rki.de/gbe-kompakt (Stand: 16.06.2016)

Lampert T, Kroll LE, Kuntz B et al. (2018) Gesundheitliche Ungleichheit in Deutschland und im internationalen Vergleich: Zeitliche Entwicklungen und Trends. Journal of Health Monitoring 3(S1)

Lampert T, Müters S, Kuntz B, Dahm S, Nowossadeck E (2019) 30 Jahre nach dem Fall der Mauer: Regionale Unterschiede in der Gesundheit der Bevölkerung Deutschlands. Journal of Health Monitoring 4(S2).

Lampert T, Hoebel J, Kroll LE (2019) Social differences in mortality and life expectancy in Germany. Current situation and trends. Journal of Health Monitoring; 4: 3–14.

Lonergan B, (1992) Insight: a study of human understanding. Toronto: University of Toronto Press.

Longoni C, Bonezzi A, Morewedge CK (2019) Resistance to Medical Artificial Intelligence. Journal of Consumer Research 46(4): 629-650.

Lown B (2015) Heilkunst Mut zur Menschlichkeit. Stuttgart: Schattauer.

Mainz A (2013) DEGAM S1 Handlungsempfehlung: Medikamentenmonitoring. AWMF-Registernr. 053/037. https://www.degam.de/files/Inhalte/Leitlinien-Inhalte/Dokumente

Malik F (2006) Führen, Leisten, Leben. Frankfurt/New York: Campus Verlag.

Malterud K (2001) The art and science of clinical knowledge: evidence beyond measures and numbers. Lancet 358: 397–400.

Malterud K, Guassora A D, S. Reventlow S et al. (2017) Embracing uncertainty to advance diagnosis in general practice. British Journal of General Practice: 244-245.

Malterud K, Reventlow S, Guassora A D (2019) Diagnostic knowing in general practice: interpretative action and reflexivity. Scand J Prim Health Care: 1-9.

Meli DN, Ng A, Singer S, Frey P, Schaufelberger M (2014) General practitioner teachers' job satisfaction and their medical students' wish to join the field – a correlational study. BMC Family Practice 15(1): 50-56.

Mensink GBM, Schienkiewitz A, Haftenberger M (2013) Übergewicht und Adipositas in Deutschland. Ergebnisse der Studie zur Gesundheit Erwachsener in Deutschland (DEGS1). Bundesgesundheitsbl – Gesundheitsforsch – Gesundheitsschutz 56(5/6): 786-794.

Mercer SW, Reynolds WJ (2002) Empathy and quality of care. Br J Gen Pract 52: 9-13.

Minuchin, Salvador (1988) Familienkaleidoskop, Bilder von Gewalt und Heilung. Hamburg: Rowohlt Verlag.

Mjaalanda TA, Finset A (2011) Physicians' responses to patients' expressions of negative emotions in hospital consultations: A video-based observational study. Patient Education and Counseling 84(3):332-7.

Miller GE: The assessment of clinical skills/competence/performance. Acad Med. 1990 Sep; 65 (9 Suppl): S.63-67

Nassehi A (2018) Die letzte Stunde der Wahrheit. Kritik der komplexitätsvergessenen Vernunft. 2. Aufl. Hamburg: Kursbuch-Edition.

Nassehi A (2019) Muster. Theorie der digitalen Gesellschaft. München: C.H.Beck.

Norcini J (2003) Work based assessment. BMJ (Clinical research ed.) 326 (7392): 753–755.

O'Beirne M, Sterling P, Palacios-Derflingher L, Hohmann S, Zwicker K (2012) Emotional Impact of Patient Safety Incidents on Family Physicians and Their Office Staff. J Am Board Fam Med 25: 177–183.

Ofri D (2013) What doctors feel. Boston: Beacon Press.

Orth-Gomer K, Schneidermann N, Wang HX (2009) Stress reduction prolongs life in woman with coronary heart disease. The Stockholm Women's Intervention Trial for Coronary Heart Disease. Circ Cardiovasc Qual Outcomes 2: 25–32.

Ozimek P (2019) All my online-friends are better than me – three studies about ability-based comparative social media use, self-esteem, and depressive tendencies. Journal Behaviour and Information Technology https://doi.org/10.1080/0144929X.2019.1642385

Patterson F, Ferguson E, Lane P, Farrell K, Martlew J, Wells A (2000) A competency model for general practice: implications for selection, training, and development. British Journal of General Practice 50: 188-193.

Pereira Gray DJ, Sidaway-Lee K, White E (2018) Continuity of care with doctors -a matter of life and death? A systematic review of continuity of care and mortality. BMJ Open (8): e021161. doi:10.1136/ bmjopen-2017-021161

Perez MV, Mahaffey KW, Hedlin H, Rumsfeld S, Garcia A, Ferris T, Balasubramanian V, Russo AM, Rajmane A, Cheung L, Hung G, Lee J, Kowey P, Talati N, Nag D, Gummidipundi SE, Beatty A, Hills MT, Desai S, Granger CB, Desai M, Turakhia MP, Apple I (2019) Large-Scale Assessment of a Smartwatch to Identify Atrial Fibrillation. N Engl J Med 381(20): 1909-17.

Plsek P E, Greenhalgh T (2001) Complexity science: The challenge of complexity in health care. BMJ 323(7313): 625-628.

Rau R, Schmertmann CP (2020) District-level life expectancy in Germany. Dtsch Arztebl 117: 493–9.

Reckwitz A (2017) Die Gesellschaft der Singularitäten. Zum Strukturwandel der Moderne. Berlin: Suhrkamp Verlag.

Reckwitz A (2019) Das Ende der Illusionen. Politik, Ökonomie und Kultur in der Spätmoderne. Berlin: Suhrkamp Verlag.

Reddemann L (2016) Imagination als heilsame Kraft. Stuttgart: Klett-Cotta.

Riemann F (2009) Grundformen der Angst. 39. Aufl. Basel: Verlag Reinhardt.

Rosa H (2016) Resonanz. Eine Soziologie der Weltbeziehung. Berlin, Suhrkamp Verlag.

Rosa H (2018) Unverfügbarkeit. Wien-Salzburg, Residenz Verlag.

Roter D, Hall J, Merisca R, Nordstrom B, Cretin D, Svarstad B (1998) Effectiveness of interventions to improve patient compliance: a meta-analysis. Med Care 36(8): 1138–61.

Rudebeck CE (2019) Relationship based care – how general practice developed and why it is undermined within contemporary healthcare systems. Scandinavian Journal of Primary Health Care 37: 335-344.

Schattner A (2009) Angst driven medicine? QJM. 102(1):75-78.

Scherer M, Szecsenyi J, Gerlach FM (2019) Digitalisierung in der Medizin – wer schreitet voran, wer schaut hinterher? Z Allg Med 95(4): 165-168.

Scherer M, Wagner HO, Lühmann D, Dubben H-H, Egidi G, Kühlein T, Abiry D, Barzel A, Muche-Borowski C (2018) DEGAM-Leitlinie Nr. 2. Schutz vor Über- und Unterversorgung –gemeinsam entscheiden S2e-Leitlinie AWMF-Register-Nr. 053-045

Scherer M, Wagner HO, Lühmann D, Muche-Borowski C, Schäfer I, Dubben H-H, Hansen H, Thiersemann R, von Renteln-Kruse W, Hofman W, Fessler J & van den Bussche H (2017): DEGAM-Leitlinie Nr. 20. Multimorbidität. S3-Leitlinie AWMF-Register-Nr. 053-047

Schick K, Eissner A, Wijnen-Meijer M, Johannink J, Huenges B, Ehrhardt M, Kadmon M, Berberat PO, Rotthoff T (2019) Implementierung eines Logbuchs zu anvertraubaren professionellen Tätigkeiten im letzten Jahr des Medizinstudiums in Deutschland – eine multizentrische Pilotstudie. GMS J Med Educ 36(6)

Schienkiewitz A, Mensink GBM, Kuhnert R, Lange C (2017) Übergewicht und Adipositas bei Erwachsenen in Deutschland. Journal of Health Monitoring 2(2): 21–28.

Schmitt A (2003) Die Moderne und Platon. Stuttgart: Verlag J.B. Metzler.

Schmitz H (2016) Ausgrabungen zum wirklichen Leben. Eine Bilanz. Freiburg, München: Verlag Karl Alber.

Schneider A, Dinant GJ, Szecsenyi J (2006) Zur Notwendigkeit einer abgestuften Diagnostik in der Allgemeinmedizin als Konsequenz des Bayes'schen Theorem. Z.ärztl.Fortbild. Qual.Gesundh.wes. 100: 121-127.

Schön D (1982) Reflective Practitioner: How Professionals Think in action, Basic Books.

Schweickhardt A, Fritzsche K (2011) Kursbuch ärztliche Kommunikation-Grundlagen und Fallbeispiele aus Klinik und Praxis, 3. Aufl. Köln: Deutscher Ärzteverlag.

Senge PM (2011) Die Fünfte Disziplin. Kunst und Praxis der lernenden Organisation. 11. Aufl. Stuttgart: Klett Cotta.

Shaughnessy AF, Slawson DC, Becker L (1998) »Clinical jazz: harmonizing clinical experience and evidence-based medicine.« J Fam Pract. 47(6): 425-428.

Shaughnessy AF, Sparks J, Cohen-Osher M, Goodell KH, Sawin GL, Gravel J Jr (2013) Entrustable Professional Activities in Family Medicine. J Grad Med Edu. 5/1: 112-118.

Silva JV, Carvalho I (2016) Physicians Experiencing Intense Emotions While Seeing Their Patients: What Happens? Perm J. 20(3): 1225-229.
Simpkin A L, Schwartzstein R M (2016) Tolerating Uncertainty – The Next Medical Revolution? N Engl J Med 375(18): 1713-1715.
Simpkin AL, Schwartzstein RM (2016) Tolerating Uncertainty – The Next Medical Revolution? N Engl J Med 375(18): 1713-15.
Steinhäuser J, Ledig T, Szecsenyi J, Eicher C, EngeserP, Roos M, Bungartz J, Joos S (2012) Train the Trainer für weiterbildungsbefugte Allgemeinärzte – ein Bericht über die Pilotveranstaltungim Rahmendes Programms Verbundweiterbildungplus. GMS Z Med Ausbild.29(3): Doc43.DOI: 10.3205/zma000813, URN: urn:nbn:de:0183-zma0008135
Stern DN (2016) Die Lebenserfahrung des Säuglings. Stuttgart: Klett-Cotta.
Thiessen N, Fischer MR, Huwendiek S (2019) Assessment methods in medical specialist assessments in the DACH region – overview, critical examination and recommendations for further development. GMS J Med Educ. 36(6).
Valtorta NK, Kanaan M, Gilbody S, Hanratty B (2016) Loneliness and social isolation as risk factors for coronary heart disease and stroke: systematic review and meta-analysis of longitudinal observational studies Heart 102: 1009–16.
van Bussche H, Niemann D, Robra BP, Schagen U, Schücking B, Schmacke N (2018) Zuständigkeiten und Konzepte zur ärztlichen Ausbildung und Weiterbildung. Ein Plädoyer für eine Neuorientierung. In: Bundesgesundheitsblatt, Gesundheitsforschung, Gesundheitsschutz 61(2): 163–169.
Veit I (2010) Wie Beziehungsmuster den Verlauf chronischer Krankheiten beeinflussen. Ärztliche Psychotherapie 5: 188-93.
Veit I (2014) Ärger in der Arzt-Patient-Beziehung. Z Allg Med 90 (4): 182-186.
Veit I (2015) Nicht spezifische, funktionelle und somatoforme Körperbeschwerden. Ärztliche Psychotherapie und Psychosomatische Medizin 10: 5-12.
Veit I (2018) Praxis der Psychosomatischen Grundversorgung – Die Beziehung zwischen Arzt und Patient. 2. Aufl. Stuttgart: Kohlhammer Verlag.
Veit I, Aden I, Beyer M, Egidi G, Lache B, Lichte T, Mühlenfeld HM (2016) DEGAM Praxisempfehlung Hausärztliche Versorgung von Patientinnen und Patienten mit Angst. https://www.degam.de/degam-praxisempfehlungen.html
Veit I, Herrmann M, Schäfer R (2019) Somatoforme Körperbeschwerden. In Dietrich, Goesmann, Gensichen, Hauth, Veit (Hrsg.): Praxisleitfaden Psychische Erkrankungen. Göttingen: Hogrefe.
Veit I, Mukherjee R, Steger T, Bahrs O, Hasiba B (2018) DEGAM Praxisempfehlung Das anamnestische Erstgespräch. https://www.degam.de/degam-praxisempfehlungen.html
Veit I, Spiekermann K (2019) Dealing with shame in a Medical Context. In Mayer C H, Vanderheiden (Hrsg) The Bright Side of Shame. Heidelberg: Springer Verlag.
Veit I, Huenges B, Köster U, Pieper M, Rusche H (2009) Wie kann der adäquate ärztliche Umgang mit Emotionen im Medizinstudium vermittelt werden? Ein Erfahrungsbericht aus dem Strang »Ärztliche Interaktion« im Modellstudiengang Medizin der Ruhr-Universität Bochum. GMS 26(3).
Walker W (2017) Abenteuer Kommunikation, Bateson, Perls, Satir, Erickson und die Anfänge des Neurolinguistischen Programmierens (NLP) 7.Aufl. Stuttgart: Klett-Cotta Verlag.
Watzlawick P, Beavin JH, Jackson D (2017) Menschliche Kommunikation, Formen, Störungen, Paradoxien, 13. Aufl. Bern: Hogrefe Verlag.
Zulman DM, Haverfield MC, Shaw JG , Brown-Johnson CG, Schwartz R, Tierney AA, Zionts D, Safaeinili N, Fischer M, ThadaneyIsrani S, Asch SM, Verghese A (2020) Practices to Foster Physician Presence and Connection With Patients in the Clinical Encounter. JAMA 323(1): 70-81.

Empfohlene Leitlinien

Angststörungen. S3-Leitlinie Stand 2014; AWMF-Register-Nr 051 – 028. www.awmf.org
DEGAM Leitlinie Müdigkeit AWMF-Register-Nr. 053-002DEGAM-Leitlinie Nr. 2 https://www.degam.de/files/Inhalte/Leitlinien-Inhalte/Dokumente
DEGAM Positionspapier Psychosomatische Grundversorgung. https://www.degam.de/positionspapiere.html
DEGAM Praxisempfehlung Das anamnestische Erstgespräch. http://www.degam.de/files/Inhalte/Leitlinien-Inhalte/Dokumente
DEGAM Praxisempfehlung Hausärztliche Versorgung von Patientinnen und Patienten mit Adipositas/Übergewicht. https://www.degam.de/degam-praxisempfehlungen.html
DEGAM Praxisempfehlung Hausärztliche Versorgung von Patientinnen und Patienten mit Angst. https://www.degam.de/degam-praxisempfehlungen.html
DEGAM S1 Handlungsempfehlung Medikamentenmonitoring AWMF-Registernr. 053/037. https://www.degam.de/files/Inhalte/Leitlinien-Inhalte/Dokumente
DEGAM-Leitlinie Nr. 2. Schutz vor Über- und Unterversorgung –gemeinsam entscheiden S2e-Leitlinie AWMF-Register-Nr. 053-045. https://www.degam.de/degam-leitlinien-379.html
DEGAM-Leitlinie Nr. 20. Multimorbidität. S3-LeitlinieAWMF-Register-Nr. 053-047
Funktionelle Körperbeschwerden. S3-Leitlinie Stand 2018 Registernummer 051 – 001. https://www.awmf.org
Nationale Versorgungsleitlinie Chronische KHK Stand 2019; AWMF-Register-Nr nvl – 004. https://www.awmf.org/en/clinical-practice-guidelines/detail/ll/nvl-004.html
Unipolare Depression. S3-Leitlinie/Nationale Versorgungsleitlinie Unipolare Depression, 2. Auflage. 2015. Stand 2.12.2015; AWMF-Register-Nr. nvl-005. www.awmf.org

Stichwortverzeichnis

A

abwartendes Offenhalten 97
Adipositas
- bariatrische Operation 23, 25–27, 71
- sozioökonomischer Status 23, 25 f., 71

Algorithmus 28, 31, 61, 77, 88, 94
Ambivalenz 32, 41 f., 44, 138, 170
Anamnese 32, 46, 51, 53, 73, 147, 153
- erlebte 46
- biografische 37

Angst 39, 52, 61, 127
Anvertrauen professioneller Tätigkeiten 100
Ärger 52, 57, 59, 75, 143
Armut 21, 24, 66, 71, 182

B

Balintgruppen 54, 64, 123, 138
Beziehungsmodus
- ängstlich 139 f., 142, 144, 162
- depressiv 58, 139–142, 144, 162
- histrionisch 139–142, 144, 162
- narzisstisch 139–142, 144, 162
- zwanghaft 139–142, 144, 162

Big Data 77 f., 90
Burn-out 52, 75, 84, 165
- das erschöpfte Selbst 60, 73

C

Chronische KHK 119

D

Depression 22, 28, 141
Diabetes mellitus 21–24, 119
Digitale-Versorgung-Gesetz 80, 85
Disease-Management-Programm 23, 58

E

Entscheidungskultur 175

F

Familie 36, 38–40, 42, 44 f., 49, 73, 126, 134, 177, 182
- Pflege 42

Familientherapie
- Anamnese 36, 38–40, 42, 44 f., 49, 73, 126, 134, 177, 182
- Konflikte 36, 38–40, 42, 44 f., 49, 73, 126, 134, 177, 182
- systemisch 36, 38–40, 42, 44 f., 49, 73, 126, 134, 177, 182

Feedback 95, 102, 158, 168, 175, 177
Fehler
- ärztliche 52, 54 f., 62 f., 94, 104, 131, 173, 176
- Entschuldigung bei Fehlern 52, 54 f.
- Vermeidung von Fehlern 55
- vermeintliche 52, 54 f., 57

Forschung
- qualitativ 31, 36, 41, 52, 77, 121, 163, 165, 188

Fragen
- ressourcenorientiert 33
- zirkuläre Fragetechnik 48, 170
- zukunftsorientiert 48

G

Gemeinwohlorientierung 180, 183, 189
Genogramm 47
Gespräch mit Angehörigen 49
Grenzen 59–61, 74, 144
Grenzen setzen 54

H

hausärztliche Praktika 96
Hausbesuch 37, 39, 50, 53, 60, 94, 126
Hermeneutik 124, 131
Heuristiken 123
hörende Medizin 89
Humor 63

I

Imagination 29, 32, 34, 61, 63, 137, 168
Informationsmanagement 175
Intuition 94, 117, 119, 123, 126, 133

K

Kommunikation
- komplementär 154
- mit mehreren 154
- nonverbal 154
- suggestiv 136
- symmetrisch 154

Kommunikationsstrategien 165 f.
Kompetenz 59, 76, 94, 101, 105, 108 f., 112, 122, 166, 171, 174, 176
- kommunikativ 146
- selbstreflexiv 146

Konfrontieren 56, 169
Kooperation 34 f., 74, 82, 179, 182
Krankheit
- Bedürfnis nach Selbstkontrolle 28
- Herausforderung 29
- Selbstwertgefühl 28

Krankheitsbewertung 32
Kreuzschmerz 118

L

Lebenserwartung 24, 71
Lebenswelt 36 f., 76, 93, 109, 124
Lobbyismus 57, 119 f., 127
Lösungsorientierung 50

M

Medizinischen Fachangestellte 33, 35
Mentoring 64, 114
Mittelschicht
- alte 66, 68, 71, 74
- neue 66, 68, 71, 74

Müdigkeit 27, 93
Multimorbidität 21 f., 30, 118

P

Patientenperspektive 59, 97, 127
Priorisierung 30, 97
professionelle Grundhaltungen 110
Psychoanalyse 36, 161
Psychoedukation 32, 168
Psychosoziale Angebote 33

Q

Quantified Self 87

R

Resonanz 38, 47, 52, 87, 161, 165

S

Salutogenese 31
Scham 33, 39, 52 f., 56, 69, 141
Selbstbeobachtung 64, 96, 124, 144, 177
Selbstfürsorge 33, 61, 64, 76, 184
Selbstkontrolle 28, 74
Sensoren 79, 86
Smartwatch 87
Systemtheorie 149

T

Team 30, 35, 44, 55, 57, 172, 175–177, 185
Train the Trainer 105, 115

U

Übertragung 38, 52, 149
Überversorgung 117 f.
Ungleichheit
- gesundheitliche 22, 24, 70
- soziale 22

Unsicherheit 62, 68, 70, 73 f., 76, 98, 123, 128, 131, 134

V

Videosprechstunden 80

W

Werte
- ärztliche 55, 68, 96, 174, 180
- ärztliche Wertvorstellungen 29, 43, 51, 74

Z

Zeitmanagement 64